MUJERES, ALIMENTOS Y HORMONAS

Sara Gottfried

MUJERES, ALIMENTOS Y HORMONAS

Un plan de 4 semanas
para lograr el equilibrio hormonal,
adelgazar y recuperar el bienestar

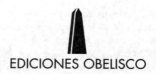

EDICIONES OBELISCO

Si este libro le ha interesado y desea que le mantengamos informado de nuestras publicaciones, escríbanos indicándonos qué temas son de su interés (Astrología, Autoayuda, Ciencias Ocultas, Artes Marciales, Naturismo, Espiritualidad, Tradición…) y gustosamente le complaceremos.

Puede consultar nuestro catálogo en www.edicionesobelisco.com

Los editores no han comprobado la eficacia ni el resultado de las recetas, productos, fórmulas técnicas, ejercicios o similares contenidos en este libro. Instan a los lectores a consultar al médico o especialista de la salud ante cualquier duda que surja. No asumen, por lo tanto, responsabilidad alguna en cuanto a su utilización ni realizan asesoramiento al respecto.

Colección Salud y Vida natural
Mujeres, alimentos y hormonas
Sara Gottfried

1.ª edición: febrero de 2023

Título original: *Women, Food and Hormones*

Traducción: *Verónica d'Ornella*
Corrección: *TsEdi, Teleservicios Editoriales, S. L.*
Ilustraciones: *Sara Gottfried & Kevin Plottner*
Maquetación: *Isabel Also*
Diseño de cubierta: *TsEdi, Teleservicios Editoriales, S. L.*

© 2021, Sara Gottfried
Publicado por acuerdo Harper Collins Publishers LLC.
(Reservados todos los derechos)
© 2023, Ediciones Obelisco, S. L.
(Reservados los derechos para la presente edición)

Edita: Ediciones Obelisco, S. L.
Collita, 23-25. Pol. Ind. Molí de la Bastida
08191 Rubí - Barcelona - España
Tel. 93 309 85 25
E-mail: info@edicionesobelisco.com

ISBN: 978-84-9111-967-8
Depósito Legal: B-22.727-2022

Impreso en los talleres gráficos de Romanyà/Valls S. A.
Verdaguer, 1 - 08786 Capellades - Barcelona

Printed in Spain

AGRADECIMIENTOS

Hay innumerables personas a las que tengo que dar las gracias, y estoy segura de que se me olvidarán muchas. Mi más profundo agradecimiento a mis pacientes y a los casos citados en este libro; hacen que siga siendo humilde y curiosa acerca de por qué es tan difícil perder grasa cuando nos vamos haciendo mayores.

Estoy muy agradecida con los amigos y colegas que me ayudaron con generosidad a aclarar y organizar mis pensamientos: a los doctores Rachel Abrams, Erin Amato, Anthony Bazzan, Melissa Blake, Sheldon Cohen, Any French, Victoria Hall, Mark Houston, Laura Konigsberg, Daniel Monti, MylesSpar y Will Van Derveer. Me gustaría mostrar un agradecimiento especial a Pamela Walter por su excelente edición. Mientras escribía este libro, me conmovió una oportuna conferencia sobre el papel de la axiología, o el estudio de los valores, y cómo éstos motivan el cambio de comportamiento. La persona que pronunció la charla fue Keith Kurlander, cofundador (junto con el Dr. Will Van Derveer) del Integrative Psychiatry Institute. ¡Gracias, Keith, por establecer la relación entre los valores y el cambio de conducta!

Asimismo, le doy las gracias a mi extraordinaria agente, Celeste Fine, quien continúa impulsándome con inmensa gracia, perspicacia e inteligencia.

Una vez que me embarqué en un libro sobre las mujeres, los alimentos y las hormonas, no podría haberlo hecho sin mis extraordinarios equipos de diseño, editorial, redes sociales y lanzamiento: Deb Brody, Topher Donahue, Maya Dusenbery, Nathalie Hadi, Sharon Kastoriano, Eve Minkler, Sarah Pelz, Emma Peters, Shara Alexander y Kevin Plottner. Un agradecimiento especial a nuestro equipo digital y tecnológico: Kenny Gregg y Barry Napier.

Estoy muy agradecida a la mujer que ayuda a crear calma en nuestro hogar: Leslie Murphy.

Gracias a mi familia, incluyendo a mis brillantes hijas, quienes hacen que siga siendo franca respecto al feminismo, la interseccionalidad y el lenguaje positivo sobre el cuerpo. Estoy muy agradecida a mi hija canina, Juneau, por recordarme cuándo es hora de jugar. Gracias a mis queridos padres, Albert y Mary.

Gracias de corazón a Johanna Ilfeld, una de mis mejores amigas y compañera de entrenamiento, quien leyó borrador tras borrador con un cariño, una irreverencia y una sabiduría inquebrantables; y a David Gottfried, mi marido, compañero de vida y gran amor.

PARTE I

Entender a las mujeres, los alimentos y las hormonas

INTRODUCCIÓN

El lenguaje de las hormonas

Pocas cosas en este mundo son tan poco comprendidas como las mujeres, los alimentos y las hormonas.

Lo he visto una y otra vez en mi consulta: a ella acuden mujeres que se sienten muy cansadas, irritables y extenuadas, e, inevitablemente, se lamentan de los kilos de más que han engordado a pesar de todos sus esfuerzos por ejercitarse y comer bien. En la mayoría de los casos, estos problemas comienzan cuando las mujeres entran en la treintena. Mis pacientes notan que a partir de esa edad les resulta más difícil mantener un peso saludable. Esos kilos de más de las vacaciones son más difíciles de eliminar, incluso con la disciplina de enero. Lo más desalentador es que las dietas que funcionan para sus compañeros de trabajo y sus parejas del sexo masculino no parecen funcionar de la misma manera para ellas.

Mis pacientes suelen sorprenderse cuando les explico que la solución a sus síntomas no la encontrarán contando calorías o pasando horas en la cinta de correr, sino aprendiendo el lenguaje de las hormonas.

Ya sé lo que estás pensando: «¿Las hormonas?». Sí, las hormonas.

Como médica con más de veinticinco años ejerciendo la medicina y más de quince dedicándome a la medicina de precisión, puedo decir sin lugar a dudas que no se puede alcanzar una salud óptima sin antes haber alcanzado el equilibrio y la salud hormonal. Y puedo ayudarte a conseguir precisamente eso, utilizando la ciencia que honra a tu cuerpo.

¿Qué significa esto exactamente? Cuando tu dieta y tu estilo de vida apoyan a tus hormonas, éstas te ayudan a ti. Cuando tu comida le dice a tu cuerpo que queme grasa y promueva tu salud, es como una brisa fresca en un caluroso día de verano. Accionas un interruptor metabólico y tu cuerpo se transforma. Esto se agradece sobre todo tras cumplir treinta y cinco años, ¡cuando es más difícil mover la báscula!

¿Qué es lo que hace que la báscula no se mueva? El hecho de que tu metabolismo se está ralentizando. Tu metabolismo es la suma de todas las reacciones bioquímicas que tienen lugar en tu cuerpo, incluidas aquellas relacionadas con tus hormonas, las cuales determinan cómo te sientes y con qué velocidad quemas calorías. El metabolismo es la base de tu salud, hoy y mañana. Cuando aprendes a hablar el lenguaje de las hormonas, puedes mejorar tu metabolismo, perder grasa y, finalmente, mantener un peso saludable quemando grasas en lugar de almacenarlas. Al mismo tiempo, puedes solucionar esos síntomas persistentes y desagradables como la fatiga, los antojos, los cambios de humor, el insomnio y un sistema inmunitario débil. Muchos planes de salud no funcionan porque están diseñados por hombres para hombres y no para las complejas necesidades hormonales de las mujeres. Voy a mostrar cómo puedes alcanzar este objetivo final de una forma que *honre tu singular biología femenina*.

¿QUÉ COMER?

Muchas de mis pacientes quieren saber qué deben comer para mantenerse sanas, pero se sienten confundidas. Y no las culpo: hay muchísima información contradictoria a nuestro alcance. Con el tiempo, la respuesta a esta pregunta ha ido cambiando. En la década de 1980, la grasa era la villana, y luego lo fue el azúcar. Cuando se puso de moda el ayuno, el enfoque dejó de ser *qué debería comer* y pasó a ser *cuándo debería comer*. Con mucha frecuencia, mis pacientes acuden a mí después de haber probado varios de estos planes y descubrir que han acabado engordando, o están tan abrumadas con todas las opciones que continúan con la misma rutina alimenticia porque no están seguras de cuál es el plan más adecuado para ellas.

Sabemos lo que *no* debemos comer. La realidad es que existe una fuerte relación entre el consumo de alimentos procesados y una baja inmunidad. Actualmente, una elevada proporción de la ingesta calórica de muchas personas proviene de alimentos ultraprocesados: patatas fritas, refrescos, galletas, golosinas y otros alimentos monstruosos. Los resultados son evidentes. Los resultados de Estados Unidos, por ejemplo, no sólo fueron mucho peores que los de otros países durante la pandemia de COVID-19, sino que además existen unos altos índices de sobrepeso, obesidad, diabetes, enfermedad cardiovascular, cáncer y depresión. Lo que comemos hace que tengamos una salud sumamente deficiente y nos hace vulnerables a enfermedades crónicas y virus como la COVID-19.

¿Cuál es mi respuesta a la vieja pregunta de qué debemos comer? *Come para tus hormonas.*

Los alimentos son la base de las hormonas que produces. Cuando se trata de tu salud y tu metabolismo, los alimentos son la medicina. Aclararé la confusión acerca de lo que es saludable y lo que no lo es, y te brindaré todo el apoyo que necesitas para tener éxito. Te enseñaré un plan comprobado que ha sido diseñado para satisfacer tus necesidades hormonales y ayudarte a recuperar tu salud en cuatro semanas.

Para empezar, consumir grasas saludables es especialmente importante para conseguir un equilibrio hormonal a largo plazo. Las grasas saludables hacen que te sientas más satisfecha, y ralentizan, o eliminan, las subidas azúcar en sangre que pueden hacer que acumules grasa. Necesitas cantidades moderadas de proteína: no tanta que acabe convirtiéndose en azúcar, ni tan poca que tus músculos empiecen a descomponerse. También son importantes algunas pautas que es posible que ya hayas escuchado antes, como evitar el azúcar y el exceso de carbohidratos refinados, consumir grasas saludables como el aceite de oliva virgen extra y el aceite de aguacate, e incluso seguir unos protocolos de ayuno. He integrado estas estrategias en una única estrategia integral a la que denomino el protocolo Gottfried, que te permitirá convertir un metabolismo atascado e inflexible en un metabolismo relajado y flexible. Al hacerlo, prolongarás la duración de tu salud (es decir, la duración de una vida con salud), ayudarás a tu sistema inmunitario y mejorarás tu salud en general.

CÓMO LA NUTRICIÓN Y YO EVOLUCIONAMOS JUNTAS

No aprendí las respuestas a estos interrogantes sobre la salud en la Facultad de Medicina de Harvard y tampoco en la Universidad de California en San Francisco, donde realicé mi residencia en obstetricia y ginecología. De hecho, cuando estudiaba Medicina, los enfoques sobre nutrición y estilo de vida en lo relacionado con la salud eran tolerados, pero nunca defendidos. Sin embargo, esa falta de interés era una contradicción científica que desde entonces ha ido evolucionando. Ahora sabemos que una dieta más saludable y un mejor estilo de vida son los motores de la prevención y reversión de las enfermedades para las personas que están dispuestas a comprometerse a llevarlos a cabo. La ciencia ha documentado esta evidencia en repetidas ocasiones, aunque los hallazgos han sido en gran medida ignorados por la medicina convencional.

Veamos, por ejemplo, el caso de la hormona insulina. Probablemente hayas oído hablar de ella. El principal cometido de la insulina es transportar glucosa a tus células, reduciendo así los niveles de glucosa en sangre. Ésta es una hormona clave en el tratamiento y la prevención de la diabetes. La bibliografía científica demuestra que los enfoques dietéticos y de estilo de vida para la diabetes (una enfermedad en la cual las células se insensibilizan a la insulina) funcionan mejor que los medicamentos,[1] quizás porque no alteran la bioquímica normal y, en su lugar, ayudan a la persona a recuperar un estado de homeostasis o equilibrio. Sin embargo, muy pocos médicos (incluida yo) han apren-

---

1. Diabetes Prevention Program Research Group, «10-Year Follow-Up of Diabetes Incidence and Weight Loss in the Diabetes Prevention Program Outcomes Study», *The Lancet* 374, núm. 9702 (2009): 1677-1686; R. B. Goldberg *et al.*, «Targeting the Consequences of the Metabolic Syndrome in the Diabetes Prevention Program»" *Arteriosclerosis, Thrombosis, and Vascular Biology* 32, núm. 9 (2012): 2077-2090; Diabetes Prevention Program Research Group, «Long-Term Effects of Lifestyle Intervention or Metformin on Diabetes Development and Microvascular Complications over 15-year Follow-Up: The Diabetes Prevention Program Outcomes Study», *The Lancet Diabetes & Endocrinology* 3, núm. 11 (2015): 866-875.

dido a utilizar la intervención nutricional, o a ofrecer orientación en lo relativo a los cambios de comportamiento y estilo de vida.

Por tanto, tuve que aprender por mi cuenta a hacer estas cosas. Afortunadamente, había una paciente ideal que padecía múltiples problemas hormonales: *yo*. Mi batalla personal para lograr un equilibrio hormonal ha iluminado mi carrera como médico y escritora. Mi aproximación a este tema es médico y científico, pero también como un caso de estudio.

En la facultad de medicina me enseñaron a recomendar a mis pacientes que hicieran más ejercicio y comieran menos si desean perder peso. Cuando seguí esos consejos yo misma, mi desequilibrio hormonal empeoró porque no se estaba teniendo en cuenta el rol esencial de las hormonas metabólicas y la forma en que funcionan en las mujeres. A mis treinta y tantos años, comencé a batallar con la depresión, el síndrome premenstrual y la grasa abdominal. Tenía problemas de peso porque mis niveles de testosterona, de la hormona del crecimiento, de estrógenos y de progesterona eran demasiado bajos, y la insulina y el cortisol, demasiado altos. Esto hacía que me estresara por las cosas más insignificantes. Me ejercitaba durante horas sin que ello se viera reflejado en la báscula o en mi musculatura. Mi dieta era sobre todo vegana, y mi cuerpo no estaba recibiendo las grasas saludables que necesitaba para sintetizar esas hormonas en mi cuerpo. Aparentemente de la noche a la mañana, el área de mis tríceps se tornó flácida. Tenía rayas longitudinales en mis uñas y observé que tenía unos extraños «cojines» de grasa en las rodillas. ¡¿Qué?! Lo peor de todo es que me sentía cansada y abrumada la mayor parte del tiempo, y no tenía paz interior. Si eres como yo o como mis pacientes, es posible que hayas notado que tus hormonas están fuera de control. Quizás, en su lugar, hayas observado que te cuesta dormir, o perder esos kilos que ganaste durante el embarazo, o que tu deseo sexual ha disminuido. Es posible que tus entrenamientos no tengan impacto.

Cuando me ofrecieron antidepresivos y anticonceptivos orales para tratar mis males, simplemente sentí que no eran los tratamientos correctos. Entonces, con un simple análisis de sangre, descubrí que mis hormonas no estaban equilibradas. Cuando alcanzaron el equilibrio, me di cuenta de que eran la causa principal de mis problemas. Comencé a ver un desequilibrio hormonal en casi todas mis pacientes que habían sido medicadas por sus bienintencionados médicos y escribí varios libros acerca de cómo equilibrar las hormonas: *The Hormone Cure*, *The Hormone Reset Diet*, *Younger* y *Brain Body Diet*. Sin embargo, hasta ahora no he podido ver del todo la relación entre las hormonas, los alimentos y la flexibilidad metabólica. Mi objetivo es evitar que pierdas tiempo buscando una solución. Descubrí lo que funcionaba y lo que no para que mis hormonas recuperaran el objetivo, quemar grasa y adelgazar. Tú también puedes hacerlo.

Por suerte, la cultura médica está cambiando. La ciencia y la tecnología están avanzando. Mi práctica médica ha evolucionado gracias a estos avances recientes.

Hoy ayudo a mis pacientes a personalizar su forma de comer para conseguir un equilibrio hormonal. Lo hago mediante la práctica de la *medicina de precisión*. Definida por los Institutos Nacionales de la Salud como un enfoque emergente para el tratamiento y la prevención de enfermedades, la medicina de precisión tiene en cuenta la variabilidad individual en los genes, el entorno y el estilo de vida.[2] Los médicos que la practican utilizan todos los medios posibles: sensores que se llevan como relojes de pulsera, anillos y monitores continuos de glucosa; monitores de nutrientes, básculas para análisis de composición corporal en el baño en casa y aplicaciones para registrar lo que comes; pruebas de estrés, pruebas de la hormona del estrés, variabilidad de la frecuencia cardíaca y otras medidas de recuperación; paneles genéticos y epigenéticos; análisis de laboratorio en casa (sí, incluyendo análisis de heces), pinchazos en el dedo y cálculos para analizar este complejo flujo de datos. Éste es un proceso colaborativo en el que participan la paciente

---

2. P. Garrido *et al.*, «Proposal for the Creation of a National Strategy for Precision Medicine in Cancer: A Position Statement of SEOM, SEAP, and SEFH», *Clinical and Translational Oncology* 20, núm. 4 (2018): 443-447; G. González-Hernández *et al.*, «Advances in Text Mining and Visualization for Precision Medicine», *Biocomputing* 23 (2018): 559-565; C. A. L. Wicklund *et al.*, «Clinical Genetic Counselors: An Asset in the Era of Precision Medicine», *American Journal of Medical Genetics*, Part C: Seminars in Medical Genetics 178, núm. 1 (2018): 63-67; «Precision Medicine», *National Institutes of Health*, https://olao.od.nih.gov/content/precision-medicine, consultado el 18 de septiembre de 2020.

y otros médicos clínicos; compartimos un registro común en el que documentamos la salud y el progreso.

¿Necesitas ir tan lejos para perder peso y estar más sana? No necesariamente. Pero la información y la experiencia que he acumulado en los últimos cinco años mientras orientaba a mis pacientes a través de mis protocolos ahora se encuentran en el libro que tienes en tus manos y en el programa de cuatro semanas que propongo. Éstas son las bases de *Las mujeres, los alimentos y las hormonas*.

NO ES EL MISMO PROGRAMA PARA TODAS

Como lo describe la revista médica *The Lancet*, estamos inmersos en una «sobreabundancia de información (en parte precisa y en parte no) que hace que a la gente le resulte más difícil encontrar fuentes fidedignas y una orientación confiable cuando las necesitan».[3] Las teorías que no han sido demostradas y las llamadas curas milagrosas contribuyen a la infodemia, a la avalancha de información falsa acerca de las causas de nuestra epidemia de obesidad y la catástrofe metabólica que generará. Esta situación es complicada por el hecho de que las dietas no funcionan igual para todas las personas, y que muchas de ellas han sido creadas por hombres y probadas en cuerpos de hombres, no de mujeres.

El hecho de que las mujeres tenemos una biología singular puede perderse en medio de tanta publicidad mediática acerca de la última dieta de moda. Debes ser paciente conmigo misma en este breve «momento científico». Examinemos la nueva dieta de moda que, en la actualidad, es la más buscada en Internet: la dieta cetogénica (o keto, como se ha apodada afectuosamente), una dieta muy baja en carbohidratos que hace que el cuerpo entre en un estado de cetosis, lo cual significa que quema grasa en lugar de quemar azúcar. Muy pocos de los autores de libros que promocionan la dieta keto o de quienes la practican están prestando atención a los resultados contradictorios que están reportando los investigadores. Por ejemplo, es posible que esta dieta no sea la mejor opción para algunas personas que tienen riesgo de sufrir

---

3. «The Truth Is Out There, Somewhere», *Lancet* 396, núm. 10247 (2020): 291.

cáncer o que ya están batallando con él.[4] Según estudios limitados, las cetonas producidas por el organismo cuando una persona está siguiendo una dieta cetogénica pueden estar asociadas a la progresión del cáncer, la metástasis y los resultados clínicos negativos.[5]

A partir de los datos científicos, la dieta cetogénica no es una solución rápida para todo el mundo. Se asemeja más a un cajón de sastre: con la dieta keto clásica, algunas mujeres adelgazan, otras logran concentrarse más, o quizás evitar ciertos tipos de cáncer. Por otro lado, ciertas mujeres desarrollan una disfunción de la glándula tiroidea. A otras esta dieta les provoca estrés físico, aunque no siempre son conscientes de ello, y las hormonas relacionadas con el estrés pueden bloquear la pérdida de peso. Casi la mitad de las mujeres que sigue una dieta keto experimenta cambios en las hormonas menstruales y pérdida del ciclo mensual; sin embargo, la calidad de los estudios que reportan estos resultados es desigual. Algunas mujeres incluso *engordan* con algunas

4. T. N. Seyfried *et al.*, «Role of Glucose and Ketone Bodies in the Metabolic Control of Experimental Brain Cancer», *British Journal of Cancer* 89, núm. 7 (2003): 1375-1382; L. M. Rodrigues *et al.*, «The Action of β-hydroxybutyrate on the Growth, Metabolism, and Global Histone H3 Acetylation of Spontaneous Mouse Mammary Tumours: Evidence of a β-hydroxybutyrate Paradox», *Cancer & Metabolism* 5, núm. 1 (2017): 4–17; C. Bartmann *et al.*, «Beta-hydroxybutyrate (3-OHB) Can Influence the Energetic Phenotype of Breast Cancer Cells but Does Not Impact Their Proliferation and the Response to Chemotherapy or Radiation», *Cancer & Metabolism* 6, núm. 1 (2018): 8; M. Chen *et al.*, «An Aberrant SREBP-Dependent Lipogenic Program Promotes Metastatic Prostate Cancer», *Nature Genetics* 50, núm. 2 (2018): 206-218; G. Kolata, «High-Fat Diet May Fuel Spread of Prostate Cancer», *The New York Times*, January 16, 2018, www.nytimes.com/2018/ 01/16/health/fat-diet-prostate-cancer.html, consultado el 15 de agosto de 2018; J. Sremanakova *et al.*, «A Systematic Review of the Use of Ketogenic Diets in Adult Patients with Cancer», *Journal of Human Nutrition and Dietetics* 3, núm. 6 (2018): 793-802.
5. G. Bonuccelli *et al.*, «Ketones and Lactate "Fuel" Tumor Growth and Metastasis: Evidence That Epithelial Cancer Cells Use Oxidative Mitochondrial Metabolism», *Cell Cycle* 9, núm. 17 (2010): 3506-3514; U. E. Martinez-Outschoorn *et al.*, «Ketones and Lactate Increase Cancer Cell "Stemness" Driving Recurrence, Metastasis, and Poor Clinical Outcome in Breast Cancer: Achieving Personalized Medicine Via Metabolo-Genomics», *Cell Cycle* 10, núm. 8 (2011): 1271-1286.

dietas como la keto y, por lo general, nadie les advierte de los efectos que tienen en las hormonas.

Dada esta diversidad de resultados (desde espectaculares hasta potencialmente dañinos), cualquiera que esté considerando seguir una dieta cetogénica debe tener una supervisión médica. Necesitamos que los médicos interpreten esta información contradictoria para que ayuden a las mujeres a seguir protocolos que funcionen y las mantengan fuera de peligro.

UN ANTÍDOTO PARA INFODEMIA

Soy médica científica y practico la medicina de precisión. Soy profesora adjunta clínica de medicina integrativa y ciencias de la nutrición en la Facultad de Medicina Sidney Kimmel de la Universidad Thomas Jefferson, ubicada en Filadelfia, Pensilvania. Además, soy directora de medicina de precisión en el Marcus Institute of Integrative Health.

En *Las Mujeres, los alimentos y las hormonas* mostraré la base científica para lograr un equilibrio hormonal cambiando lo que comes, cómo lo comes y dónde lo comes, utilizando el protocolo Gottfried. Se mencionarán cientos de citas de revistas científicas, revisadas por expertos, que documentan mis afirmaciones acerca de las hormonas clave del metabolismo. Pronto las conocerás.

Pero ya llegaremos a eso. Muy pronto podrás conocer los nombres y las funciones de las hormonas clave y cómo actúan conjuntamente para crear en tu cuerpo una extraordinaria sinfonía o una alarma ensordecedora. Es sumamente empoderador aprender cómo funciona cada instrumento, cada hormona, y lo que puedes hacer para propiciar la hermosa música que procede de unas hormonas equilibradas. Cuando tus hormonas trabajan en armonía, no sólo te ves mejor, sino que además te sientes mejor.

Si acudes a un médico tradicional para tratar los síntomas de un desequilibrio hormonal, es probable que te extienda una receta de unas pastillas. Es posible que tu médico intente decirte que no es suficiente con hacer cambios en tu estilo de vida, pero eso no es lo que yo he descubierto. De hecho, como líder del movimiento de medicina integrativa, de precisión y funcional, creo que los cambios en el estilo de vida son la mejor esperanza para una solución integral. Las elecciones de estilo de vida, empezando por los alimentos, tienen un papel muy importante en el equilibrio hormonal y, por extensión, en toda tu salud. En este libro aprenderás más acerca de los últimos avances científicos con lo relacionado con las hormonas y tu salud. Conocerás cómo reajustar tus hormonas con la comida y la bebida en la Parte 2, en la que se incluye la explicación del protocolo Gottfried.

El protocolo Gottfried no es una dieta de moda, sino un enfoque científico de la salud para las mujeres. Si has leído mis libros anteriores, sabes que las últimas modas no suelen convencerme con facilidad. En el libro *Brain Body Diet*, cuestiono el valor de la dieta keto como plan de adelgazamiento para las mujeres. Desde que escribí ese libro he examinado con detenimiento los estudios publicados cada año sobre el tema. Tras dos intentos fallidos de seguir la dieta keto de la forma clásica, creé un método que funcionó en mi persona y que puede funcionar en la mayoría de las mujeres. Después, enseñé a mis pacientes cómo hacerlo y vi cómo cientos de ellas alcanzaban sus metas de adelgazamiento y mantenían un peso saludable utilizando una dieta cetogénica modificada, acompañada de una desintoxicación y un ayuno. Mi método tiene en cuenta las diferencias individuales y también la fisiología femenina.

A lo largo de este libro proporcionaré consejos generales que les han resultado útiles a muchas de mis pacientes. Pero no todas las personas son iguales. Es posible que la dieta cetogénica, los suplementos que recomiendo, u otros aspectos del sistema que sugiero aquí no sean adecuados para aquellas mujeres (o aquellos hombres) que tienen ciertas afecciones o historias médicas, o sensibilidades especiales. Y, ciertamente, no puedo dar consejos individualizados en este libro. Cuando empiezas una nueva dieta o un nuevo plan de salud, siempre es aconsejable que consultes con tu médico y tu equipo sanitario para asegurarte de que el plan sea adecuado para ti.

POR QUÉ NO ES IGUAL PARA LAS MUJERES

Aunque las mujeres somos más propensas que los hombres a tener unos kilos de más sin que ello suponga ningún riesgo para la salud, también nos enfrentamos a una mayor presión social para estar delgadas. En mi consulta médica he visto el sufrimiento de mujeres de todas las formas, tallas, razas y etnias que se esfuerzan por cumplir con los estándares poco realistas de nuestra cultura en lo que respecta al peso. He aprendido que incluso las mujeres que no tienen sobrepeso suelen batallar con problemas de imagen corporal y con una relación poco saludable con la comida.

Es importante saber que cualquier persona, independientemente de su tipo de cuerpo, puede estar sana y fuerte, y sentirse llena de energía. Aunque muchos hombres y mujeres recurren a la dieta keto, por ejemplo, porque tienen la esperanza de adelgazar, yo creo que el objetivo debería ser la salud, no la pérdida de peso porque sí. No obstante, tenemos que preguntarnos por qué el cuerpo de la mujer responde a la comida de una forma distinta al cuerpo del hombre.

En este libro expongo la paradoja keto: ¿por qué la dieta keto clásica ayuda a adelgazar a los hombres y hace que algunas mujeres engorden? ¿Por qué la dieta keto clásica revierte algunas enfermedades y exacerba otras? ¿Cuándo la dieta keto elimina la inflamación y cuándo la provoca? Siempre encuentro la misma respuesta: ¡las hormonas!

Las dietas altas en grasas y bajas en carbohidratos provocan una pérdida de peso por varias razones, pero es probable que no de la forma que pensamos. Muchas personas piensan: «Si sigo la dieta keto, puedo comer muchas grasas saciantes, perder peso y ponerme ese vestido tan bonito que usaba cuando iba a la universidad». Bueno, quizás. La dieta cetogénica clásica, tal y como se suele practicar en la actualidad, no funciona para muchas mujeres (y ese vestido bonito sigue guardado en el armario) porque el proceso cetogénico no se entiende de la manera correcta y, por lo tanto, no se obtienen resultados exitosos. La mayoría de la gente piensa que una dieta baja en carbohidratos produce una pérdida de peso simplemente porque comer menos carbohidratos reduce los niveles de insulina y hace que quemes grasa. Si funcionara de esa manera, sustituir un refresco normal por un refresco sin azúcar produciría una pérdida de peso, pero no es así; si reemplazas una calamidad hormonal (el azúcar) con otra en potencia peor (edulcorantes artificiales), tu sistema de mensajería hormonal se vuelve más loco aún. Una de las consecuencias más comunes de pasarse a las bebidas de dieta es que *engordamos*.[6] Además, si privas a tu cuerpo de carbohidratos a largo plazo, es posible que adelgaces, pero, por desgracia, esto puede causar problemas adicionales, y esto es lo que le ha dado mala fama a la dieta keto clásica.

He visto de cerca la frustración que puede causar la dieta keto clásica. He conocido a un gran número de «refugiadas keto» en mi consulta y en mis cursos en línea. Muchas mujeres se estresan demasiado por seguir la dieta keto clásica con éxito (y el estrés afecta a las hormonas, como se comenta en la página 30), o no obtienen los carbohidratos que necesitan para facilitar una regulación hormonal normal. Han engordado con la dieta keto, o no han perdido peso, o han empezado a dudar del plan alimenticio alto en grasas animales y en calorías. Han experimentado más inflamación y más cambios bruscos de humor, e incluso me susurran acerca de la temida entrepierna keto (si necesitas preguntar qué es, eres afortunada). Se están preguntan por qué la mantequilla en el café y las bombas de grasa (un popular postre keto) no hacen que se sientan o se vean bien, aunque sus maridos o sus compañeros de trabajo del sexo masculino afirman que tienen éxito con eso.

La verdad es que la dieta keto clásica se ha estudiado principalmente en los hombres, y necesita ser modificada para muchas mujeres para poder ser exitosa.

No sabemos a ciencia cierta cuál es el motivo por el cual las mujeres responden a la dieta keto de una forma distinta[7] a los hombres, pero los

6. S. E. Swithers, «Artificial Sweeteners Produce the Counterintuitive Effect of Inducing Metabolic Derangements», *Trends in Endocrinology & Metabolism* 24, núm. 9 (2013): 431-441.

7. J. S. Volek *et al.*, «Cardiovascular and Hormonal Aspects of Very-Low-Carbohydrate Ketogenic Diets», *Obesity Research* 12, núm. S11 (2004): 115S-123S; J. S. Volek *et al.*, «Comparison of Energy-Restricted Very-Low-Carbohydrate and Low-Fat Diets on Weight Loss and Body Composition in Overweight Men and Women», *Nutrition & Metabolism* 1, núm. 13 (2004): 1-13; H. M. Dashti *et al.*, «Long-Term Effects of Ketogenic Diet in Obese Subjects», *Molecular and Cellular*

expertos tienen algunas ideas. Las hormonas juegan un papel fundamental. Y además está la brecha del estrés: el hecho de que las mujeres somos dos veces más propensas a sufrir estrés, ansiedad y depresión que los hombres. Las mujeres experimentan con mayor frecuencia problemas de tiroides y autoinmunidad. Las mujeres son más sensibles a la restricción de carbohidratos y calorías que los hombres: esas restricciones pueden activar una alarma que detiene la menstruación e incrementa la inflamación, y eso podría explicar por qué tantas mujeres que siguen la dieta keto pierden la regularidad menstrual. Los expertos sugieren que, en comparación con los hombres, las mujeres son más propensas a experimentar una caída en picado de los niveles de azúcar en sangre. Quizás lo que causa el problema sea una combinación de todo esto.

Hay una cosa que sabemos a ciencia cierta: tus hormonas determinan el éxito, o el fracaso, de la dieta cetogénica clásica. No verás los resultados que deseas si no incluyes a las hormonas en la ecuación. En la Parte 1 profundizo más en el tema de estas hormonas e incluyo unos cuestionarios para ayudarte a determinar si tus hormonas están en equilibrio.

Todas tenemos estas hormonas. Podemos tener diferentes niveles a una edad u otra, o una mujer puede tener más o menos en comparación con otra. Estas hormonas equilibran las funciones de una forma un poco diferente (por ejemplo, necesitas tanto la hormona del crecimiento como la testosterona para que tus huesos estén fuertes, pero cada una de ellas fortalece el hueso de una manera distinta); sin embargo, todas están influenciadas por lo que comemos.

Por ejemplo, los estudios muestran que una dieta alta en grasas, y específicamente en ácidos grasos poliinsaturados (la grasa que se encuentra en muchos frutos secos, en la linaza y en el pescado), contribuye a una mayor concentración de testosterona en las mujeres. (Para más

Biochemistry 286, núm. 1-2 (2006): 1-9; G. Ruaño, «Physiogenomic Analysis of Weight Loss Induced by Dietary Carbohydrate Restriction», *Nutrition& Metabolism* 3, núm. 1 (2006): 3-20; K. Durkalec-Michalski *et al.*, «Effect of a Four-Week Ketogenic Diet on Exercise Metabolism in CrossFit-Trained Athletes», *Journal of the International Society of Sports Nutrition* 16, núm. 1 (2019): 16.

detalles, véanse las notas).[8] Una vez más, hay algo que falta en la investigación: el efecto de la dieta cetogénica en la testosterona todavía no ha sido estudiado en mujeres sanas.

Cuando se trata de adelgazar, los hombres tienen algo que se conoce como *la ventaja de la testosterona*. Dado que sus niveles de testosterona suelen ser diez veces más altos que los de las mujeres y que la testosterona es responsable del incremento en la masa muscular, los hombres tienen mucho más músculo y queman calorías con mayor rapidez. Cuando siguen una dieta, ya sea el plan keto u otro, los hombres tienden a adelgazar con más rapidez que las mujeres. La dieta cetogénica ha demostrado que eleva los niveles de testosterona, mejora la masa corporal magra y reduce la masa de grasa[9] únicamente en los hombres. En otras palabras, los hombres pueden obtener una doble ventaja de testosterona con la dieta keto clásica. Empiezan con niveles altos de testosterona y luego la dieta cetogénica, y el impulso a la testosterona resultante les ayuda a quemar más grasa y crear más músculo, de manera que pierden peso rápidamente y tienen un mejor aspecto en un período de tiempo breve.

Mientras que los niveles altos de testosterona pueden dar cierta ventaja a los hombres, los niveles más bajos de testosterona y más elevados de estrógenos pueden ser una desventaja para algunas mujeres y, en consecuencia, los resultados son más lentos o más bajos. Por otro lado, los estrógenos tienen muchas influencias positivas en el organismo, sin importar la edad de la mujer. Los estrógenos son el principal motivo por el cual tenemos un índice más bajo de enfermedades cardíacas que los hombres antes de los 52 años y por el cual tendemos a almacenar

8. La mayor ingesta de grasa en las mujeres estaba en el establecimiento de una ingesta relativamente alta de carbohidratos (51 % del total de calorías por día), no una dieta cetogénica. S. L. Mumford *et al.*, «Dietary Fat Intake and Reproductive Hormone Concentrations and Ovulation in Regularly Menstruating Women», *The American Journal of Clinical Nutrition* 103, núm. 3 (2016): 868-877.
9. J. M. Wilson *et al.*, «The Effects of Ketogenic Dieting on Body Composition, Strength, Power, and Hormonal Profiles in Resistance Training Males», *The Journal of Strength and Conditioning Research* (2017); A. R. Kuchkuntla *et al.*, «Ketogenic Diet: An Endocrinologist Perspective», *Current Nutrition Reports* 8, núm. 4 (2019): 402-410.

grasa alrededor de las caderas y los muslos, lo cual es mucho más saludable que tenerla en la cintura. Por suerte, no es necesario que conozcas tus niveles exactos de estas hormonas, a menos que prefieras ese nivel de precisión. Partiendo de tus resultados en los cuestionarios, te guiaré para que adaptes el protocolo de manera que funcione en tu caso.

CÓMO TE PUEDO AYUDAR, DE MUJER A MUJER

El protocolo Gottfied está diseñado para sortear la paradoja keto con un programa creado específicamente para el cuerpo de la mujer. Podrás mantener un peso más bajo al tiempo que consumes una cantidad saludable de carbohidratos de alta calidad, lo cual dará como resultado un mejor equilibrio hormonal y una mayor pérdida de grasa.

Todas necesitamos ayuda. Este libro está diseñado para ayudarte a reconectar a los alimentos con tus hormonas para que te sientas sana y en paz con tu cuerpo y la comida: dejas de estar en guerra, dejas de sentirte flácida o aletargada y de preguntarte por qué nada funciona. Las estrategias y los estudios de casos en este libro tienen una visión positiva del cuerpo. El objetivo no es adelgazar, sino volver a ser la versión más saludable de ti misma. Si lo haces bien, funciona. Y hay una ciencia rigurosa detrás de esto.

Ésta es mi promesa: pondré a *la ciencia primero* para ayudar a que no corras ningún riesgo. Te ayudaré a decidir si el protocolo Gottfried es adecuado para ti y si vas a necesitar algunas soluciones personales para asegurarte el éxito. No diré que comas alimentos falsos que funcionan a corto plazo pero que no son ideales a largo plazo en lo que respecta a la alimentación y a un intestino sano, y no voy a recomendar nada que no esté sustentado con estudios fiables. Te ayudaré a determinar tu umbral de carbohidratos, o cuán larga debe ser tu correa (cada día, cada semana, cada mes) para que puedas comer una porción de pastel en la fiesta de cumpleaños de tu hijo y puedas darte un capricho en algunas ocasiones cuando estés cenando con amigos. Te ayudaré a evitar la montaña rusa de adelgazar y volver a engordar que afecta a muchas mujeres.

Mantenerte informada y fuera de peligro no es una promesa que me tome a la ligera. Ésta no es una promesa de hacer que estés delgada en una semana sin ningún esfuerzo por tu parte. Ésa es una fantasía potencialmente peligrosa.

En su lugar, te proporcionaré herramientas fáciles de implementar para que adaptes el protocolo Gottfried a tu propio cuerpo, de manera que puedas obtener todos los beneficios: quemar grasa, reducir la inflamación, combatir el cáncer, equilibrar las hormonas y las bacterias intestinales, mejorar enfermedades neurológicas e incluso aumentar la longevidad. Te ofrezco una solución comprobada, respaldada por estudios y cientos de historias de éxito, incluida la mía.

CONOCE A LAS HORMONAS

En este libro descubrirás una nueva forma de alimentarte para beneficiar a tus hormonas. Las hormonas deciden lo que el cuerpo hace con el combustible que ingieres. Tus hormonas existen en un delicado equilibrio, tocando juntas una sinfonía como los instrumentos de una orquesta. A lo largo del día, el ritmo de tus hormonas fluctúa, subiendo y bajando como crescendos en una sinfonía. Cada hormona es como un instrumento específico que debes tocar en el momento justo, en el volumen adecuado y en la cadencia correcta. Tus hormonas, en conjunto, crean una bella armonía que te aporta una sensación estable de bienestar y gracia.

¿Cuáles son las hormonas del metabolismo? Se han detectado y estudiado miles, pero las hormonas clave en las que nos vamos a concentrar son la insulina, el cortisol, la leptina, la grelina, la tiroides, los estrógenos, la testosterona y la hormona del crecimiento. Las hormonas del metabolismo intervienen en miles de microcomunicaciones y procesos en el organismo. Por nombrar algunos, diré que las hormonas participan en la saciedad (la leptina y la insulina), el hambre (la grelina y el cortisol), las cualidades femeninas (el estradiol), las cualidades más masculinas (la testosterona, la hormona más abundante en las mujeres y que interviene en la vitalidad, la masa muscular y el funcionamiento) y en la quema de grasa (la insulina, la hormona del crecimiento y el cortisol). Éstas son las hormonas que gobiernan tu respuesta a los alimentos, pero la relación es bidireccional.

Las hormonas del metabolismo regulan tu respuesta a los alimentos y éstos, a su vez, regulan las hormonas metabólicas. La insulina es la que tiene más influencia. Es como un portero de discoteca que decide si le abre, o no, la puerta a la glucosa. Si el portero no deja entrar a la glucosa, el nivel de glucosa en sangre sube y, con el tiempo, puede producir una resistencia a insulina y acumulación de grasa. Ése es el problema principal de la resistencia a la insulina y puede ser identificado mucho antes de un diagnóstico de diabetes.

No nos vamos a detener a explicar cada hormona en detalle, ya que no es necesario hacerlo para que el protocolo Gottfried funcione. Lo que es importante que sepas es que estas hormonas trabajan en un segundo plano, ya sea ayudándote a perder peso y sentirte maravillosamente bien, o no.

Al escribir acerca de las hormonas debo contar la verdad, especialmente las verdades difíciles acerca de lo que significa ser una mujer de más de 35 años. Los niveles de muchas hormonas comienzan a descender en la veintena (la testosterona y la DHEA), en la treintena (la hormona del crecimiento y la progesterona) y en la cuarentena y la cincuentena (los estrógenos). Al mismo tiempo, los niveles de otras hormonas metabólicas clave, la insulina y la leptina (y la emparentada grelina, la hormona del hambre), pueden aumentar. Estos cambios hormonales combinados pueden hacer que la vida nos parezca más difícil. ¿Por qué?

- El metabolismo se ralentiza, pero el apetito aumenta, lo cual quiere decir que la grasa abdominal se acumula aparentemente de la noche a la mañana, con lo que aumenta la inflamación. Y también tu peso.
- El hígado, el principal órgano que regula la pérdida de grasa, pierde reservas. Está ocupado metabolizando hormonas, eliminando toxinas, lidiando con tu última bebida alcohólica, ajustando los niveles de colesterol y tratando de determinar qué combustible estás comiendo ahora (¿carbohidratos?, ¿proteínas?, ¿grasas?) y, en términos generales, tratando de dirigirlo todo para el resto del organismo.

- El resto del sistema digestivo, incluidos los intestinos, también sufre. Tu sistema digestivo interviene en la regulación de las hormonas. La mayor parte de mis pacientes tienen uno o varios problemas con su sistema digestivo que pueden impedir la pérdida de peso, como, por ejemplo, un desequilibrio de la microbiota del intestino (disbiosis) o el síndrome del intestino permeable (aumento de la permeabilidad intestinal, la cual puede ocurrir cuando las estrechas uniones entre las células que recubren el intestino delgado están alteradas).

- Como tema relacionado, la mayoría de mis pacientes tienen un *déficit de fibra* considerable. Lo que comes tiene una importancia fundamental en la microbiota intestinal, una relación que se conoce como la interacción entre el huésped y la microbiota. Necesitamos las fibras prebióticas adecuadas para alimentar a los bichitos benevolentes, ya que mejora la función inmune y el equilibrio hormonal. Es posible que no consumas la suficiente fibra fundamental.[10]

---

10. Cuando se trata de tener una microbiota intestinal saludable, lo que importa es el tipo, la calidad, la cantidad y el origen de los alimentos. Los microorganismos intestinales utilizan los nutrientes de los alimentos que consumes para realizar funciones biológicas básicas (como regular el sistema inmunitario) y luego crear resultados metabólicos que impactan en tu fisiología, incluyendo el equilibrio energético, la transmisión de señales de glucosa, inflamación y pérdida de grasa. Uno de los nutrientes más importantes para tener un microbioma saludable son los carbohidratos accesibles a la microbiota, como la fibra prebiótica. La clave para el éxito en el protocolo Gottfried es obtener cantidades suficientes de estos carbohidratos específicos y alimentar a los microorganismos beneficiosos.

F. Bäckhed *et al.*, «The Gut Microbiota as an Environmental Factor That Regulates Fat Storage», *Proceedings of the National Academy of Sciences of the United States of America* 101, núm. 44 (2004): 15718–15723; M. Rescigno, «Intestinal Microbiota and Its Effects on the Immune System», *Cellular Microbiology* 16, núm. 7 (2014): 1004–1013; L. Geurts *et al.*, «Gut Microbiota Controls Adipose Tissue Expansion, Gut Barrier, and Glucose Metabolism: Novel Insights into Molecular Targets and Interventions Using Prebiotics», *Beneficial Microbes* 5, núm. 1 (2014): 3-17; B. O. Schroeder *et al.*, «Signals from the Gut Microbiota to Distant Organs in Physiology and Disease», *Nature Medicine* 22, núm. 10 (2016): 1079-1089; K. Makki, «The Impact of Dietary Fiber on Gut Microbiota in Host Health and Disease», *Cell Host & Microbe* 23, núm. 6 (2018): 705-715.

Cuando sigas el protocolo Gottfried, abordarás específicamente cada uno de estos desafíos, desde el metabolismo hasta la salud intestinal. Tu población saludable de microorganismos intestinales aumentará y diremos adiós a aquellos que todavía se estén aferrando a la grasa y la inflamación.

¿QUÉ ES EL PROTOCOLO GOTTFRIED?

El protocolo Gottfried, que equilibra las hormonas, tiene tres preceptos: desintoxicación, cetosis nutricional y ayuno intermitente. Después de haber experimentado con el protocolo Gottfried durante los últimos cinco años, he descubierto la secuencia esencial de estos tres preceptos para activar la pérdida de grasa en las mujeres mayores de 35 años.

- **Desintoxicación.** Activar las vías de desintoxicación de tu organismo es esencial para prevenir los problemas que las mujeres suelen experimentar con la cetosis, de manera que eso es lo que hacemos primero. ¿Por qué? Porque la desintoxicación limpia tu hígado y elimina las hormonas recirculantes y fatigadas que están creando obstrucciones en tu metabolismo.
- **Cetosis nutricional.** En la cetosis nutricional se entra cuando se sigue un plan alimenticio bajo en carbohidratos, moderado en proteínas y alto en grasas. He adaptado la dieta cetogénica clásica para que resulte más efectiva para restaurar los niveles de insulina en las mujeres y ayudar a que puedan perder peso. En pocas palabras, ingerirás (1) más verduras; (2) consumirás algunas cucharadas de aceite de oliva virgen extra, alguna cucharada ocasional de aceite de triglicéridos de cadena media (asociado al adelgazamiento, una mayor saciedad y la eliminación del alcohol), prebióticos y probióticos; y (3) monitorearás carbohidratos netos, entre otros macronutrientes. Utilizarás los macronutrientes para calcular tu proporción cetogénica, y luego medirás tu proporción glucosa-cetona (encontrarás más información sobre este tema en la Parte 2). El éxito en una dieta cetogénica es multifacético y parte de él es psicológico. El poder «quemagrasa» de la dieta suele conllevar una

pérdida de peso, una masa corporal magra mejorada y un aumento de la tasa metabólica en un corto tiempo, lo cual, a su vez, inspira una adherencia continuada al plan y, luego, más buenos resultados. Sin embargo, las dificultades existen, pero te enseñaré a evitarlas (*véase* página 18, donde hay una gráfica que ilustra cómo funciona la dieta cetogénica).

- **Ayuno intermitente.** Este tipo de ayuno significa que no comes durante entre 12 y 24 horas en un solo día. Los datos muestran que el ayuno intermitente resulta bastante efectivo a la hora de favorecer la pérdida de peso, porque mejora el equilibrio de muchas hormonas (incluyendo la insulina, la grelina, la leptina y el cortisol vespertino) y conduce al cambio metabólico, como se informó recientemente en la venerable revista *New England Journal of Medicine*.[11] (El cambio metabólico sucede cuando utilizas el ayuno y otras técnicas para suprimir la insulina y la glucosa hasta un nivel que produce un cambio en el cual dejas de quemar carbohidratos y empiezas a quemar grasas en el organismo). El ayuno ayuda a regular la inflamación, mejora las funciones cerebrales de manera que sientes que tienes una mayor agudeza mental, se reduce la presión arterial y puede modular la leptina para que te sientas más satisfecha.[12] ¿Todavía no estás convencida? El ayuno intermitente ayuda a mejorar los niveles de colesterol (*véase* detalles en las

---

11. R. de Cabo *et al.*, «Effects of Intermittent Fasting on Health, Aging, and Disease», *New England Journal of Medicine* 381, núm. 26 (2019): 2541-2551.
12. El ayuno intermitente aumenta la neurogénisis, el crecimiento y el desarrollo continuo de nuevas células nerviosas (es decir, neuronas, las cuales ayudan a funciones como el aprendizaje, la regulación emocional y la memoria). B. Malinowski, «Intermittent Fasting in Cardiovascular Disorders – An Overview», *Nutrients* 11, núm. 3 (2019): 673; A. L. Mindikoglu, «Intermittent Fasting from Dawn to Sunset for 30 Consecutive Days Is Associated with Anticancer Proteomic Signature and Upregulates Key Regulatory Proteins of Glucose and Lipid Metabolism, Circadian Clock, DNA Repair, Cytoskeleton Remodeling, Immune System, and Cognitive Function in Healthy Subjects», *Journal of Proteomics* 217 (2020): 103645; S. H. Baik *et al.*, «Intermittent Fasting Increases Adult Hippocampal Neurogenesis», *Brain and Behavior* 10, núm. 1 (2020): e01444.

notas).[13] Quizás lo más importante es que he descubierto que el ayuno intermitente es sumamente efectivo para ayudar a las mujeres mayores de 35 años a perder grasa y sentirse mejor; más o menos el 95 % de mis pacientes tienen éxito con él.

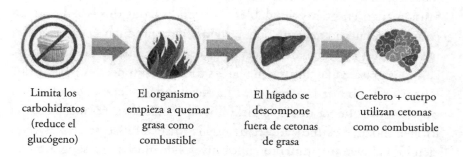

| Limita los carbohidratos (reduce el glucógeno) | El organismo empieza a quemar grasa como combustible | El hígado se descompone fuera de cetonas de grasa | Cerebro + cuerpo utilizan cetonas como combustible |

POR QUÉ LA FLEXIBILIDAD METABÓLICA ES IMPORTANTE

He definido el metabolismo como la suma total de reacciones químicas que determinan cómo te sientes y la velocidad a la cual quemas combustible. Entender la velocidad de tu metabolismo es importante, pero otro aspecto del metabolismo que es relevante y, sin embargo, suele pasarse por alto es su *flexibilidad*. Antes de empezar a limitar los carbohidratos y a privarte de alimentos, quizás de manera innecesaria, averi-

13. El ayuno intermitente reduce el colesterol total, el colesterol LDL (también conocido coloquialmente como el «malo») y los triglicéridos séricos. Limita la acumulación de grasa en el hígado y en los tejidos grasos. G. M. Tinsley *et al.*, «Effects of Intermittent Fasting on Body Composition and Clinical Health Markers in Humans», *Nutrition Reviews* 73, núm. 10 (2015): 661-674; A. Bener *et al.*, «Effect of Ramadan Fasting on Glycemic Control and Other Essential Variables in Diabetic Patients», *Annals of African Medicine* 17, núm. 4 (2018): 196; A. R. Rahbar *et al.*, «Effects of Intermittent Fasting During Ramadan on Insulin-like Growth Factor-1, Interleukin 2, and Lipid Profile in Healthy Muslims», *International Journal of Preventive Medicine* 10, núm. 7 (2019): 1-6; S. Ebrahimi *et al.*, «Ramadan Fasting Improves Liver Function and Total Cholesterol in Patients with Nonalcoholic Fatty Liver Disease», *International Journal for Vitamin and Nutrition Research* (2019).

gua cuán metabólicamente flexible eres. Los carbohidratos no son el enemigo; sin embargo, la falta de flexibilidad metabólica podría serlo.

¿Qué es la flexibilidad metabólica? Es la capacidad de adaptarse a los cambios en la demanda metabólica,[14] como cuando comes una manzana (rica en carbohidratos saludables) en lugar de un trozo de salmón (rico en grasas saludables), o cuando pasas dieciséis horas sin comer y tu cuerpo necesita quemar grasa para producir energía. Si tienes diabetes, eres obesa o tienes un cuerpo con «forma de manzana», con más grasa en la cintura que en las caderas, entonces es posible que tengas inflexibilidad metabólica. La flexibilidad metabólica existe en un espectro que va desde la flexibilidad metabólica normal hasta la inflexibilidad. Los indicadores de que la inflexibilidad se está estableciendo incluyen un aumento en los niveles de glucosa en sangre, resistencia a la insulina (cuando los niveles de insulina comienzan a elevarse en la sangre), prediabetes, daño temprano en las arterias, lípidos anormales, hipertensión y obesidad.

La inflexibilidad metabólica es un problema importante que afecta a muchas personas: según los Centros de Control de Enfermedades, las tasas de obesidad continúan aumentando.[15] Hasta un 38 % de la población de Estados Unidos tiene prediabetes.[16] Incluso las personas con un peso normal, o que tienen sobrepeso pero no son obesas, podrían tener inflexibilidad metabólica. (Esto no sólo afecta porque la ropa ya no queda bien, sino que el sobrepeso está vinculado a la dificultad para luchar contra enfermedades como el coronavirus y puede hacer que tengas una respuesta menor a la vacunación).[17] La buena noticia es que,

---

14. B. H. Goodpaster et al., "Metabolic Flexibility in Health and Disease", *Cell Metabolism* 25, no. 5 (2017): 1027–36.

15. www.cdc.gov/media/releases/2020/s0917-adult-obesity-increasing.html, consultado el 29 de septiembre de 2020.

16. N. Stefan et al., "Causes, Characteristics, and Consequences of Metabolically Unhealthy Normal Weight in Humans", *Cellular Metabolism* 26, no. 2 (2017): 292– 300; N. Stefan et al., "Obesity and Impaired Metabolic Health in Patients with COVID-19", *Nature Reviews Endocrinology* (2020): 1–2.

17. S. Y. Tartof, et al. "Obesity and Mortality Among Patients Diagnosed With COVID-19: Results from an Integrated Health Care Organization", *Annals of Internal Medicine* (2020): M20-3742; W. Dietz et al., "Obesity and Its Implications

si eres metabólicamente inflexible, o si estás acercándote a ello, esto se puede revertir con la medicina de precisión mejorando la forma en que te alimentas, te mueves, piensas y duermes.

El protocolo Gottfried te pondrá en el camino hacia la flexibilidad metabólica: un nivel bajo de azúcar en sangre en ayunas después de un ayuno nocturno y una cetosis leve por haber producido una pequeña cantidad de cetonas (una señal de que estás quemando grasa), niveles normales de azúcar en sangre después de comer y una proporción cintura-cadera normal. Dejarás de tener caprichos de carbohidratos malos. En pocas palabras, ¡tendrás libertad alimenticia!

NUNCA ERES UNA CAUSA PERDIDA

Nunca se es demasiado vieja para equilibrar las hormonas. Sin embargo, en las redes sociales y en otras partes, oigo a las mujeres decir: «Tengo la menopausia; ya es demasiado tarde para mí». Pero no es verdad. Muchas de las hormonas de las que hablamos, especialmente la insulina, la hormona del crecimiento, la testosterona y los estrógenos, son moduladas por los alimentos, la desintoxicación, la cetosis y la hora del día en que comemos. No existe un límite superior en cuál es la mejor edad para lograr el equilibrio hormonal.

Asimismo, nunca serás una causa perdida. Incluso si te has sentido frustrada por la falta de resultados y sientes que tu metabolismo es más lento que nunca, puedes hacer progresos (tengo casos de estudio que lo demuestran), aunque es posible que te lleve más tiempo. Inicialmente, podrías perder medio kilo por día durante los primeros cinco días, como le ocurrió a Lara, de 45 años, o poco a poco, como le sucedió a Lotus, de 51 años (pero Lotus ya ha perdido 17 kilos, a pesar de que

for COVID-19 Mortality," Obesity (Silver Spring) 28, no. 6 (2020): 1005; A. Simonnet et al., "High Prevalence of Obesity in Severe Acute Respiratory Syndrome Coronavirus-2 (SARS-CoV-2) Requiring Invasive Mechanical Ventilation", *Obesity* (Silver Spring) 28, no. 7 (2020): 1195–99; Erratum in *Obesity* (Silver Spring) 28, no. 10 (2020): 1994; B. M. Popkin et al., "Individuals with Obesity and COVID-19: A Global Perspective on the Epidemiology and Biological Relationships", *Obesity Reviews* (2020) Aug 26:10.1111/obr.13128

tenía un metabolismo lento al inicio del protocolo Gottfried). Hay que tener una visión de largo plazo.

Por suerte, puedes seguir con éxito el protocolo Gottfried, hacer que tus hormonas metabólicas vuelvan a funcionar con normalidad y perder peso, con independencia de si eres omnívora, pescetariana, vegetariana o vegana.[18] He incluido recetas y ejemplos de planes alimenticios para mezclar y combinar, para que puedas cumplir con tus metas diarias y triunfar.

Si combates los síntomas con fármacos, es menos probable que sanes que si te trazas un nuevo camino con la medicina del estilo de vida del protocolo Gottfried. Puedes hacer borrón y cuenta nueva y crear una homeostasis hormonal. Llegarás a amar y valorar a tu cuerpo de una nueva forma y te sentirás inspirada a comer de este modo porque te sientes muy bien y tus problemas de salud se resuelven. El bagaje, los traumas y el autosabotaje se convertirán cosas del pasado.

AÑADAMOS VIDA A TUS AÑOS

Perder grasa después de los 35 años no es tanto una cuestión de disciplina, sino más bien *qué comer, cuándo comer y la forma en que la comida les habla a las hormonas*. La mayoría de la gente no es consciente de que las hormonas accionan el metabolismo. Cuando tus hormonas empiezan a desequilibrarse después de los 35 años, debes seguir algunas reglas que te ayuden a evitar una cintura más amplia y un riesgo mayor de padecer enfermedades cardiovasculares, diabetes y cáncer. En el capítulo 1 explicaré más cosas sobre mi historia, y a lo largo del libro conocerás a otras mujeres que siguieron el protocolo Gottfried, encontraron una nueva forma de comer para alimentar a sus hormonas, experimentaron una pérdida de grasa y adelgazaron.

Asimismo, proporcionaré una forma comprobada de entrar en una cetosis leve que activará las hormonas que te ayudan a adelgazar, eliminan la inflamación y te aportan serenidad. El protocolo Gottfried se

---

18. L. Gupta *et al.*, «Ketogenic Diet in Endocrine Disorders: Current Perspectives», *Journal of Postgraduate Medicine* 63, núm. 4 (2017): 242-251.

basa en un pequeño estudio clínico que realicé con diez mujeres con sobrepeso y obesidad antes y después de haber seguido una dieta cetogénica. Utilicé una estrategia personalizada con un diseño de caso único, que presumiblemente produce evidencia científica de la más alta calidad. En este método de investigación, cada persona es el centro de un estudio de caso individual.[19]

Cuando aprendes lo fundamental acerca de qué comer y cuándo hacerlo, y la forma en que los alimentos hablan a tus hormonas, puedes crear una sinfonía hormonal que haga que te sientas con más energía a lo largo del día, sin tener bajones a las 4 de la tarde. Quemarás grasa en lugar de almacenarla en la cintura, donde incrementa el riesgo de tener la mayoría de enfermedades crónicas. La ropa te quedará bien, de manera que decidir qué ponerte te llevará diez segundos, no diez horas, porque toda la ropa te quedará muy bien. Te sentirás física, psicológica y emocionalmente satisfecha, de modo que no tendrás la necesidad de cenar dos veces cada noche porque sientes que lo mereces. Tendrás más tiempo para hacer las cosas que te gusta hacer. Aprenderás a comer de una forma que funciona para tus hormonas, que tiene en cuenta la relación entre la nutrición y las hormonas en tu organismo, y te proporciona una mayor calidad de vida.

19. L. Gupta *et al.*, «Ketogenic Diet in Endocrine Disorders: Current Perspectives», *Journal of Postgraduate Medicine* 63, núm. 4 (2017): 242-251.

I

LA VERDAD SOBRE LAS MUJERES, LAS HORMONAS Y EL PESO

Dame la serenidad para aceptar
a las hormonas que no puedo cambiar,
la valentía para cambiar las que puedo cambiar
y la sabiduría para saber la diferencia.

A esta oración la llamo la oración de la serenidad para las hormonas. ¿Por qué invocar una oración? Si alguna vez has engordado a causa de las hormonas, has engordado dos kilos inexplicablemente justo después de tener la menstruación, has sufrido el síndrome premenstrual o has pasado noches de insomnio, todo gracias a las hormonas oscilantes, entonces es posible que lo entiendas.

Las hormonas gobiernan el organismo, y determinan lo que pensamos, cómo nos sentimos y la apariencia que tenemos. Y aunque no puedo retroceder en el tiempo para proporcionarte las hormonas que tenías a los veinte años (y el metabolismo rápido que las acompañaba), la buena noticia es que tenemos directrices basadas en la ciencia para hacer que las hormonas clave recuperen el equilibrio. Mi objetivo con este libro es empoderarte para que lo hagas. Y ése es el objetivo de la oración de la serenidad para las hormonas.

Aprendí de la manera más dura que las personas, en especial las mujeres, con disfunción endocrina (un desequilibrio hormonal conocido por ciertas señales y ciertos síntomas comunes) suelen tener problemas de peso. Ése es el caso de mis pacientes con mayor resistencia al adelgazamiento. A lo largo de este libro escucharás historias acerca de ellas y de mis seguidoras en línea, y de cómo lograron convertir la frustración en éxito. Sospecho que te sentirás identificada con más de una.

La buena noticia es que también podemos hacer algo al respecto, empezando por lo que comemos. Hoy en día ya se sabe qué es lo que funciona para resolver los desequilibrios hormonales, sobre todo en las mujeres mayores de 35 años. La clave es empezar por los alimentos, porque lo que comes es la base de cada hormona que produces. Lo que eliges comer puede parecer irrelevante en el momento, pero cada mordisco determina el equilibrio de las hormonas, la salud de tus intestinos y tu sistema nervioso, la función de tus arterias y la fuerza de tu sistema inmunitario.

Ésta es la oración de la serenidad en acción.

Melissa acudió a mi consulta y estábamos revisando sus análisis hormonales. Me informó de cambios sutiles en su menstruación, lo cual me hizo pensar que quizás ya había iniciado la transición perimenopáusica. A los 35 años, Melissa tenía un sobrepeso de 13 kilos, con una circunferencia de cintura de 101 centímetros, y me explicó que había probado todo en su intento de adelgazar. Me miró directamente a los ojos y me dijo: «Dígamelo sin rodeos. Explíqueme *qué es lo que puedo cambiar* y *qué es lo que no puedo cambiar* en relación con mis hormonas. Sé que a medida que me voy haciendo mayor hay un límite en cuanto a la medida en que puedo corregir el rumbo. Si hago los cambios que me sugiere, ¿adelgazaré? ¿O tengo problemas hormonales irreparables?». Suspiró profundamente por segunda vez.

¡No! Tus hormonas no son irreparables. Como la mayoría de las pacientes que acuden a mi consultorio por problemas sobrepeso u obesidad, o tan sólo porque les cuesta mantener un peso saludable, Melissa padece desequilibrios hormonales. (La señal física en Melissa era su «forma de manzana», un término común que hace referencia a un torso más grande, donde la medida de la circunferencia de la cintura dividida por la circunferencia de su cadera es superior a 0,85. En el caso de Melissa, la proporción de cintura-cadera era de 0,92). Después de una serie de exámenes médicos, encontramos problemas con la insulina y la tiroides, dos de los desequilibrios hormonales más comunes que dificultan la pérdida de peso. En mi experiencia, la insulina es el peor, pero la tiroides y las hormonas sexuales le siguen muy de cerca y están interrelacionados.

Melissa suspiró profundamente por tercera vez. Según la medicina tradicional china, ésta es una señal de estancamiento del *qi* (se pronuncia «chi») del hígado y, a mi modo de ver, esto indicaba que sus hormonas no estaban equilibradas.

El hígado, las hormonas y la medicina tradicional china

Aunque no practico la medicina tradicional china (MTC), he aprendido mucho en los años que he dedicado a estudiar sus antiguos preceptos. Según la MTC, el estancamiento del *qi* del hígado (EQH) suele estar relacionado con todo tipo de desequilibrios hormonales, empezando por el síndrome premenstrual y los ciclos irregulares, pero cuando la mujer llega a la perimenopausia, es probable que haya varios patrones en juego. El hígado en la MTC está definido por su función y no es equivalente al órgano anatómico conocido en occidente como el hígado. La fuerza vital del hígado, conocida como *qi*, puede estancarse a causa del estrés o la ansiedad. Cuando el *qi* fluye adecuadamente, las cosas están en armonía y funcionan bien, pero cuando se bloquea la circulación, ocurren los problemas.

El hígado es responsable del movimiento del *qi* por todo el cuerpo, de manera que cuando se estanca, las mujeres pueden experimentar cambios de humor, una frustración que aparece con facilidad, estreñimiento, síndrome premenstrual y períodos irregulares, entre otros problemas. (Infórmate con mi acupunturista, Emily Hooker, sobre el estancamiento del hígado en las notas).[1]

---

1. Mi excelente acupunturista, Emily Hooker, me ofrece las siguientes ideas acerca de la medicina tradicional china (MTC) y las hormonas en las mujeres: «Aunque

¿Sufres un desequilibrio hormonal que está afectando a tu peso? Para saberlo, responde el siguiente cuestionario.

- -

Cuestionario sobre la hormona metabólica

¿Tienes o has experimentado alguno de los siguientes síntomas en los últimos seis meses?

- ¿Has estado engordando progresivamente desde que diste a luz, o durante la perimenopausia o la menopausia?
- ¿Experimentas un estrés de alto nivel o un estrés crónico de grado leve? ¿Sudas por cosas poco importantes?
- ¿Tienes la presión arterial alta, la cual actualmente se define como presión sistólica superior a 120 o presión diastólica de más de 80?[2]

---

los textos de la medicina tradicional china no hablan explícitamente de la perimenopausia, se cree que los ciclos de vida de la mujer ocurren en fases de siete años, y a los 42 años, el *shao yang* (la vesícula biliar, asociada al hígado) empieza a declinar. Dicho esto, también afirman que el cabello de la mujer se vuelve blanco en esa fase, lo cual parece anticuado y potencialmente basado en el estilo de vida. De la misma manera en que escribes que la desregulación del cortisol es el origen de muchos patrones, esto también puede decirse del EQH y, sí, suspirar es definitivamente una señal de que existe un componente de un EQH.

Con el tiempo, el EQH tiene el potencial de provocar una serie de desequilibrios diversos, que a menudo comienzan con una deficiencia del *qi* en el bazo. Éste podría ser el origen de cualquier problema metabólico, aunque rara vez como un único diagnóstico. En cualquier caso, no tiene ninguna relación con la precisión de tu evaluación de Melissa, quien ciertamente presenta un EQH. Por cierto, actualmente estoy tratando a una paciente de 44 años en una situación casi idéntica. Sus niveles de cortisol son altos; los de progesterona y testosterona, bajos; su tiroides está inactiva y, además, ha engordado unos 9 kilos durante el año pasado. Su diagnóstico en la MTC es un estancamiento del *qi* del hígado con una deficiencia de *qi* del bazo y del yang que causan retención de líquidos». Si quieres saber más sobre Emily, visita www.emilyhookeracupuncture.com.

2. P. K. Whelton *et al.*, «ACC/AHA/AAPA/ABC/ACPM/AGS/APhA/ASH/ASPC/ NMA/PCNA Guideline for the Prevention, Detection, Evaluation, and Mana-

- ¿Tu índice de masa corporal es 25 o más? Utiliza una calculadora en línea para determinar tu IMC, o usa esta fórmula: IMC = peso ÷ altura^2.
- ¿Alguna vez has engordado uno o dos kilos de la noche a la mañana? ¿O entre 2 y 3 kilos durante la menstruación?
- ¿Te sientes cansada en cualquier momento del día, a pesar de haber descansado adecuadamente?
- ¿Notas que tu cabello es más fino, que has perdido densidad en los extremos exteriores de tus cejas, que tienes la cara hinchada, la piel seca y áspera, que sufres estreñimiento, que te falta energía, que no toleras el frío, que tienes infertilidad, o una menstruación abundante, o el síndrome del túnel carpiano, o cualquier combinación de estos síntomas?
- ¿Sientes que hay algo que te impide adelgazar, por mucho que lo intentas?
- ¿Te cuesta seguir una dieta? Por ejemplo, ¿sabes lo que tienes que hacer, pero no logras seguir el plan durante mucho tiempo, de manera que siempre adelgazas esos mismos kilos (entre 2 y 5) una y otra vez?
- ¿Comes de una forma muy saludable pero no adviertes que eso se refleje en la báscula?
- ¿Tienes caprichos de comida, especialmente de dulces, chocolate, queso o pan?
- ¿Has probado una dieta keto estricta, pero no ha funcionado? ¿No adelgazaste lo que esperabas, no experimentaste una claridad mental, te estancaste en un peso, o engordaste?
- ¿Te han diagnosticado tiroiditis de Hashimoto, enfermedad celiaca, artritis reumatoide, esclerosis múltiple, lupus eritematoso sistémico, psoriasis, o alguna otra enfermedad autoinmune?
- ¿Tu apetito ha aumentado? ¿Consideras que sigues teniendo hambre después de haber ingerido una porción normal de comida, que antes solía saciarte?

---

gement of High Blood Pressure in Adults: Executive Summary: A Report of the American College of Cardiology/American Heart Association Task Force on Clinical Practice Guidelines», *Hypertension* 71, núm. 6 (2018): 1269-1324.

- ¿Tus niveles de azúcar en sangre están aumentando? ¿Tu nivel de azúcar en sangre en ayunas es superior a 85 mg/dl (lo cual yo considero fuera de la zona óptima)? ¿O es superior a 99 mg/dl, en el rango de prediabetes o diabetes, basándote en los análisis que te ha hecho tu médico?
- ¿Te cuesta más dormir toda la noche desde que diste a luz o en la perimenopausia, o te sientes más estresada, o todo lo anterior?
- ¿Tienes exceso de grasa en el abdomen? ¿La circunferencia de tu cintura es superior a 89 centímetros (en el caso de las mujeres) o 100 centímetros (en el caso de los hombres)? (Otra manera de medirla es una proporción cintura-cadera superior a 0,85 en las mujeres o 0,90 en los hombres).
- Examina la piel alrededor de tu cuello y donde tienes pliegues en la piel, como la axila. ¿Adviertes un oscurecimiento de la piel y una textura aterciopelada, conocida como acantosis nigricans?

Interpreta tu puntuación

Si has respondido sí a cinco o más de las preguntas, probablemente tengas un desequilibrio hormonal que está afectando a tu peso y a tu metabolismo. Si es tu caso, no entres en pánico. En primer lugar, no estás sola. Mi consulta está llena de mujeres con desequilibrios hormonales. En general, aproximadamente un 80 % de ellas obtiene una puntuación de 5 o más, y los análisis de sangre confirman que al menos una hormona metabólica está desequilibrada. Mi puntuación personal era de 10 antes de que diseñara el protocolo Gottfried para las hormonas metabólicas, de modo que si tu puntuación es alta, no te preocupes.

Por suerte, has encontrado este libro. Mi objetivo es identificar la causa principal de tu desequilibrio y resolverlo. (Si estás experimentando síntomas excesivos o severos, asegúrate de consultar con un médico). Continúa leyendo este capítulo para aprender más sobre la relación entre las hormonas y el aumento de peso, y cómo optimizar la dieta para adelgazar.

LOS CINCO PRINCIPIOS
DE LA MUJER + EL PESO

Cuando tenía treinta y tantos años, di a luz a mi segunda hija, y mis hormonas se volvieron locas. Perdí la capacidad de controlar el peso con facilidad. En retrospectiva, creo que es probable que fuera causado por una combinación de un estrés tóxico, los problemas de azúcar en sangre durante el embarazo, las exigencias de la maternidad y el hecho de que me estaba haciendo mayor. Pero tener esa experiencia provocó un cambio en mi carrera: pasé de la obstetricia/ginecología a la medicina de precisión, con énfasis en entender la intersección entre las mujeres, las hormonas y el peso. No todas las mujeres pasan por un período de locura hormonal, pero muchas, sí.

Como mencioné en la introducción, tus hormonas son como tu propia orquesta sinfónica interior, la cual interpreta música para tus células todos los días durante todo el día. Si tu melodía interior está en ritmo y armonía, serás resiliente y metabólicamente flexible. O, si es como la mía a los treinta y nueve años, puede sonar como ruido: el clarinete suena demasiado débil; el violonchelo, demasiado fuerte, y el ritmo no es el correcto. Puede parecer que estás haciendo todo bien con la dieta y el ejercicio, pero no se ven resultados. Puede parecer que dirigir esta sinfonía es algo que está fuera de tu control, pero la verdad es que tienes más poder del que crees para que tus hormonas recuperen la armonía, simplemente cambiando tu estilo de vida.

Éstos son los cinco principios que he descubierto que ayudarán a mantener tu sinfonía hormonal afinada.

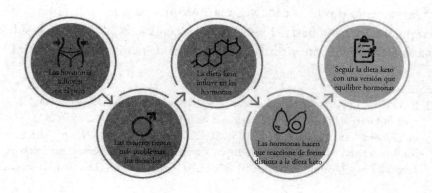

1. Las hormonas influyen en el peso.
2. Las mujeres tienen más problemas hormonales.
3. La dieta cetogénica influye en las hormonas.
4. A causa de sus hormonas, las mujeres reaccionan a la dieta keto de una forma distinta a los hombres.
5. Las mujeres pueden seguir una dieta cetogénica, pero les va mejor con una versión que equilibre las hormonas, como el protocolo Gottfried.

Explicaré los detalles de cada uno de estos principios para que puedas hacer que tus hormonas recuperen el ritmo, conseguir que todo funcione de manera correcta y perder peso de forma definitiva.

1. Las hormonas influyen en el peso

Hay varias hormonas que intervienen en el control del peso, la retención de líquidos y la cantidad de grasa del cuerpo. Lo que más me preocupa es la grasa, sobre todo la grasa visceral en la cintura. En esta sección estableceré la relación entre la grasa, las hormonas y la salud de una vez por todas.

¿Qué hormonas? La lista es larga: la insulina, el cortisol, la tiroides, la testosterona, los estrógenos, la progesterona, la hormona del crecimiento y la leptina. (El diagrama que aparece a continuación detalla varias de estas hormonas y dónde son producidas en el sistema endocrino, el conjunto de glándulas que fabrica las diversas hormonas que circulan por el organismo). El desequilibrio hormonal que sube a la parte superior es la resistencia a la insulina, la cual hace que las células del organismo se vuelvan insensibles a la insulina. Entonces, el páncreas necesita producir cada vez más insulina para realizar la tarea de empujar la glucosa hasta el interior de las células. El bloqueo de insulina está estrechamente vinculado al aumento de peso y la grasa visceral.[3]

---

3. B. V. Howard *et al.*, «Insulin Resistance and Weight Gain in Postmenopausal Women of Diverse Ethnic Groups», *International Journal Obesity and Related Metabolism Disorder* 28, núm. 8 (2004): 1039-1047; O. T. Hardy *et al.*, «What Causes the Insulin Resistance Underlying Obesity?», *Current Opinion Endocrinology, Diabetes, and Obesity* 19, núm. 2 (2012): 81-87; H. U. Moon *et al.*, «The Association of

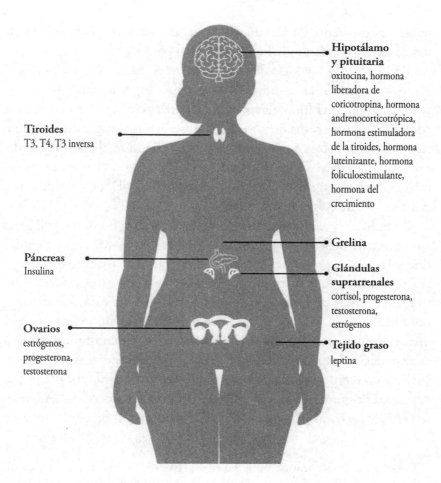

Hipotálamo y pituitaria
oxitocina, hormona liberadora de coricotropina, hormona andrenocorticotrópica, hormona estimuladora de la tiroides, hormona luteinizante, hormona foliculoestimulante, hormona del crecimiento

Tiroides
T3, T4, T3 inversa

Páncreas
Insulina

Ovarios
estrógenos, progesterona, testosterona

Grelina

Glándulas suprarrenales
cortisol, progesterona, testosterona, estrógenos

Tejido graso
leptina

Las hormonas son mensajeras químicas; piensa en ellas como si fueran mensajes de texto que se envían a todo tu organismo. Ellas solicitan ciertas funciones, como estabilizar tu estado de ánimo, hacer que tu piel esté hidratada, hacer crecer los músculos en el gimnasio y decirte que comas más. Cuando están en orden, puedes alcanzar un peso salu-

Adiponectin and Visceral Fat with Insulin Resistance and β-Cell Dysfunction», *Journal of Korean Medical Science* 34, núm. 1 (2018): e7; J. Fatima *et al.*, «Association of Sonographically Assessed Visceral and Subcutaneous Abdominal Fat with Insulin Resistance in Prediabetes», *Journal of the Association Physicians* of India 67, núm. 4 (2019): 68-70.

dable y mantenerlo. Puedes dormir bien durante la noche y despertarte renovada. No te sientes irritable, ansiosa y gorda.

Volviendo a la analogía de la sinfonía en el caso de las hormonas, el director oficial de la orquesta es tu cerebro, especialmente las partes conocidas como el hipotálamo y la glándula pituitaria. Tu cerebro se comunica con los otros órganos endocrinos, como las glándulas suprarrenales (viento), los ovarios (testículos en el hombre; vientos de madera), la tiroides (percusión) y la grasa (cuerdas). Pero el director es vulnerable. Una mala alimentación, un exceso de alcohol y demasiado estrés pueden afectar a su funcionamiento.

Cuando el director de orquesta actúa de un modo destacable, está bien alimentado y es resiliente, las hormonas se mantienen en equilibrio y la música es maravillosa. Tus estrategias habituales para adelgazar tenderán a funcionar, como me ocurría a mí en el inicio de mi treintena, antes de tener hijos. Cuando el director está descentrado, también lo están tus hormonas. Pueden conspirar de manera individual contra la pérdida de peso, e incluso tener una comunicación cruzada para empeorar las cosas. Por ejemplo, los problemas de tiroides de Melissa no eran problemas aislados. Sus altos niveles de insulina y sus depósitos de grasa hacían que la función tiroidea empeorase.[4] Además, para hacer las cosas más injustas, el hecho de tener sobrepeso aumenta-

---

4. J. Rezzonico *et al.*, «Introducing the Thyroid Gland as Another Victim of the Insulin Resistance Syndrome», *Thyroid* 18, núm. 4 (2008): 461-464; C. Anil *et al.*, «Metformin Decreases Thyroid Volume and Nodule Size in Subjects with Insulin Resistance: A Preliminary Study», *Medical Principles and Practice* 25, núm. 3 (2016): 233-236; C. Sallorenzo *et al.*, «Prevalence of Pancreatic Autoantibodies in NonDiabetic Patients with Autoimmune Thyroid Disease and Its Relation to Insulin Secretion and Glucose Tolerance», *Archives of Endocrinology and Metabolism* 61, núm. 4 (2017): 361-366; P. Zhu *et al.*, «Thyroid-Stimulating Hormone Levels Are Positively Associated with Insulin Resistance», *Medical Science Monitor* 24, núm. 1 (2018): 342-347; U. Mousa *et al.*, «Fat Distribution and Metabolic Profile in Subjects with Hashimoto's Thyroiditis», *Acta Endocrinologica* 14, núm. 1 (2018): 105-112; X. Zhang *et al.*, «Effect of Insulin on Thyroid Cell Proliferation, Tumor Cell Migration, and Potentially Related Mechanisms», *Endocrine Research* 44, núm. 1-2 (2019): 55-70; X. He *et al.*, «Role of Metformin in the Treatment of Patients with Thyroid Nodules and Insulin Resistance: A Systematic Review and Meta-Analysis», *Thyroid* 29, núm. 3 (2019): 359-367.

ba sus posibilidades de desarrollar más problemas de tiroides.[5] Por suerte, el protocolo Gottfried ayuda a tu cerebro a dirigir la sinfonía con facilidad y gracia para que tu cuerpo pueda recuperar su estado de equilibrio y también la salud.

Existen muchos problemas endocrinos comunes que provocan una *resistencia a la pérdida de peso*, incluyendo los desequilibrios de la tiroides y la resistencia a la insulina. Estos problemas pueden ser causados por varios factores, entre los que se encuentran un nivel de estrés elevado y los productos químicos que hay en el ambiente (que se hallan en algunos productos para el cuerpo y de limpieza, y alimentos) que alteran el funcionamiento de determinadas hormonas. Además, lo que comes puede afectar a tus hormonas, como explicaré en el siguiente capítulo.

2. Las mujeres tienen más problemas hormonales que los hombres

Hablando claro, en comparación con los hombres, las mujeres tienen más desequilibrios hormonales, los cuales producen mayores niveles de ansiedad, depresión e insomnio.[6] Los desagradables síntomas del desequilibrio hormonal crean una cascada de problemas adicionales, en especial cuando se trata de perder peso. Por ejemplo, dormir menos de seis horas o más de nueve está asociado con el síndrome metabólico, la grasa abdominal, la resistencia a la insulina, los problemas de azúcar en sangre, la presión alta y los problemas lipídicos.[7]

---

5. A. Verma *et al.*, «Hypothyroidism and Obesity? Cause or Effect», *Saudi Medical Journal* 29, núm. 8 (2008): 1135-1138; R. Song *et al.*, «The Impact of Obesity on Thyroid Autoimmunity and Dysfunction: A Systematic Review and Meta-Analysis», *Frontiers in Immunology* 10, núm. 1 (2019): 2349.

6. R. C. Kessler *et al.*, «Lifetime and 12-Month Prevalence of DSM-III-R Psychiatric Disorders in the United States», *Archives of General Psychiatry* 51, núm. 1 (1994): 8-19; R. C. Kessler *et al.*, «Posttraumatic Stress Disorder in the National Comorbidity Survey», *Archives of General Psychiatry* 52, núm. 12 (1995): 1048-1060; M. Altemus *et al.*, «Sex Differences in Anxiety and Depression Clinical Perspectives», *Frontiers in Neuroendocrinology* 35, núm. 3 (2014): 320-330.

7. L. Fan *et al.*, «Non-linear Relationship Between Sleep Duration and Metabolic Syndrome: A Population-Based Study», *Medicine (Baltimore)* 99, núm. 2 (2020): e18753

Dado que soy médica y mujer, conozco bien el ciclo vicioso de insatisfacción con el cuerpo, estrés y aumento de peso. Las mujeres que tienen problemas de sobrepeso, incluso si son pocos kilos, suelen sentirse atrapadas en una batalla con su cuerpo. Quizás te sientas identificada con esto. No es de extrañar que las mujeres experimenten una mayor insatisfacción con sus cuerpos que los hombres. En la publicidad, los programas de televisión, las películas y los comentarios bienintencionados de familiares y amigos se nos dice desde una edad muy temprana que tenemos que estar delgadas y bellas, cueste lo que cueste.

Cuando hemos sido socializadas para interiorizar este ideal, hacemos algo que los académicos denominan *autoobjetivación*, lo cual hace que tengamos mayores probabilidades de experimentar vergüenza e insatisfacción en relación con nuestro cuerpo. Esto quiere decir que interiorizamos la visión del observador de nuestro cuerpo como un objeto que debe ser evaluado a partir de nuestra apariencia, lo cual tiene como resultado el examen frecuente y habitual de nuestra apariencia externa.[8] Las mujeres son más propensas a hacer esto que los hombres. Las mujeres que se autoobjetivan son más propensas a tener desórdenes alimenticios.[9] La objetivación vende productos,[10] pero la autoobjetivación tiene un coste más elevado: la batalla interna que muchas de mis pacientes experimentan.

En un giro triste e irónico, esta autoobjetivación puede provocar mayores niveles de estrés, incluso un mayor desequilibrio hormonal, y luego un aumento de peso. Muchas de mis pacientes se sienten más estresadas que nunca (y no están solas). Las mujeres experimentan ni-

---

8. B. L. Fredrickson *et al.*, «Objectification Theory: Toward Understanding Women's Lived Experiences and Mental Health Risks», *Psychology of Women Quarterly* 21, núm. 2 (1997): 173-206; C. Rollero *et al.*, «Self-Objectification and Personal Values: An Exploratory Study», *Frontiers in Psychology* 8, núm. 1 (2017): 1055; R. Kahalon *et al.*, «Experimental Studies on State Self-Objectification: A Review and an Integrative Process Model», *Frontiers in Psychology* 9, núm. 1 (2018): 1268.

9. L. M. Schaefer *et al.*, «Self-Objectification and Disordered Eating: A Meta-Analysis», *The International Journal of Eating Disorders* 51, núm. 6 (2018): 483-502.

10. L. Cheng, «The Commercialization of Female Bodies in Consumer Society», *Journal of Humanity* 9, núm. 1 (2015): 123-125.

veles más altos de estrés que los hombres, tal como muestra la encuesta anual sobre estrés de la American Psychological Association. En 2020, se informó de que más mujeres que hombres sienten que ahora estamos en el punto más bajo que recuerdan en la historia de Estados Unidos. (¿Será que los hombres están prestando menos atención?).

Este estrés afecta a nuestra salud y a nuestras hormonas. La mayoría de las mujeres no es consciente de sus desequilibrios hormonales, pero incluso antes de la menopausia, las mujeres son más vulnerables a ellos. Los trastornos endocrinos más comunes que afectan a las mujeres antes de la menopausia son problemas con la testosterona, la insulina y la tiroides.[11] La causa más habitual de hipotiroidismo en EE. UU., por ejemplo, es la tiroiditis de Hashimoto, una enfermedad autoinmune que es *entre cinco y diez veces* más común en las mujeres que en los hombres.

Luego, los cambios hormonales que vienen con la edad y la menopausia, cuando las mujeres más suelen experimentar niveles más bajos de estrógenos, testosterona y la hormona del crecimiento. Dado que los estrógenos intervienen en muchas actividades, incluyendo el aumento del apetito y la ingesta de alimentos,[12] la pérdida de hormonas como los estrógenos puede desencadenar un aumento de peso. El principal estrógeno que regula el cuerpo de la mujer es el estradiol. Observa la ilustración para comprobar cómo oscilan los niveles de estrógenos en las mujeres a medida que se van haciendo mayores, lo cual conduce a unas fluctuaciones increíbles en la perimenopausia que pueden provocar un aumento del apetito.

11. M. P. J. Vanderpump, «The Epidemiology of Thyroid Disease», *British Medical Bulletin* 99, núm. 1 (2011): 39-51; R. Hoermann *et al.*, «Recent Advances in Thyroid Hormone Regulation: Toward a New Paradigm for Optimal Diagnosis and Treatment», *Frontiers in Endocrinology* 8, núm. 1 (2017): 364; A. G. Juby *et al.*, «Clinical Challenges in Thyroid Disease: Time for a New Approach?», *Maturitas* 87, núm. 1 (2016): 72-78.

12. D. M. Roesch, «Effects of Selective Estrogen Receptor Agonists on Food Intake and Body Weight Gain in Rats», *Physiology & Behavior* 87, núm. 1 (2006): 39-44; A. L. Hirschberg, «Sex Hormones, Appetite, and Eating Behaviour in Women», *Maturitas* 71, núm. 3 (2012): 248-256; L. Asarian *et al.* «Sex Differences in the Physiology of Eating», *American Journal of Physiology-Regulatory, Integrative, and Comparative Physiology* 305, núm. 11 (2013): R1215-1267.

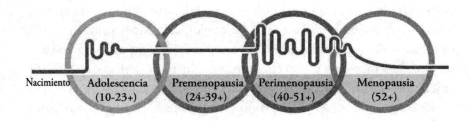

Nacimiento | Adolescencia (10-23+) | Premenopausia (24-39+) | Perimenopausia (40-51+) | Menopausia (52+)

Por otro lado, cuando una mujer con sobrepeso u obesidad pierde grasa, aumenta la hormona del crecimiento.[13] La buena noticia es que has iniciado un círculo virtuoso: eres más capaz de recuperarte después de hacer ejercicio, de sanar de una lesión y de impulsar el metabolismo, y luego quemas más grasa y la hormona del crecimiento aumenta más. ¡Un éxito!

El simple hecho de saber que las hormonas pueden bloquear la pérdida de peso y que las mujeres son más propensas a experimentar desequilibrios hormonales que los hombres forma parte de la solución. Y mi protocolo está diseñado para hacer que las hormonas recuperen el equilibrio con una dieta cetogénica modificada.

3. La dieta cetogénica influye en las hormonas

Esto es lo bueno de la dieta keto (baja en carbohidratos, moderada en proteínas y alta en grasas) con respecto a las hormonas. Esta dieta es una de las estrategias más efectivas para reparar la insulina, la principal hormona involucrada en el aumento de peso, la infelicidad general y las enfermedades cardiovasculares, que son la principal causa de muerte tanto en los hombres como en las mujeres.

El problema es que la dieta keto tiene el potencial de afectar de un modo adverso a otras hormonas, incluyendo el cortisol, la tiroides y los estrógenos. El aumento crónico en los niveles de cortisol está asociado a muchos problemas, entre los que se encuentran el estrés oxidativo (el óxido del envejecimiento que se acumula en nuestras células), los pro-

---

13. G. D. Miller *et al.*, «Basal Growth Hormone Concentration Increased Following a Weight Loss Focused Dietary Intervention in Older Overweight and Obese Women», *The Journal of Nutrition, Health, & Aging* 16, núm. 2 (2012): 169-174.

blemas de colesterol, el mal funcionamiento vascular, la agrupación de plaquetas, la acumulación de placa en las arterias[14] y el aumento de la grasa visceral, que es el problema que más me preocupa en términos de salud.[15] En el caso de los hombres, consumir carbohidratos reduce la producción de cortisol.[16] Asimismo, restringir los carbohidratos puede *aumentar* la producción de cortisol, a menos que sepas cómo evitarlo.

Los estrógenos pueden desequilibrarse en las personas que siguen una dieta «keto perezosa», comiendo, por ejemplo, hamburguesas de comida rápida envueltas en lechuga con beicon y se olvidan de comer suficientes verduras para alimentar a los microorganismos beneficiosos que hay en sus intestinos. Un equilibrio saludable de estrógenos se apoya en un ecosistema saludable de microorganismos. Las personas que comen más productos de origen animal, como carne y queso, pero escatiman en verduras corren el riesgo de experimentar un aumento en los niveles de los miembros de la familia de los estrógenos que se portan mal.

14. M. Devaki *et al.*, «Chronic Stress-Induced Oxidative Damage and Hyperlipidemia Are Accompanied by Atherosclerotic Development in Rats», *Stress* 16, núm. 2 (2013): 233-243; S. N. Kales *et al.*, «Firefighters and On-Duty Deaths from Coronary Heart Disease: A Case Control Study», *Environmental Health* 2, núm. 1 (2003): 14; M. Kumari *et al.*, «Chronic Stress Accelerates Atherosclerosis in the Apolipoprotein E Deficient Mouse», *Stress* 6, núm. 4 (2003): 297-299; H. E. Webb *et al.*, «Stress Reactivity to Repeated Low-Level Challenges: A Pilot Study», *Applied Psychophysiology Biofeedback* 36, núm. 4 (2011): 243-250.
15. P. M. Peeke *et al.*, «Hypercortisolism and Obesity», *Annals of New York Academy of Science* 771, núm. 1 (1995): 665-676; S. Paredes *et al.*, «Cortisol: The Villain in Metabolic Syndrome?», *Revista da Associacao Medica Brasileria* (1992) 60, núm. 1 (2014): 84-92; J. Q. Purnell *et al.*, «Enhanced Cortisol Production Rates, Free Cortisol, and 11beta-HSD-1 Expression Correlate with Visceral Fat and Insulin Resistance in Men: Effect of Weight Loss», *American Journal of Physiology Endocrinology and Metabolism* 296, núm. 2 (2000): E351-357; A. Tchernof *et al.*, «Pathophysiology of Human Visceral Obesity: An Update», *Physiological Reviews* 93, núm. 1 (2013): 359-404.
16. M. J. McAllister *et al.*, «Exogenous Carbohydrate Reduces Cortisol Response from Combined Mental and Physical Stress», *International Journal of Sports Medicine* 37, núm. 14 (2016): 1159-1165.

4. A causa de sus hormonas, las mujeres reaccionan a la dieta keto de una forma distinta a los hombres

Ya hemos hablado de la paradoja keto, de manera que ya sabes que la dieta keto tradicional no siempre funciona en el caso de las mujeres. Todavía necesitamos más estudios que analicen la forma en que la dieta keto influye en las hormonas femeninas, pero en la investigación han surgido algunas de las posibles razones para las diferencias en los resultados.

En primer lugar, es posible que la dieta keto no proporcione a las mujeres suficientes carbohidratos (éstos ayudan a limitar la respuesta al estrés, a reducir los niveles de cortisol, a impulsar la hormona del crecimiento y a mejorar el funcionamiento de la tiroides). En segundo lugar, las mujeres y los hombres también difieren en términos de cómo y dónde almacenan grasa en el cuerpo, de su producción hormonal y de las respuestas cerebrales a las señales que regulan el peso y la distribución de la grasa corporal. Las mujeres tienden a almacenar energía en forma de grasa en el espacio subcutáneo, mientras que los hombres son más propensos a almacenar energía en forma de grasa en el abdomen. Piensa en una figura de reloj de arena o de pera en comparación con un cuerpo de papá y una barriga cervecera. Esto se denomina *distribución*: las mujeres tienden a distribuir la grasa en su espacio subcutáneo y engordan en la parte inferior del cuerpo (caderas, nalgas y muslos), y los hombres distribuyen la grasa en el abdomen, dentro y alrededor de los órganos abdominales.

Los hombres tienen un 50 % más de masa corporal magra y un 13 % menos de masa grasa que las mujeres premenopáusicas.[17] Los hombres y las mujeres perimenopáusicas y menopáusicas acumulan más grasa en el abdomen que las mujeres premenopáusicas, lo cual da como resultado un cuerpo con forma de manzana y un mayor riesgo de desarrollar complicaciones asociadas a la obesidad.[18] En el caso de las

---

17. C. J. Ley *et al.*, «Sex- and Menopause-Associated Changes in Body-Fat Distribution», *The American Journal of Clinical Nutrition* 55, núm. 5 (1992): 950-954.
18. L. M. Brown *et al.*, «Central Effects of Estradiol in the Regulation of Food Intake, Body Weight, and Adiposity», *The Journal of Steroid Biochemistry and Molecular Biology* 122, núm. 1-3 (2010): 65-73.

mujeres premenopáusicas, la grasa tiende a depositarse en la parte inferior del cuerpo: caderas, nalgas y muslos.[19] Empezando en la perimenopausia, el período en el que la menstruación cambia mientras tus ovarios van perdiendo óvulos de alta calidad, las mujeres se asemejan más a los hombres en el sentido de que tienden a almacenar grasa en la cintura. Como se comenta en el capítulo 5, cuando te tomes tus propias medidas, el ideal es que la proporción cintura-cadera sea inferior a 0,85 en las mujeres (y a 0,90 en los hombres). Una proporción cintura-cadera elevada predice el riesgo de padecer varios problemas, entre ellos la resistencia a la insulina y el infarto.[20]

En tercer lugar, cuando se trata de la insulina y el riesgo de padecer diabetes, los hombres y las mujeres son distintos.[21] En general, las mujeres premenopáusicas sanas son más sensibles a la hormona insulina que los hombres, lo cual significa que necesitamos niveles más bajos de insulina que ellos para reducir nuestros niveles de glucosa en sangre. Tenemos tasas más bajas de síndrome metabólico, al menos antes de la menopausia.[22] Por desgracia, nuestra ventaja sobre los hombres desaparece cuando los niveles de glucosa en sangre ascienden.[23] Así es como me encontraba hace cinco años, cuando empecé a entrar en la perimenopausia. Por varios motivos que incluían el estrés y no dormir lo suficiente, almacené más grasa. Parecía que mi grasa subcutánea se había duplicado de la noche a la mañana, sobre todo en las caderas y las piernas.

---

19. Ley *et al.*, «Sex- and Menopause-Associated Changes».
20. Q. Cao *et al.*, «Waist-Hip Ratio as a Predictor of Myocardial Infarction Risk: A Systematic Review and Meta-Analysis», *Medicine* 97, núm. 30 (2018); V. A. Benites Zapata VA *et al.*, «High Waist-to-Hip Ratio Levels Are Associated with Insulin Resistance Markers in Normal-Weight Women», *Diabetes Metabolic Syndrome* 13, núm. 1 (2019): 636-642.
21. B. Tramunt *et al.*, «Sex Differences in Metabolic Regulation and Diabetes Susceptibility», *Diabetologia* 63, núm. 3 (2020): 453-461.
22. V. Regitz-Zagrosek *et al.*, «Gender Aspects of the Role of the Metabolic Syndrome as a Risk Factor for Cardiovascular Disease», *Gender Medicine* 4 (2007): S162-177; E. Gerdts *et al.*, «Sex Differences in Cardiometabolic Disorders», *Nature Medicine* 25, núm. 11 (2019): 1657-1666.
23. S. V. Ahn *et al.*, «Sex Difference in the Effect of the Fasting Serum Glucose Level on the Risk of Coronary Heart Disease», *Journal of Cardiology* 71, núm. 2 (2018): 149-154.

Desarrollé prediabetes, con unos niveles de glucosa en ayunas de entre 100 y 125 mg/dl. Como mi grasa visceral se había incrementado, no podía cerrar la cremallera de los pantalones, algo muy triste que tiende a iniciarse en la perimenopausia, cuando el cuerpo comienza la transición hacia la menopausia, lo cual, por lo general, suele empezar más o menos a los 47 años. Los niveles de estrógenos disminuyen, el ritmo de acumulación de grasa se duplica y la masa muscular decrece, y estos aumentos y pérdidas continúan hasta dos años después de la última menstruación.[24]Los cambios en la distribución de la grasa durante la perimenopausia reflejan cambios hormonales en la mujer y se confirman en los modelos animales de la menopausia.[25] La grasa corporal, la circunferencia de la cintura y la proporción cintura-cadera aumentan durante la transición menopáusica, excepto en las mujeres que reciben terapia hormonal.[26]

El consumo de alcohol y el ejercicio tienen un papel muy importante en el aumento de peso en la mayoría de las mujeres.[27] Aplicando la regla de la distribución, nuestros depósitos de grasa ya no hacen que tengamos una forma de reloj de arena o de pera, sino más bien de manzana, con una mayor cantidad de grasa abdominal.[28] Éste no es sólo un problema de vanidad: las mujeres aumentan un promedio de 2 kilos

24. G. A. Greendale *et al.*, «Changes in Body Composition and Weight During the Menopause Transition», *JCI Insight* 4, núm. 5 (2019).

25. A. M. Goss *et al.*, «Longitudinal Associations of the Endocrine Environment on Fat Partitioning in Postmenopausal Women», *Obesity* (Silver Spring) 20, núm. 5 (2012): 939-944; S. Ballestri *et al.*, «NAFLD as a Sexual Dimorphic Disease: Role of Gender and Reproductive Status in the Development and Progression of Nonalcoholic Fatty Liver Disease and Inherent Cardiovascular Risk», *Advances in Therapy* 34, núm. 6 (2017): 1291-1326.

26. J. R. Guthrie *et al.*, «Weight Gain and the Menopause: A 5-Year Prospective Study», *Climacteric: The Journal of the International Menopause Society* 2, núm. 3 (1999): 205-211.

27. S. L. Crawford *et al.*, «A Longitudinal Study of Weight and the Menopause Transition: Results from the Massachusetts Women's Health Study», *Menopause* (Nueva York, N.Y.) 7, núm. 2 (2000): 96-104.

28. S. C. Ho *et al.*, «Menopausal Transition and Changes of Body Composition: A Prospective Study in Chinese Perimenopausal Women», *International Journal of Obesity* (2005) 34, núm. 8 (2010): 1265-1274.

durante los tres años de transición menopáusica y el 20% *engorda 4,5 kilos o más*. ¡No es de extrañar que no pudiera cerrar la cremallera de mis pantalones! El aumento de peso está asociado a un mayor riesgo de padecer enfermedades cardiovasculares, presión arterial alta, colesterol total, colesterol y lipoproteínas de baja densidad (LDL), triglicéridos e insulina en ayunas.

En cuarto lugar, la dieta keto también puede afectar a la glándula tiroidea. Algunas mujeres desarrollan problemas con la tiroides, como niveles más bajos de triyodotironina (T3) o tiroxina (T4), los cuales son sugestivos, pero no diagnósticos, de hipotiroidismo.[29] Muchas mujeres sienten el cambio en forma de síntomas: estreñimiento, manos y pies fríos y caída de cabello.[30] Dado el peligro de disfunción tiroidea con la dieta keto clásica, yo recomiendo modificarla con el protocolo Gottfried y monitorear los niveles de tiroides cada seis meses hasta que nuevos estudios clarifiquen los efectos. Por suerte, no he visto aparecer problemas de tiroides con mi protocolo.

Para las personas con epilepsia, seguir la dieta cetogénica clásica está asociado a la irregularidad menstrual y el estreñimiento.[31] No sabemos si lo mismo se aplica a las personas sin epilepsia que siguen una dieta keto, aunque el volumen fecal (la cantidad de heces que se produce) puede disminuir. Podría ser especialmente importante para las mujeres evacuar de manera regular para obtener los beneficios de

---

29. F. Fery *et al.*, «Hormonal and Metabolic Changes Induced by an Isocaloric Isoproteinic Ketogenic Diet in Healthy Subjects», *Diabète & Métabolisme* 8, núm. 4 (1982): 299-305; E. Kose *et al.*, «Changes of Thyroid Hormonal Status in Patients Receiving Ketogenic Diet Due to Intractable Epilepsy», *Journal of Pediatric Endocrinology & Metabolism* 30, núm. 4 (2017): 411-416; Y. J. Lee *et al.*, «Longitudinal Change in Thyroid Hormone Levels in Children with Epilepsy on a Ketogenic Diet: Prevalence and Risk Factors», *Journal of Epilepsy Research* 7, núm. 2 (2017): 99-105.

30. Para una lista completa de los síntomas de hipotiroidismo, véanse páginas 30–31 y el capítulo 9 de mi libro *The Hormone Cure: Reclaim Balance, Sleep, Sex Drive, and Vitality Naturally with the Gottfried Protocol* (Nueva York: Simon and Schuster, 2013).

31. J. Sirven *et al.*, «The Ketogenic Diet for Intractable Epilepsy in Adults: Preliminary Results», *Epilepsia* 40, núm. 12 (1999): 1721-1726.

la dieta keto, ya que esto está ligado al equilibrio y la desintoxicación de los estrógenos.

Por último, una dieta baja en carbohidratos también puede impactar de manera negativa en el sueño en la mujer.[32] Casi todas las hormonas son liberadas según el ritmo circadiano, el ritmo diario natural que dicta tu ciclo de sueño, y está influenciado por él. Cuando el sueño queda alterado por la dieta keto o algún otro factor (un problema más común en las mujeres que en los hombres), otras hormonas se pueden ver alteradas. Si alteras el ritmo, alteras las hormonas. No es de sorprender, entonces, que la alteración del sueño esté relacionada con una mayor cantidad de grasa visceral en la cintura.[33]

En el único estudio de la dieta cetogénica que sugiere un beneficio para las mujeres que no se aplica a los hombres, las ratas hembra que siguieron una dieta cetogénica no perdieron masa ósea, pero los machos sí.[34] Ciertamente, necesitamos replicar estos datos en humanos antes de llegar a conclusiones categóricas.

5. Las mujeres pueden seguir una dieta cetogénica, pero les va mejor con una versión que equilibre las hormonas, como el protocolo Gottfried

Los principales motivos por los que las mujeres no parecen beneficiarse de la misma forma de una dieta cetogénica están relacionados con las

32. R. M. Kwan *et al.*, «Effects of a Low Carbohydrate Isoenergetic Diet on Sleep Behavior and Pulmonary Functions in Healthy Female Adult Humans», *Journal of Nutrition* 116, núm. 12 (1986): 2393-2402.

33. A. A. Prather *et al.*, «Poor Sleep Quality Potentiates Stress-Induced Cytokine Reactivity in Postmenopausal Women with High Visceral Abdominal Adiposity», *Brain, Behavior, Immunity* 35, núm. 1 (2014): 155-162; S. K. Sweatt *et al.*, «Sleep Quality Is Differentially Related to Adiposity in Adults», *Psychoneuroendocrinology* 98, núm. 1 (2018): 46-51.

34. En este estudio de la dieta cetogénica en ratas, los investigadores utilizaron tomografías microcomputarizadas y análisis histomorfométricos del fémur distal. Hallaron que el volumen óseo trabecular, el serum IGF-I y el marcador de formación ósea P1NP eran más bajos en las ratas macho alimentadas con una dieta baja en carbohidratos y alta en grasas. A. Zengin *et al.*, «Low Carbohydrate, High-Fat Diets Have Sex-Specific Effects on Bone Health in Rats», *European Journal of Nutrition* 55, núm. 7 (2016): 2307-2320.

hormonas, lo cual puede influir en la desintoxicación efectiva, el estrés y el cortisol, el funcionamiento de la tiroides, el hambre y la adicción a la comida, y los niveles de azúcar en sangre.

El protocolo Gottfried es una dieta keto modificada que funciona mejor en las mujeres. Incluye un componente de desintoxicación, un cálculo de carbohidratos modificado y más verduras y fibra para una dieta más alcalina.[35] En mi experiencia con mis pacientes, el protocolo Gottfried contribuye a un funcionamiento saludable de los intestinos, una mejora en las hormonas y una pérdida de peso significativa. Además, mis pacientes no pasan hambre. Encontrar un plan que funcione es importante, sobre todo cuando tienes en cuenta que un cambio en la dieta podría prevenir la mitad de las enfermedades crónicas.[36]

Éste es un ejemplo de cómo un cambio en la dieta afecta a nuestra salud. Nuestros cuerpos se han estado tornando cada vez más ácidos desde la época en que éramos cazadores-recolectores. Desde la revolución agrícola (que comenzó hace 10 000 años) y la revolución industrial (que comenzó hace 200 años), los suelos son cada vez más pobres en los minerales que necesitamos, como calcio, magnesio, hierro, manganeso, cobre y zinc. Además, las dietas estándar tienen menos magnesio, fibra y potasio en comparación con el sodio; y el cloro se ha incrementado en comparación con el bicarbonato. La consecuencia de esto es que los alimentos que la mayoría consume actualmente pueden inducir a la acidosis metabólica: el delicado equilibrio del organismo entre ácido y base se inclina hacia el lado del ácido, lo cual provoca una presión arterial más alta (*véase* detalles en las notas).[37]

35. G. K. Schwalfenberg, «The Alkaline Diet: Is There Evidence That an Alkaline pH Diet Benefits Health?», *Journal of Environmental and Public Health* 2012, núm. 1 (2012): 727630.

36. B. E. Millen *et al.*, «The 2015 Dietary Guidelines Advisory Committee Scientific Report: Development and Major Conclusions», *Advances in Nutrition* 7, núm. 3 (2016): 438-444; Q. Qian, «Dietary Influence on Body Fluid Acid-Base and Volume Balance: The Deleterious 'Norm' Furthers and Cloaks Subclinical Pathophysiology», *Nutrients* 10, núm. 6 (2018): 778

37. Ácido y alcalino se refieren al PH: los ácidos tienen un PH bajo, de menos de 7, y lo alcalino tiene un PH alto, de más de 7. El PH de la sangre es de 7,4, pero los alimentos pueden dejar ceniza ácida o alcalina. L. Frassetto *et al.*, «Diet, Evolu-

Todos estos cambios tienen como resultado un mayor riesgo de tener piedras en el riñón, lo cual puede ocurrir con mayor frecuencia en las personas que siguen una dieta «keto perezosa».[38] Una dieta baja en carbohidratos y alta en proteínas no es la respuesta correcta; en su lugar, necesitas ingerir más verduras y otros alimentos específicos que aumentan la cantidad de magnesio, fibra y potasio. Una dieta más alcalina rica en verduras hará que mejoren hormonas como la del crecimiento, aumentará los niveles de vitamina D, ayudará a tus huesos y reducirá la pérdida de masa muscular.[39] Eso es lo que consigues con el protocolo Gottfried.

A lo largo de los años me he preguntado si el descenso de los niveles de insulina y glucosa que vemos como resultado de la dieta keto, o incluso durante el ayuno, cuando uno está un período de tiempo sin

tion and Aging – The Pathophysiologic Effects of the Post-Agricultural Inversion of the Potassium-to-Sodium and Base-to-Chloride Ratios in the Human Diet», *European Journal of Nutrition* 40, núm. 5 (2001): 200-213; M. Konner *et al.*, «Paleolithic Nutrition: Twenty-Five Years Later», *Nutrition in Clinical Practice* 25, núm. 6 (2010): 594-602; J. R. Buendia *et al.*, «Longitudinal Effects of Dietary Sodium and Potassium on Blood Pressure in Adolescent Girls», *JAMA Pediatrics* 169, núm. 6 (2015): 560-568; A. Sebastian *et al.*, «Postulating the Major Environmental Condition Resulting in the Expression of Essential Hypertension and Its Associated Cardiovascular Diseases: Dietary Imprudence in Daily Selection of Foods in Respect of Their Potassium and Sodium Content Resulting in Oxidative Stress-Induced Dysfunction of the Vascular Endothelium, Vascular Smooth Muscle, and Perivascular Tissues», *Medical Hypotheses* 119, núm. 1 (2018): 110-119.

38. S. T. Reddy *et al.*, «Effect of Low-Carbohydrate High-Protein Diets on Acid-Base Balance, Stone-Forming Propensity, and Calcium Metabolism», *American Journal of Kidney Diseases* 40, núm. 2 (2002): 265-274; E. H. Kossoff *et al.*, «Dietary Therapies for Epilepsy», *Biomed Journal* 36, núm. 1 (2013): 2-8.

39. L. Frassetto *et al.*, «Potassium Bicarbonate Reduces Urinary Nitrogen Excretion in Postmenopausal Women», *The Journal of Clinical Endocrinology & Metabolism* 82, núm. 1 (1997): 254-259; L. Frassetto *et al.*, «Long-term Persistence of the Urine Calcium-Lowering Effect of Potassium Bicarbonate in Postmenopausal Women», *The Journal of Clinical Endocrinology & Metabolism* 90, núm. 2 (2005): 831-834; J. A. Wass *et al.*, «Growth Hormone and Memory», *The Journal of Endocrinology* 207, núm. 2 (2010): 125-126; G. K. Schwalfenberg, «The Alkaline Diet: Is There Evidence That an Alkaline pH Diet Benefits Health?», *Journal of Environmental and Public Health* 2012, núm. 1 (2012): 727630.

comer (entre 14 y 16 horas), podría percibirse como una mayor alarma en las mujeres en comparación con los hombres, es decir, que activa señales de advertencia de que algo va mal en el organismo femenino. Sospecho que, para las mujeres que están en la perimenopausia, esta alarma podría ser más sensible y quizás requiera métodos más suaves (como, por ejemplo, un período de ayuno más breve, de entre 13 a 14 horas). Todavía no he encontrado evidencias claras que apoyen mis observaciones con la dieta cetogénica, pero ayunar durante 48 horas parece desencadenar una importante respuesta de estrés en las mujeres premenopáusicas que tienen sobrepeso (activa el sistema nervioso simpático, produciendo una respuesta de lucha, huida o parálisis.[40] En contraste, los hombres que practican levantamiento de pesas (otro factor de estrés) experimentan una mayor calma y relajación, una reducción de la presión arterial y la sensación de haber descansado bien (la actividad parasimpática conocida como la respuesta de descanso y digestión).[41]

Resumiendo, mi método consigue que mis pacientes defequen y se desintoxiquen, e incluye más carbohidratos, verduras sin almidón y mucha fibra, teniendo como objetivo un proceso más gradual de regulación de la insulina, para que el cuerpo femenino no entre en shock y empiece a almacenar grasa. Obtendrás todos los detalles en la Parte 2.

Eso es exactamente lo que le ocurrió a Melissa. Un análisis de sangre indicó que tenía niveles bajos de la hormona DHEA, que es una precursora de la testosterona, y que sus niveles de magnesio también eran bajos. El examen de composición corporal mostró niveles altos de grasa visceral, lo cual se reflejaba en una circunferencia de cintura de 99 centímetros. Otros exámenes mostraron que tenía múltiples factores de riesgo para padecer un episodio cardiovascular, incluyendo sus niveles de

40. R. Solianik *et al.*, «Two-Day Fasting Evokes Stress, but Does Not Affect Mood, Brain Activity, Cognitive, Psychomotor, and Motor Performance in Overweight Women», *Behavioural Brain Research* 338, núm. 1 (2018): 166-172.

41. R. Solianik *et al.*, «Effect of 48H Fasting on Autonomic Function, Brain Activity, Cognition, and Mood in Amateur Weight Lifters», *Biomed Research International* 2016, núm. 1 (2016): 1503956.

colesterol: un LDL cada vez más elevado y un HDL bajo. Melissa comenzó el protocolo Gottfried: primero hicimos que evacuara con normalidad, la desintoxicamos y corregimos su insulina. Su meta inicial era perder sólo 2 kilos. Al principio, el progreso con el adelgazamiento fue lento pero constante, y hasta la fecha ha perdido 8 kilos. Y lo más importante es que ahora sus niveles de glucosa son normales y su colesterol va por buen camino.

¿La dieta keto es adecuada para mí?

En este libro compartiré una dieta cetogénica bien formulada, que fue diseñada teniendo en cuenta los problemas y las hormonas de las mujeres. Si tienes un historial de dolencias (como problemas de vesícula biliar, falta de ésta, enfermedades cardiovasculares o un historial de piedras en el riñón), o si te han dicho que no debes seguir dietas altas en grasas, entonces deberías consultar con tu médico antes de empezar esta dieta. Quizás necesites una orientación adicional para probar el protocolo Gottfried, como, por ejemplo, qué aceites específicos debes utilizar si tienes problemas de vesícula. Más adelante en este libro hablaremos de las contraindicaciones absolutas y relativas, pero, por favor, pide ayuda a tu médico si tienes alguna duda sobre los detalles.

Aspectos destacados

En este capítulo tratamos los principios básicos de la medicina de precisión para las mujeres, las hormonas y el metabolismo.

- Ya sabes cómo influyen las hormonas en el peso y qué hormonas son las que debes conocer mejor y monitorear.
- Eres conocedora de que las mujeres tienen más problemas hormonales que los hombres, y que después de los 35 años y durante la

perimenopausia tienen lugar unos cambios que pueden hacer que tu cuerpo sea resistente a la pérdida de peso.

- Las mujeres y los hombres se diferencian en la forma en que su sistema endocrino dirige el almacenamiento de grasa y en su respuesta cerebral a las señales que regulan el peso y la distribución de la grasa corporal. Has aprendido que las mujeres distribuyen más la grasa en el espacio subcutáneo y pueden engordar en la parte inferior del cuerpo (caderas, nalgas, muslos: la forma de pera), mientras que los hombres distribuyen la grasa en su abdomen, dentro y alrededor de los órganos abdominales (forma de manzana). En la perimenopausia, las mujeres pueden asemejarse más a los hombres por sus niveles más altos de insulina, más bajos de estrógenos, aumento de peso y acumulación de grasa en la cintura; una forma más como de manzana. El síndrome de ovario poliquístico y la resistencia a la insulina también pueden causar esta forma.

- Hablamos de cómo la dieta cetogénica puede solucionar estos cambios hormonales, pero que cada mujer reacciona de una manera distinta a ella, y el protocolo Gottfried tiene en cuenta esto. Específicamente, las mujeres necesitan evacuar a diario y reajustar sus hormonas, ingerir más fibra y verduras sin almidón, y prestar atención a la forma en que la restricción de carbohidratos podía estar afectando sus niveles de estrés y cortisol. Puedes seguir una dieta keto, pero reaccionarás mejor si sigues la versión modificada que explico en la Parte 2, pues te ayudará a optimizar tus hormonas y a prepararte para una pérdida de peso permanente.

Por suerte, puedes aplicar los principios de la medicina de precisión para hacer un programa de adelgazamiento a tu medida. En los siguientes capítulos hablaremos de otras hormonas en detalle, incluyendo la del crecimiento y la testosterona, y estableceremos la relación que existe entre lo que comes y la sinfonía hormonal.

2

CÓMO LA HORMONA DEL CRECIMIENTO TE MANTIENE DELGADA

Cuando Carrie, una paciente mía, cumplió 43 años, fue consciente de que estaba experimentando varios cambios no deseados. Sintió que la humedad normal de la piel y la masa muscular habían cambiado, y me mostró pruebas fotográficas en su teléfono. Por lo general, a lo largo de su vida, Carrie había sido una persona tranquila y serena, pero ahora estaba teniendo ataques de ansiedad. Sentía que tenía muy poca energía. Le resultaba más difícil recuperarse cuando dormía poco la noche anterior o después de hacer ejercicio. Al mirarse al espejo veía que su piel estaba más flácida y tenía menos masa muscular. Y lo que le resultaba incluso más frustrante era que, desde que había tenido a sus hijos, había engordado algunos kilos que se concentraban principalmente alrededor de la cintura. Sin embargo, ninguna de sus tácticas habituales de dieta estaba funcionando. Decidida a llegar a su meta de 59 kilos, Carrie me explicó que en un día típico seguía la dieta estándar «de una madre»: avena con frutas en el desayuno, varias latas de refresco de dieta, una pequeña ensalada en el almuerzo y una comida para llevar en la cena, con algunas copas de vino. Una dieta baja en calorías… bueno, excepto por todo el vino que tomaba.

Le pregunté cómo dormía y me confesó que se acostaba más tarde de lo habitual, cerca de las once, o hacia la medianoche, por lo general después de ver un vídeo con su pareja. Y no dormía muy bien. Cuando examiné a Carrie, noté que tenía las mejillas caídas y los labios finos.

Estuve de acuerdo con ella en que no tenía mucho tono muscular, considerando su edad y el ejercicio que practicaba en el gimnasio.

Quizás te sientas identificada con los problemas de Carrie. Es posible que incluso pienses que sus quejas son los resultados inevitables del envejecimiento, pero yo no estoy de acuerdo. Tuve la sospecha de que las hormonas eran las culpables de su reciente aumento de peso, su desafío con la báscula, su frustrante falta de energía y la falta de definición general en su cuerpo. De hecho, el culpable era el cambio hormonal; es decir, la alternancia entre «vamos a quemar grasa» y «vamos a almacenar grasa», que estaba controlada en su cuerpo por varias hormonas clave.

Carrie se sorprendió al escuchar que su elección de comida diaria no la estaba ayudando a perder peso porque estaba activando las hormonas equivocadas. Al principio, ella apenas registró mi preocupación por un interruptor hormonal defectuoso. Luego, un simple análisis de sangre confirmó que yo tenía razón, lo cual significaba que la dieta de «mamá» de Carrie era eficaz para que engordara, que no la estaba ayudando a adelgazar y estaba exacerbando su desequilibrio hormonal. Permíteme que lo explique.

HORMONAS: LA CLAVE QUE FALTA

Una hormona es una sustancia que regula el funcionamiento del organismo. Es producida en el cuerpo y es transportada en fluidos como la sangre para poder informar a una célula lejana sobre qué hacer. Las hormonas pueden estar dentro del organismo (endógenas) o pueden crearse en un laboratorio a partir de animales o plantas y prescribírselas a alguien (exógenas), con o sin receta médica. Las hormonas influyen en el comportamiento, en el estado de ánimo, en la masa muscular, en la energía y en el metabolismo. Impulsan lo que te interesa y en lo que quieres concentrarte, como comer, quemar grasa o tener relaciones sexuales. A menudo se las cita para denigrar o menospreciar a las mujeres, diciéndoles cosas como «¡Estás así por tus hormonas! ¡Contrólate!». En realidad, las hormonas influyen en nuestro comportamiento, y nuestro comportamiento puede influir en nuestras hormonas. Primero veremos cómo funcionan las hormonas, y luego qué podemos hacer al respecto.

Las hormonas que influyen en la forma en que el cuerpo gestiona la grasa

Hay tres hormonas que tienen un papel fundamental en el cambio hormonal que puede hacer que dejes de almacenar grasa y empieces a quemarla.

La hormona del crecimiento estimula el crecimiento y la regeneración de las células. En la infancia hace que crezcas. En la edad adulta, mantiene tus músculos delgados desarrollando músculo y quemando grasa. Por desgracia, la hormona del crecimiento va disminuyendo poco a poco a medida que te vas haciendo mayor, hecho que se inicia más o menos a la edad de 30 años, especialmente si experimentas mucho estrés, ingieres carbohidratos a lo largo del día, permaneces mucho tiempo sentada y no haces mucho ejercicio.

La testosterona es la hormona más abundante, tanto en los hombres como en las mujeres, y tiene un papel central en funciones similares a las de la hormona del crecimiento, incluyendo el desarrollo muscular y la quema de grasa. En la actualidad, la testosterona se considera una hormona multitarea en las mujeres, y contribuye a tener un metabolismo fuerte y una libido saludable. Al igual que la hormona del crecimiento, disminuye en la treintena, pero sus niveles descienden precipitadamente en la perimenopausia y la menopausia.

La insulina regula la cantidad de glucosa en sangre. En las personas sanas, cuando el páncreas detecta que hay demasiada glucosa en el torrente sanguíneo, la insulina envía una señal a los músculos, el hígado y otros tejidos indicándoles que deben absorberla y convertirla en energía. Si ingieres un exceso de carbohidratos o no manejas bien el estrés, la insulina se bloquea y el nivel de glucosa en la sangre se eleva, y cuando el nivel es alto puede ser tóxica. Esto se denomina resistencia a la insulina: tus células se vuelven insensibles al mensaje de la insulina. Esta dolencia es una precursora de la diabetes (prediabetes), y puede hacer que tengamos más hambre y almacenemos más grasa, en especial en el abdomen.

La hormona del crecimiento es una hormona que te fortalece, lo cual quiere decir que tiene un papel fundamental en el desarrollo de los músculos y para mantener los huesos fuertes mientras que, al mismo tiempo, descompone la grasa. Es básica para perder peso, y es posible que los problemas con la hormona del crecimiento se detecten menos en las mujeres que en los hombres. Cuando eras niña, la hormona del crecimiento te hacía crecer. En los adultos, la hormona del crecimiento sigue interviniendo en el crecimiento y la reparación, incluyendo la mineralización de los huesos, la síntesis de proteínas, el crecimiento celular y la descomposición de la grasa. Cuando nos vamos haciendo mayores, es natural que los niveles de la hormona del crecimiento sean más bajos. La producción llega a su pico más alto en el inicio de la adultez, pero luego disminuye entre un 1 y un 3 % anual a partir de los 30 años (una reducción que es mucho más precipitada que la de las otras hormonas y, por lo tanto, puede ser más notoria).[1] Muchas de mis pacientes notan las señales reveladoras de un abdomen gordo y caído, y una pérdida de tono muscular. Una de mis pacientes, que tiene 37 años y niveles bajos de hormona del crecimiento, llama a esto tener una apariencia de «vela derretida».

Es más o menos fácil comprobar los niveles de hormona del crecimiento. Para confirmar mi sospecha de que Carrie tenía unos niveles bajos de esta hormona, le pedí que se hiciera un análisis de sangre para medir un indicador indirecto del nivel de hormona del crecimiento, llamado IGF-1, y descubrimos que, efectivamente, era bajo. (El IGF-1 es un factor de crecimiento producido por el hígado cuando es estimulado por un aumento del nivel de la hormona del crecimiento. El IGF-1 es más fácil de medir que la hormona del crecimiento).

Las funciones de la testosterona se superponen con las de la hormona del crecimiento en el sentido de que tiene la tarea de desarrollar músculo y acelerar el metabolismo. Tanto la hormona del crecimiento

1. J. D. Veldhuis *et al.*, «Somatotropic and Gonadotropic Axes Linkages in Infancy, Childhood, and the Puberty-Adult Transition», *Endocrine Reviews* 27, núm. 2 (2006): 101-140; J. D. Veldhuis, «Aging and Hormones of the Hypothalamo-Pituitary Axis: Gonadotropic Axis in Men and Somatotropic Axes in Men and Women», *Ageing Research Reviews* 7, núm. 3 (2008): 189-208.

como la testosterona son hormonas multitarea, pues realizan más de una tarea en el organismo. La testosterona, por ejemplo, puede mejorar tu estado de ánimo y tu seguridad en ti misma, al tiempo que te ayuda a desarrollar músculos en el gimnasio, y ayuda a que la tiroides funcione mejor. (Aprenderás más sobre la testosterona y cómo activarla para adelgazar en el siguiente capítulo).

CÓMO IMPULSAR LA PRODUCCIÓN DE LA HORMONA DEL CRECIMIENTO

Quizás te preguntes si simplemente puedes tomar una pastilla para aumentar la producción de la hormona del crecimiento y hacer que esos kilos de más en tu cintura desaparezcan. Por desgracia, no es posible. Pero cuando analicemos los factores que determinan tu nivel de hormona del crecimiento (la edad, el género, la dieta, la nutrición, las horas en que comes, el sueño y el ejercicio físico), serás consciente de que tienes la capacidad de manipularlos a tu favor.

El objetivo del protocolo Gottfried es recuperar el equilibrio de las hormonas, incluyendo la hormona del crecimiento, que es esencial. No es bueno que los niveles de esta hormona sean demasiado bajos, puesto que te sentirías vieja prematuramente, como le ocurrió a Carrie. Es posible que te sientas frágil antes de tiempo y que incluso notes una pérdida de capacidad cerebral.[2] Pero tampoco es bueno tener niveles demasiado altos de la hormona del crecimiento, ya que puede estar asociado a un mayor riesgo de padecer cáncer. Tienes que mantenerla en equilibrio, y comer los alimentos adecuados en las cantidades correctas y a las horas apropiadas es lo más importante.

2. E. Corpas *et al.*, «Human Growth Hormone and Human Aging», *Endocrine Reviews* 14, núm. 1 (1993): 20-39; A. Bartke, «Growth Hormone and Aging: Updated Review», *The World Journal of Men's Health* 37, no.1 (2019): 19-30.

Cuestionario sobre la hormona del crecimiento

¿Tienes o has experimentado alguno de los siguientes síntomas en los últimos seis meses?

- ¿Notas señales de envejecimiento prematuro, como un rostro flácido, labios más delgados, párpados caídos, o arrugas?
- ¿Sientes menos paz interior o serenidad que en el pasado?
- ¿Has experimentado más sentimientos de ansiedad sin una causa específica?
- ¿Tu altura es normal, pero has empezado a encorvarte?
- Examina tus manos. ¿Notas una pérdida de musculatura, como, por ejemplo, un menor tono muscular en la palma, especialmente justo debajo del pulgar y bajo el meñique?
- Cuando te pellizcas la piel en el dorso de la mano durante 3 segundos, ¿la piel recupera de inmediato su tono o tarda demasiado? (Ésta es una prueba para detectar deshidratación).
- Observa las uñas. ¿Ves estrías o líneas longitudinales?
- ¿Has notado un aumento de estrías en el abdomen?
- ¿Tienes más grasa abdominal que en el pasado, sobre todo a la altura de la cintura?
- ¿La parte interna de tus muslos está flácida?
- ¿Tienes cojines de grasa (depósitos de grasa) por encima de las rodillas?
- ¿Estás experimentando más dificultad para realizar tareas cotidianas?
- ¿Has observado un cambio en tus reacciones emocionales? ¿Reaccionas más que antes, dando réplicas verbales bruscas a comentarios que en el pasado no te hubieran molestado?
- ¿Sientes más frío que los demás estando a la misma temperatura ambiente? ¿Necesitas usar calcetines en la cama? (En medicina, llamamos a este problema intolerancia al frío).
- ¿Adviertes que tus músculos son menos pronunciados de lo que solían ser? Cuando realizas ejercicio con regularidad, ¿notas una menor respuesta muscular o una pérdida de fuerza?

- ¿Te han diagnosticado osteopenia (una menor densidad ósea en comparación con las mujeres de tu edad) u osteoporosis? ¿Te han diagnosticado una fractura?
- ¿Has observado un afinamiento difuso del vello corporal?
- ¿Notas que tu calidad de vida ha decaído?
- ¿Tienes el sueño ligero o alterado? ¿Te acuestas más tarde de lo habitual? (Durante las primeras 3 o 4 horas de sueño se producen los niveles más altos de la hormona del crecimiento).

Nota: si adviertes que un exceso de preocupación interfiere en tus relaciones, tu trabajo u otros aspectos de tu vida, es hora de que acudas a un profesional de la salud mental o a un médico para que evalúe si tienes un trastorno de ansiedad.

Interpreta tu puntuación

Si has respondido «sí» a cinco o más preguntas, es posible que tengas niveles bajos de la hormona del crecimiento. No te asustes: es fácil revertirlo si recibes ayuda lo antes posible. Continúa leyendo para saber más sobre los niveles bajos de la hormona del crecimiento, sus causas y cómo te puede ayudar el protocolo Gottfried.

LA CIENCIA DETRÁS DE UN NIVEL BAJO DE LA HORMONA DEL CRECIMIENTO

Si la idea de la ciencia hace que salgas huyendo, ésta es la versión breve de lo que hace que la hormona del crecimiento disminuya: *falta de sueño, falta de ejercicio, demasiado estrés y comer carbohidratos a lo largo del día.* Hmmm… así era yo en mi treintena. Ahora bien, es posible que todavía estés en una etapa de negación y pienses «No es mi caso», pero hagamos un análisis más detallado. Personalmente, ser madre de dos hijos hizo que durmiera muy poco y tal vez el resultado fue que la hormona del crecimiento llegó a sus niveles más bajos. Cuando me reincorporaba al trabajo después de cada parto, era bastante sedentaria, y lo que me mantenía en movimiento era el estrés (es decir, un nivel alto de cortisol). ¿Quién tenía tiempo para darse el lujo de hacer ejercicio? Me sentía hipoglucémica la mayor parte del tiempo, de manera que cada día era como una nebulosa de muchas cosas que hacían que mis niveles de azúcar en sangre aumentaran: la fruta, las barritas energéticas y las patatas fritas industriales.

La hormona del crecimiento es una hormona esencial que, entre sus numerosos roles, consigue que te mantengas delgada y llena de energía. Cuando todo está bajo control, la hormona del crecimiento trabaja en armonía con tus hormonas cortisol y adrenalina para quemar grasa y desarrollar músculo. Como he dicho, la hormona del crecimiento es un componente del cambio hormonal entre quemar glucosa y quemar grasa.[3] En este capítulo y en otros trataremos en más detalle el tema de este cambio hormonal cuando hablemos de las tareas de las tres hormonas: la hormona del crecimiento, la testosterona y la insulina. Por ahora, es importante saber que en ocasiones el interruptor se queda atascado en la posición de «almacenar grasa» porque el cuerpo percibe demasiado estrés debido a las fechas límite, la restricción de calorías u otras señales de escasez, el exceso de ejercicio físico, la falta de sueño o las toxinas.

Los niveles altos de la hormona del crecimiento, medidos a través de los niveles de IGF-1 en sangre, están asociados a una mejor función cognitiva.[4] La mayoría de la gente piensa que las hormonas como la del

---

3. S. Perrini *et al.*, «Metabolic Implications of Growth Hormone Therapy», *Journal of Endocrinological Investigation* – Supplements 31, núm. 9 (2008): 79-84; S. Perrini *et al.*, «Abnormalities of Insulin-like Growth Factor-I Signaling and Impaired Cell Proliferation in Osteoblasts from Subjects with Osteoporosis», *Endocrinology* 149, núm. 3 (2007): 1302-1313; K. R. Short *et al.*, «Enhancement of Muscle Mitochondrial Function by Growth Hormone», *The Journal of Clinical Endocrinology & Metabolism* 93, núm. 2 (2008): 597-604; N. Møller *et al.*, «Effects of Growth Hormone on Glucose, Lipid, and Protein Metabolism in Human Subjects», *Endocrine Reviews* 30, núm. 2 (2009): 152-177.

4. L. I. Arwert *et al.*, «The Relation Between Insulin-Like Growth Factor I Levels and Cognition in Healthy Elderly: A Meta-Analysis», *Growth hormone & IGF Research* 15, núm. 6 (2005): 416-422.

crecimiento disminuyen poco a poco con la edad, y es así hasta cierto punto. Pero he descubierto que el descenso es más precipitado en las pacientes que tienen problemas de peso y mucho estrés. De hecho, el nivel de la hormona del crecimiento que tenías cuando eras adolescente (entre los 10 y los 19 años, según la Organización Mundial de la Salud) era *ochocientas veces* el nivel de otras hormonas, como la que regula la producción de la tiroides o la hormona que ayuda a controlar la ovulación.[5] (*Ochocientas veces* parece un error tipográfico, ¡pero no lo es!). Me imagino que, dado que la producción es tan alta y luego desciende de una forma tan exponencial, esto puede ser especialmente duro para algunas de nosotras.

Quizás te preguntes por qué debería importarte la hormona del crecimiento. Ésta es la respuesta: **cuando los niveles de la hormona del crecimiento (y de otras hormonas) son óptimos, puedes disfrutar de algunos beneficios como perder grasa o mantener el peso ideal con facilidad, tener más energía y fuerza, entre otros.** El problema empieza cuando las hormonas se vuelven incontrolables o tu cuerpo deja de producir suficiente hormona del crecimiento. Los estudios muestran que los niveles deficientes pueden hacer que la grasa aumente, los músculos se degraden, la energía disminuya[6] y, en términos generales, que tu vida sea un infierno. Un nivel bajo de la hormona del crecimiento es incluso uno de los indicadores de fragilidad cuando te vas haciendo mayor.[7]

5. U. J. Lewis, «Growth Hormone: What Is It and What Does It Do?», *Trends in Endocrinology & Metabolism* 3, núm. 4 (1992): 117-121; M. B. Ranke *et al.*, «Growth Hormone – Past, Present, and Future», *Nature Reviews Endocrinology* 14, núm. 5 (2018): 285-300.

6. F. Mourkioti *et al.*, «IGF-1, Inflammation, and Stem Cells: Interactions During Muscle REGEneration», *Trends in Immunology* 26, núm. 10 (2005): 535-542; C. P. Velloso, «Regulation of Muscle Mass by Growth Hormone and IGF-I», *British Journal of Pharmacology* 154, núm. 1 (2008): 557-568, M. E. Molitch *et al.*, «Evaluation and Treatment of Adult Growth Hormone Deficiency: An Endocrine Society Clinical Practice Guideline», *The Journal of Clinical Endocrinology & Metabolism* 96, núm. 6 (2011): 1587-1609.

7. A. L. Cardoso *et al.*, «Towards Frailty Biomarkers: Candidates from Genes and Pathways Regulated in Aging and Age-Related Diseases», *Ageing Research Reviews* 47, núm. 1 (2018): 214-277.

Estos son algunos de los síntomas de deficiencia de la hormona del crecimiento:

- Masa muscular reducida.
- Aumento de la adiposidad abdominal.
- Aumento de la resistencia a la insulina, lo cual conduce a la prediabetes y a la diabetes tipo 2.
- Disminución de la masa muscular.
- Hipertensión (presión arterial alta).
- Triglicéridos elevados (niveles altos de un tipo de grasa en la sangre).
- Ansiedad y depresión.
- Fibromialgia.
- Disminución de la densidad ósea.

LA HORMONA DEL CRECIMIENTO EN LAS MUJERES

Las mujeres producen la hormona del crecimiento de una forma distinta a los hombres. Antes de la menopausia, las mujeres suelen tener niveles elevados de esta hormona.[8] Como ocurre con ciertas hormonas, no producimos la hormona del crecimiento continuamente, sino en pulsaciones, y sobre todo por la noche, mientras dormimos. Los hombres tienen períodos más largos entre las pulsaciones de esta hormona, mientras que las mujeres la producen de una forma más continua, con intervalos pequeños entre las pulsaciones.[9] Además, los niveles de IGF-1 son más bajos en las mujeres en comparación con los hombres a partir de

8. G. Vab den Berg *et al.*, «An Amplitude-Specific Divergence in the Pulsatile Mode of Growth Hormone (GH) Secretion Underlies the Gender Difference in Mean Growth Hormone Concentrations in Men and Premenopausal Women», *Journal of Clinical Endocrinology and Metabolism* 81, núm. 7 (1996): 2460-2467; J. O. Jørgensen *et al.*, «Sex Steroids and the Growth Hormone/Insulin-like Growth Factor-I Axis in Adults», *Hormone Research in Paediatrics* 64, Suppl. 2 (2005): 37-40.
9. G. Norstedt *et al.*, «Secretory Rhythm of Growth Hormone Regulates Sexual Differentiation of Mouse Liver», *Cell* 36, núm. 4 (1984): 805-812.

los 50 años (quizás esto se deba a que las mujeres son el doble de propensas a padecer de insomnio).[10] También existe otra diferencia que está relacionada con el ejercicio físico. Cuando hombres y mujeres realizan ejercicios anaeróbicos (ejercicios intensos y más breves, como *burpees*, saltos de caja y *sprints*, que descomponen la glucosa sin oxígeno), como resultado de ello, las mujeres producen niveles más elevados de hormona del crecimiento.[11] Y la producción máxima ocurre el doble de rápido en las mujeres (20 minutos después del ejercicio) que en los hombres (40 minutos después del ejercicio). Podemos usar esto a nuestro favor para impulsar la hormona del crecimiento ¡y perder grasa!

Si la hormona del crecimiento es tan buena y todos la producimos en menor cantidad al hacernos mayores,[12] ¿por qué algunas personas experimentan un descenso más dramático que otras? Además de los factores ya mencionados (ingerir un exceso de azúcar, no hacer suficiente ejercicio, tener niveles de estrés muy altos, etc.), otros factores que pueden contribuir a esta caída son tener demasiada grasa abdominal y experimentar una disminución de las hormonas sexuales (como, por ejemplo, estrógenos y testosterona).

Aunque no puedes controlar tu edad cronológica, sí puedes controlar tu grasa abdominal. Según un estudio del *Journal of Clinical Endocrinology and Metabolism*, la grasa abdominal es un factor más impor-

---

10. F. Roelfsema *et al.*, «Growth-Hormone Dynamics in Healthy Adults Are Related to Age and Sex, and Strongly Dependent on Body Mass Index», *Neuroendocrinology* 103, núm. 3-4 (2016): 335-344; J. P. Span *et al.*, «Gender Difference in InsulinLike Growth Factor I Response to Growth Hormone (GH) Treatment in Growth Hormone–Deficient Adults: Role of Sex Hormone Replacement», *Journal of Clinical EndocrinologyMetabolism* 85, núm. 3 (2000): 1121-1125.

11. A. Eliakim *et al.*, «Effect of Gender on the Growth Hormone-IGF-I Response to Anaerobic Exercise in Young Adults», *Journal of Strength and Conditioning Research* 28, núm. 12, (2014): 3411-3415.

12. M. Russell-Aulet *et al.*, «Aging-Related Growth Hormone Decrease Is a Selective Hypothalamic Growth Hormone–Releasing Hormone Pulse Amplitude Mediated Phenomenon», *The Journals of Gerontology, Series A: Biological Sciences and Medical Sciences* 56, núm. 2 (2001): M124-129.

tante que la edad en la disminución de la hormona del crecimiento. Y esto se aplica incluso a las personas que no son obesas.[13]

LA HORMONA DEL CRECIMIENTO AFECTA TAMBIÉN A OTRAS HORMONAS

La hormona del crecimiento, el cortisol y la insulina están interrelacionados, y cuando se descontrolan, aparecen los problemas. En un estudio, por ejemplo, se descubrió que las chicas adolescentes con sobrepeso y niveles altos de cortisol y bajos de la hormona del crecimiento almacenan más grasa abdominal y tienen una mayor resistencia a la insulina,[14] hecho que sienta las bases para la obesidad y la diabetes. Si combinas el estrés, no dormir lo suficiente y tener niveles inadecuados de la hormona del crecimiento con una dieta alta en azúcar y alimentos procesados, tienes la fórmula para sentirte mal, aletargada y sin energía. Éstos son los otros desequilibrios hormonales que pueden impactar en la hormona del crecimiento y contribuir a la inflexibilidad metabólica:

- **Resistencia a la insulina.** En esta dolencia, la insulina ya no es capaz de empujar con eficiencia a la glucosa al interior de una célula, y ésta se vuelve insensible a los efectos de la insulina; esto es común en los niños y los adultos con deficiencia de la hormona del crecimiento.[15]

13. N. Vahl *et al.*, «Abdominal Adiposity and Physical Fitness Are Major Determinants of the Age-Associated Decline in Stimulated Growth Hormone Secretion in Healthy Adults», *The Journal of Clinical Endocrinology & Metabolism* 81, núm. 6 (1996): 2209-2215.

14. M. Misra *et al.*, «Lower Growth Hormone and Higher Cortisol Are Associated with Greater Visceral Adiposity, Intramyocellular Lipids, and Insulin Resistance in Overweight Girls», *American Journal of Physiology-Endocrinology and Metabolism* 295, núm. 2 (2008): E385-392.

15. I. Fukuda *et al.*, «Serum Adiponectin Levels in Adult Growth Hormone Deficiency and Acromegaly», *Growth Hormone & IGF Research* 14, núm. 6 (2004): 449-454; R. Stawerska *et al.*, «Relationship Between IGF-I Concentration and Metabolic Profile in Children with Growth Hormone Deficiency: The Influen-

- **Leptina.** Los adultos que carecen de la hormona del crecimiento tienen niveles más altos de leptina, la hormona que informa de que hay que dejar de comer. Estos niveles más altos indican un bloqueo de la leptina, y las personas que experimentan esto suelen sentir siempre hambre.[16]
- **Estrógenos.** Cuando las mujeres se van haciendo mayores y los estrógenos disminuyen, la hormona del crecimiento también lo hace.[17] Entre muchas otras funciones, los estrógenos suprimen el apetito. Éste es el motivo por el cual las mujeres mayores de cuarenta años suelen necesitar una nueva estrategia para que su hormona del crecimiento se equilibre.
- **Testosterona.** Los adultos que tienen niveles bajos de la hormona del crecimiento producen menos DHEA, la hormona que es la precursora (la piedra angular) de la testosterona.[18] (En el capítulo 3 veremos el tema de la familia de los andrógenos, incluidos la DHEA y la testosterona).
- **Otras.** En las notas se menciona a otras hormonas que influyen en la hormona del crecimiento, incluidas la tiroides, la hormona luteinizante y la hormona foliculoestimulante.[19]

ce of Children's Nutritional State as Well as the Ghrelin, Leptin, Adiponectin, and Resistin Serum Concentrations», *International Journal of Endocrinology* 2017 (2017); E. Witkowska-Sędek *et al.*, «The Associations Between the Growth Hormone/ Insulin-like Growth Factor-1 Axis, Adiponectin, Resistin, and Metabolic Profile in Children with Growth Hormone Deficiency Before and During Growth Hormone Treatment», *Acta Biochimica Polonica* 65, núm. 2 (2018): 333-340.

16. Z. P. Li *et al.*, «Study of the Correlation Between Growth Hormone Deficiency and Serum Leptin, Adiponectin, and Visfatin Levels in Adults», *Genetics and Molecular Research: GMR* 13, núm. 2 (2014): 4050-4056.

17. J. D. Veldhuis *et al.*, «Distinctive Inhibitory Mechanisms of Age and Relative Visceral Adiposity on Growth Hormone Secretion in Pre-and Postmenopausal Women Studied Under a Hypogonadal Clamp», *The Journal of Clinical Endocrinology & Metabolism* 90, núm. 11 (2005): 6006-6013.

18. Li *et al.*, «Study of the Correlation Between Growth», *op. cit.*

19. La lista completa de las hormonas que intervienen en la regulación de la hormona del crecimiento y/o la IGF-1 incluyen los estrógenos, el cortisol (es decir, la hormona adrenocorticotrópica), la tiroides (específicamente, la hormona que controla la producción de la tiroides, la hormona liberadora de tirotropina), la

TE PRESENTO A MOLLY

Molly era una paciente de 49 años que acudió a mi consulta de medicina de precisión porque consideraba que su estado de ánimo estaba plano, se sentía indiferente y apagada, y encontraba que su cuerpo estaba regordete. Normalmente, Molly era una persona llena de energía, «el alma de la fiesta», de modo que esto era nuevo para ella. El profesional de medicina interna, después de realizarle un único examen de la tiroides (medición de los niveles de la hormona estimulante de la tiroides o TSH, la típica prueba de detección de una función tiroidea baja), le dijo que simplemente se estaba haciendo mayor. Cuando le realizaron pruebas más exhaustivas se vio que tenía varios problemas hormonales; además de tener el IGF-1 bajo, lo cual indicaba un nivel bajo de la hormona del crecimiento, su función tiroidea estaba en el límite de lentitud (según la medición realizada mediante múltiples pruebas, mencionadas en las notas).[20] Sus niveles de testosterona y estrógenos habían disminuido, aunque eran «normales» para la menopausia, y su nivel de insulina en ayunas estaba subiendo. Con mi orientación, Molly comenzó un nuevo plan alimenticio que incluía batidos de proteína de suero de leche por las mañanas, desintoxicación y ayuno intermitente. Comencé recetándole una dosis baja de medicación para la tiroides. Ocho semanas más tarde, el IGF-1 de Molly había ascendido un 32 %, ella había ganado un kilo de musculatura,

---

hormona luteinizante, la hormona foliculoestimulante, gonadotropina coriónica humana (la hormona del embarazo), la insulina y otros factores de crecimiento (por ejemplo, el factor de crecimiento derivado de plaquetas [PDGF], epidermal growth factor [EGF], and fibroblast growth factors [FCDPs]), junto con la edad, el género, la dieta, la alimentación y otros factores relacionados con el estilo de vida. A. Kasprzak *et al.*, «Insulin-like Growth Factor (IGF) Axis in Cancerogenesis», *Mutation Research/Reviews in Mutation Research* 772, núm. 1 (2017): 78-104.

20. Yo recomiendo a mis pacientes un panel hormonal completo, incluyendo la hormona estimulante de la tiroides o TSH, T3 libre, T4 libre, T3 inversa, anticuerpos antiperoxidasa tiroidea y anticuerpos antitiroglobulina. Se pueden indicar pruebas adicionales de la tiroides evaluando los síntomas. Por favor, acude a un profesional de la salud para interpretar los resultados.

había perdido 5,5 kilos de grasa, y lo mejor de todo es que había recuperado la energía.

CÓMO SOLVENTAR EL DÉFICIT DE HORMONA DEL CRECIMIENTO

Vamos a solventar tu deficiencia de hormona del crecimiento y tu pérdida de masa muscular. Ésta es mi recomendación de lo que debes hacer. Encontrarás recetas, planes alimenticios y el apoyo que necesitas en la Parte 2.

- **Ingiere proteínas saludables.** Puedes elevar el IGf-1 comiendo proteína, especialmente proteínas ricas en el aminoácido denominado metionina. El objetivo es el equilibrio; debes consumir la cantidad de proteína adecuada para tu persona: ni mucha ni poca. No obstante, muchos de los estudios sobre el consumo de proteínas se limitan a los hombres. En un estudio realizado en hombres de edades comprendidas entre los 40 y los 75 años, tanto las proteínas animales como las vegetales elevaron el nivel de IGF-1;[21] en otro estudio más pequeño realizado en hombres, únicamente la carne roja lo elevó.[22] En el caso de las mujeres, una mayor ingesta de proteína se ha asociado con niveles más altos de IGF-1, pero esta asociación se limita a la proteína animal y no se aplica a la proteína vegetal.[23] Otros estudios realizados en atletas muestran que los batidos de proteína de suero de leche son muy útiles para

21. E. Giovannucci *et al.*, «Nutritional Predictors of Insulin-like Growth Factor I and Their Relationships to Cancer in Men», *Cancer Epidemiology, Biomarkers, & Prevention* 12, núm. 2 (2003): 84-89.
22. S. C. Larsson *et al.*, «Association of Diet with Serum Insulin-like Growth Factor I in Middle-Aged and Elderly Men», *The American Journal of Clinical Nutrition* 81, núm. 5 (2005): 1163-1167.
23. M. Holmes *et al.*, «Dietary Correlates of Plasma Insulin-like Growth Factor I and Insulin-like Growth Factor Binding Protein 3 Concentrations», *Cancer Epidemiology, Biomarkers, & Prevention* 11, núm. 9 (2002): 852-861.

elevar los niveles de IGF-1 y testosterona,[24] ya que aumentan el IGF-1 en mujeres posmenopáusicas[25] y la masa muscular en personas mayores.[26] Considera alimentos como carne de vacuno alimentado con pasto (en ningún caso engordado con cereales, pues eso aumenta la inflamación); pescados azules (salmón, caballa, anchoas, sardinas y arenques); batidos de proteína de leche, y huevos y pollo de gallinas de corral. Carrie tomaba un batido de proteína de leche todas las mañanas mientras realizaba ejercicio (lo tomaba cuando llevaba aproximadamente 10 minutos haciendo levantamiento de pesas) y comía pescados azules la mayor parte de los días de la semana. Para cenar, alternaba huevos escalfados con carne de ternera alimentada con pasto dos veces por semana.

- **Come grasas saludables.** En los estudios con animales se observó que los omega-3 aumentan los niveles de la hormona del crecimiento.[27] Si has experimentado un aumento de la grasa abdominal y tienes problemas con la insulina y los niveles de azúcar en sangre

24. S. M. Phillips *et al.*, «Dietary Protein for Athletes: From Requirements to Optimum Adaptation», *Journal of Sports Sciences* 29, Suppl. 1 (2011): S29-38; M. Huecker *et al.*, «Protein Supplementation in Sport: Source, Timing, and Intended Benefits», *Current Nutrition Reports* 8, núm. 4 (2019): 382-396.

25. K. Zhu *et al.*, «The Effects of a Two-Year Randomized, Controlled Trial of Whey Protein Supplementation on Bone Structure, IGF-1, and Urinary Calcium Excretion in Older Postmenopausal Women», *Journal of Bone and Mineral Research* 26, núm. 9 (2011): 2298-2306.

26. J. M. Bauer *et al.*, «Effects of a Vitamin D and Leucine-Enriched Whey Protein Nutritional Supplement on Measures of Sarcopenia in Older Adults, The PROVIDE Study: A Randomized, Double-Blind, Placebo-Controlled Trial», *Journal of the American Medical Directors Association* 16, núm. 9 (2015): 740-747; M. Rondanelli *et al.*, «Whey Protein, Amino Acids, and Vitamin D Supplementation with Physical Activity Increases Fat-Free Mass and Strength, Functionality, and Quality of Life and Decreases Inflammation in Sarcopenic Elderly», *The American Journal of Clinical Nutrition* 103, núm. 3 (2016): 830-840; S. Verlaan *et al.*, «Sufficient Levels of 25-Hydroxyvitamin D and Protein Intake Required to Increase Muscle Mass in Sarcopenic Older Adults – The PROVIDE Study», *Clinical Nutrition* 37, núm. 2 (2018): 551-557.

27. E. Castillero *et al.*, «Comparison of the Effects of the n-3 Polyunsaturated Fatty Acid Eicosapentaenoic and Fenofibrate on the Inhibitory Effect of Arthritis on IGF1», *Journal of Endocrinology* 210, núm. 3 (2011): 361-368.

(un impulsor habitual del aumento de peso, la inflamación e incluso el cáncer de mama), es posible que tu organismo fabrique más grasas de las que producen inflamación y te hacen resistente a la pérdida de peso.[28] Consumir una mezcla saludable de grasas omega puede ayudar a tu cuerpo a ser más sensible a la insulina y mantener encendido el interruptor de la quema de grasa. No sorprende que se haya demostrado que comer más omega-3, como los que se encuentran en la linaza y en los pescados azules (lo cual crea una mayor proporción de omega-3 a omega-6), reduce las probabilidades de padecer cáncer de mama en un 27 %.[29] Añade aceite de triglicéridos de cadena media (MCT) y semillas de chía a un batido de hortalizas, y nueces de macadamia y aceite de aguacate a la ensalada. Y remata todo esto con una onza de chocolate negro. En la Parte 2 se proporciona más información sobre qué comer y en qué cantidades.

- **Ayuna.** Probablemente hayas oído hablar de la moda de la dieta del ayuno intermitente. Múltiples estudios demuestran que este ayuno hace que los niveles de la hormona del crecimiento aumen-

---

28. En el camino del omega-3, varios problemas pueden regular al alza una enzima llamada delta-5-desaturasa, que conduce a la producción de más ácido araquidónico, una grasa inflamatoria. Estos problemas incluyen la hipertensión, las enfermedades cardiovasculares, la resistencia a la insulina, la obesidad y el síndrome metabólico.

C. Russo *et al.*, «Increased Membrane Ratios of Metabolite to Precursor Fatty Acid in Essential Hypertension», *Hypertension* 29, núm. 4 (1997): 1058-1063; B. Vessby, «Dietary Fat, Fatty Acid Composition in Plasma and the Metabolic Syndrome», *Current Opinion in Lipidology* 14, núm. 1 (2003): 15-19; T. Domei *et al.*, «Ratio of Serum n-3 to n-6 Polyunsaturated Fatty Acids and the Incidence of Major Adverse Cardiac Events in Patients Undergoing Percutaneous Coronary Intervention», *Circulation Journal* 76, (2012): 423-429; K. Inoue *et al.*, «Low Serum Eicosapentaenoic Acid/Arachidonic Acid Ratio in Male Subjects with Visceral Obesity», *Nutrition & Metabolism* 10, núm. 1 (2013): 25; E. Warensjö *et al.*, «Fatty Acid Composition and Estimated Desaturase Activities Are Associated with Obesity and Lifestyle Variables in Men and Women», *Nutrition, Metabolism, and Cardiovascular Diseases* 16, núm. 2 (2006): 128-136.

29. B. Yang *et al.*, «Ratio of n-3/n-6 PUFAs and Risk of Breast Cancer: A Meta-Analysis of 274135 Adult Females from 11 Independent Prospective Studies», *BMC Cancer* 14, núm. 1 (2014): 105.

ten.[30] Un experimento con animales sugirió que es probable que el ayuno ayude a que la hormona del crecimiento queme más grasa,[31] y ése es el motivo por el cual el protocolo Gottfried incluye el protocolo 14/10 (catorce horas de ayuno nocturno y un período de diez horas en el que puedes comer; por ejemplo, dejas de comer a las seis de la tarde y desayunas a las ocho de la mañana cada día). En un estudio, un período de ayuno de 24 horas impulsó la producción de la hormona del crecimiento en un promedio de 1300 % en las mujeres y casi 2000 % en los hombres.[32] ¡Ya sé que esto no es justo! Pero los estudios muestran que el ayuno es beneficioso tanto para los hombres como para las mujeres, incluso cuando los hombres experimentan un mayor incremento de la hormona del crecimiento.

- **Haz ejercicio.** El ejercicio aumenta los niveles de la hormona del crecimiento y del IGF-1, y cuanto más vigoroso, mayor es el efecto.[33] En mi caso, elevé mi IGF-1 en un 53 % en ocho semanas con un entrenamiento de intervalos de alta intensidad. Empecé a interesarme por el ejercicio físico como una forma de estimular la producción de IGF-1 cuando una amiga me enseñó el entrenamiento de intervalos de alta intensidad, utilizando un método de máximo

30. T. J. Merimee *et al.*, «Diet-Induced Alterations of Growth Hormone Secretion in Man», *Journal of Clinical Endocrinology Metabolism* 42, núm. 5 (1976): 931-937; K. Y. Ho *et al.*, «Fasting Enhances Growth Hormone Secretion and Amplifies the Complex Rhythms of Growth Hormone Secretion in Man», *Journal of Clinical Investigation* 81, núm. 4 (1988): 968-975; H. Nørrelund *et al.*, «Modulation of Basal Glucose Metabolism and Insulin Sensitivity by Growth Hormone and Free Fatty Acids During Short-Term Fasting», *European Journal Endocrinology* 150, núm. 6 (2004): 779-787; H. Nørrelund, «The Metabolic Role of Growth Hormone in Humans with Particular Reference to Fasting», *Growth Hormone & IGF Research* 15, núm. 2 (2005): 95-122.
31. H. E. Bergan *et al.*, «Nutritional State Modulates Growth Hormone-Stimulated Lipolysis», *General and Comparative Endocrinology* 217-218 (2015): 1-9.
32. B. D. Horne *et al.*, «Relation of Routine, Periodic Fasting to Risk of Diabetes Mellitus, and Coronary Artery Disease in Patients Undergoing Coronary Angiography», *American Journal of Cardiology* 109, núm. 11 (2012): 1558-1562.
33. R. Gatti *et al.*, «IGF-I/IGFBP System: Metabolism Outline and Physical Exercise», *Journal of Endocrinological Investigation* 35, núm. 7 (2012): 699-707.

esfuerzo durante entre 60 y 75 segundos, seguido de un descanso de entre 1 y 2 minutos por un total de ocho rondas. (Para más detalles, *véase* Elevar el IGF-1 con ejercicio físico en la página 56). El IGF-1 media muchos de los efectos beneficiosos del ejercicio en la salud y el funcionamiento del cerebro.

- **Toma una sauna.**[34] Permanecer en una sauna durante entre 30 y 60 minutos aumenta los niveles de la hormona del crecimiento hasta en un 140 % en una sola sesión.[35]

- **Abandona el consumo de vino (y otras bebidas alcohólicas).** Si la hormona del crecimiento está desequilibrada, el alcohol puede hacer que los niveles desciendan incluso más.[36] Mientras sigas el protocolo Gottfried, abstente de beber. Piensa en el alcohol como si fuera azúcar líquido: va directamente al hígado y puede convertirse en grasa. A menos que tengas un peso y unos niveles de grasa corporal ideales, evita el alcohol. Obstruirá tu hígado, dificultará

---

34. J. Leppäluoto *et al.*, «Heat Exposure Elevates Plasma Immunoreactive Growth Hormone–Releasing Hormone Levels in Man», *The Journal of Clinical Endocrinology & Metabolism* 65, núm. 5 (1987): 1035-1038; J. Sirviö *et al.*, «Adenohypophyseal Hormone Levels During Hyperthermia», *Endocrinologie* 25, núm. 1 (1987): 21-23; K. Kukkonen-Harjula *et al.*, «How the Sauna Affects the Endocrine System», *Annals of Clinical Research* 20, núm. 4 (1988): 262-266; K. Kukkonen-Harjula *et al.*, «Haemodynamic and Hormonal Responses to Heat Exposure in a Finnish Sauna Bath», *European Journal of Applied Physiology and Occupational Physiology* 58, núm. 5 (1989): 543-550; D. Jezová *et al.*, «Sex Differences in Endocrine Response to Hyperthermia in Sauna», *Acta Physiologica Scandinavica* 150, núm. 3 (1994): 293-298.

35. R. Lammintausta *et al.*, «Change in Hormones Reflecting Sympathetic Activity in the Finnish Sauna», *Annals of Clinical Research* 8, núm. 4 (1976): 266-271.

36. M. Välimäki *et al.*, «Effect of Ethanol on Serum Concentrations of Somatomedin C and the Growth hormone (GH) Secretion Stimulated by the Releasing Hormone (GHRH)», *Alcohol and Alcoholism* 1 (1987): 557-559; L. Dees *et al.*, «Effects of Ethanol During the Onset of Female Puberty», *Neuroendocrinology* 51, núm. 1 (1990): 64-69; M. Välimäki *et al.*, «The Pulsatile Secretion of Gonadotropins and Growth Hormone, and the Biological Activity of Luteinizing Hormone in Men Acutely Intoxicated with Ethanol», *Alcoholism: Clinical and Experimental Research* 14, núm. 6 (1990): 928-931; N. Rachdaoui *et al.*, «Pathophysiology of the Effects of Alcohol Abuse on the Endocrine System», *Alcohol Research: Current Reviews* 38, núm. 2 (2017): 255-276.

la desintoxicación y hará que estés hinchada y te vuelvas resistente a la pérdida de peso.

- **Considera tomar suplementos.** Algunos suplementos clave pueden ayudar a aumentar la producción de la hormona del crecimiento; estos incluyen la vitamina D (aspira al nivel sérico de vitamina D de 60 a 90 ng/ml) y creatina (15-20 g/d durante cinco días y luego 3-5 g/d), que han demostrado que ayudan a hombres y mujeres con pérdida de masa muscular.[37] La vitamina D es una hormona que tiene más de cuatrocientas tareas en el organismo y ha demostrado en veinticinco ensayos aleatorios que reduce el riesgo de infección viral.[38]
- **¿Puedo ponerme una inyección de hormona del crecimiento?** Quizás te preguntes por qué simplemente tu médico no te prescribe la hormona del crecimiento y así logras que los niveles asciendan. Por desgracia, los estudios a largo plazo sobre la administración de la hormona del crecimiento muestran resultados de seguridad contradictorios, de manera que la Dirección de Alimentación y Fármacos tiene unas directrices muy estrictas al respecto. En pocas palabras, inyectarte la hormona del crecimiento no es algo recomendable porque tiene efectos secundarios, que incluyen dolor en las articulaciones, hinchazón, síndrome del túnel carpiano[39] y cáncer, especialmente de mama, de colon y de próstata.[40]

37. A. De Spiegeleer *et al.*, «Pharmacological Interventions to Improve Muscle Mass, Muscle Strength, and Physical Performance in Older People: An Umbrella Review of Systematic Reviews and Meta-Analyses», *Drugs & Aging* 35, núm. 8 (2018): 719-734.
38. A. R. Martineau *et al.*, «Vitamin D Supplementation to Prevent Acute Respiratory Tract Infections: Systematic Review and Meta-Analysis of Individual Participant Data», *British Medical Journal* (2017): 356: i6583.
39. M. R. Blackman *et al.*, «Growth Hormone and Sex Steroid Administration in Healthy Aged Women and Men: A Randomized Controlled Trial», *Journal of the American Medical Association* 288, núm. 18 (2002): 2282-2292; H. Liu *et al.*, «Systematic Review: The Safety and Efficacy of Growth Hormone in the Healthy Elderly», *Annals of Internal Medicine* 146, núm. 2 (2007): 104-115.
40. S. M. Orme *et al.*, «Mortality and Cancer Incidence in Acromegaly: A Retrospective Cohort Study», *The Journal of Clinical Endocrinology & Metabolism* 83, núm. 8 (1998): 2730-2734; W. E. Sonntag *et al.*, «Adult-Onset Growth Hor-

Como veremos en el capítulo 6, si incluso con el protocolo Gott-fried sigues teniendo problemas para adelgazar, puedes consultar con tu médico la posibilidad de que te prescriba los péptidos que ayudan a estimular la hormona del crecimiento, conocidos como *secretagogos* de la hormona del crecimiento.[41]

mone and Insulin-Like Growth Factor I Deficiency Reduces Neoplastic Disease, Modifies Age-Related Pathology, and Increases Life Span», *Endocrinology* 146, núm. 7 (2005): 2920-2932; A. J. Swerdlow *et al.*, «Cancer Risks in Patients Treated with Growth Hormone in Childhood: The SAGhE European Cohort Study», *The Journal of Clinical Endocrinology & Metabolism* 102, núm. 5 (2017): 1661-1672.

41. J. Berlanga-Acosta *et al.*, «Synthetic Growth Hormone–Releasing Peptides (GHRPs): A Historical Appraisal of the Evidences Supporting Their Cytopro-tective Effects», *Clinical Medicine Insights: Cardiology* 11, núm. 1 (2017); J. T. Sigalos *et al.*, «Growth Hormone Secretagogue Treatment in Hypogonadal Men Raises Serum Insulin-Like Growth Factor-1 Levels», *American Journal Men's Health* 11, núm. 6 (2017): 1752-1757; J. T. Sigalos *et al.*, «The Safety and Effi-cacy of Growth Hormone Secretagogues», *Sexual Medicine Reviews* 6, núm. 1 (2018).

Elevar el nivel de IGF-1 con ejercicio físico

Cuando tenía 46 años, usé el ejercicio físico para aumentar el nivel de IGF-1 en sangre de 219 a 334 ng/ml en un experimento de caso único. No fue un gran compromiso: eran 20 minutos al día, cuatro días a la semana, para ser exactos. Déjame que te explique.

Hago ejercicio desde hace años. No es que me encante, pero lo necesito para mi cerebro y para mi peso. Una amiga me habló sobre algo llamado Sprint 8 y decidí probarlo. El Sprint 8 es un sistema de entrenamiento de intervalos de alta intensidad (EIAI) que es sumamente eficaz, con ocho rondas de entrenamiento intenso intercaladas con momentos de recuperación a tu nivel moderado de ejercicio habitual.

A continuación, explico cómo lo hice. No realicé ningún otro ejercicio, solo el Sprint 8 cuatro veces por semana.

- Corre a un ritmo moderado de 3 a 5 minutos. Yo tengo una tendencia genética a las lesiones en el talón de Aquiles, así que suelo calentar de 5 a 10 minutos primero, y siempre estiro el talón de Aquiles. Para mí, un ritmo moderado para hacer *jogging* es 1,5 kilómetros en 12 minutos, u 8 kilómetros por hora en una cinta de correr.
- Corre a toda velocidad durante 30 segundos, tan rápido que no puedas aguantar más de 30 segundos.
- Recupérate de 75 a 90 segundos. Si te cuesta hacer matemáticas o si tienes tiempo disponible, te animo a que optes por los 90 segundos.
- Repite esto durante un total de ocho ciclos.
- Recupérate a tu ritmo moderado.

Después de seis semanas, volví a hacerme un análisis de IGF-1 y había subido a 334; un incremento del 53 %. Mi peso seguía siendo aproximadamente el mismo, pero en aquel momento yo no necesitaba adelgazar. Mi nivel de grasa corporal descendió y mi circunferencia de la cintura se redujo. ¡Funcionó!

Con el protocolo Gottfried, Carrie elevó su IGF-1 en un 40 % en cuatro semanas y, por tanto, adelgazó 7 kilos, incluyendo 5,5 kilos de grasa. En el siguiente capítulo aprenderás más sobre la testosterona, una hormona emparentada con la hormona del crecimiento y con funciones semejantes. Se trata de otra hormona del metabolismo que puedes activar para perder grasa con mayor facilidad.

Aspectos destacados

La hormona del crecimiento es una de las principales hormonas del metabolismo, y tiene un papel destacado en el peso, la salud y el estado físico.[42]

- Tener la hormona del crecimiento equilibrada te ayuda a mantener la grasa corporal, masa muscular, huesos, tendones y función cerebral. Además, fortalece el cerebro, la piel, el cabello, los órganos internos y los huesos.
- Tener un exceso de hormona del crecimiento está asociado al riesgo de padecer cáncer, y ése es el motivo por el cual es preferible utilizar la dieta y otras intervenciones en tu estilo de vida para mantener el equilibrio hormonal en lugar de ponerte una inyección.
- La clave con la hormona del crecimiento es el equilibrio: ni muy poco ni demasiado.

42. B. C. Nindl *et al.*, «Insulin-like Growth Factor I as a Biomarker of Health, Fitness, and Training Status», *Medicine and Science in Sports and Exercise* 42, núm. 1 (2010): 39-49.

3

TESTOSTERONA:
NO SÓLO ES PARA LOS HOMBRES

Nicole pidió una cita virtual conmigo porque, con 45 años, tenía un exceso de grasa abdominal. Me mostró sus músculos flácidos y se quejó de que, aunque pasara muchas horas en el gimnasio, no veía ninguna mejoría. Agarró su vientre, al que consideraba excesivamente redondo, y luego señaló la grasa de su espalda, o lo que ella llamaba sus «odiosos michelines». Ese aumento de grasa en el abdomen y en la espalda era algo nuevo para Nicole.

Tengo mucho cuidado de normalizar la grasa corporal, ya que la necesitamos para fabricar hormonas, y es necesario que incorporemos grasas saludables a nuestra dieta. Tener niveles de colesterol ni demasiado altos ni demasiado bajos impulsa la salud hormonal, mental y física. Comer grasas saludables no nos hace engordar. Por otro lado, la grasa visceral forma parte de la transición de la flexibilidad metabólica a la inflexibilidad que ya he mencionado y, por ese motivo, siempre la mido en todas mis pacientes.

Cuando le pregunté a Nicole sobre su estado de ánimo, me dijo que últimamente se sentía más temerosa acerca de su futuro y estaba siendo menos asertiva en el trabajo. Me habló también de otros problemas: sudores nocturnos, hemorroides, ciática, un examen óseo reciente que había revelado una osteopenia (pérdida ósea relacionada con la edad), que ya no cocinaba tanto como antes y cenaba cereales, y que había perdido interés por el ejercicio. Cuando llegamos al tema de su historia sexual, le pregunté sobre su nivel de deseo sexual. Nicole se movió incómoda en la silla y respondió: «Prácticamente nulo». Por último, le pregunté acerca de sus valores y cómo se relacionaba eso con el motivo por el cual había pedido cita conmigo. Me dijo que deseaba estar más sana, vivir muchos años y experimentar las cosas maravillosas que la vida le tenía que ofrecer.

La medida de su cintura era 91 centímetros, y su peso, 65 kilos (con 1,57 metros, su índice de masa corporal o IMC estaba en el rango de sobrepeso, en 26,3, y su grasa corporal se situaba en el rango de obesidad, en un 33 %). Sus hormonas estaban pulverizándose en la perimenopausia. Cuando realizamos algunos análisis de sangre, lo más sorprendente fueron sus niveles bajos de testosterona y DHEA. Entonces supe exactamente lo que debía hacer para ayudarla.

Tal vez hayas oído hablar de la testosterona (conocida por la abreviatura T) como la hormona sexual *masculina*, pero las mujeres también la producimos. Dado que no tenemos testículos como los hombres, la fabricamos en los ovarios, así como en las células que están en el interior de las glándulas suprarrenales, la grasa, la piel y el cerebro.[1] En términos generales, los hombres sanos tienen entre diez y veinte veces los niveles de testosterona que las mujeres sanas, pero, aunque los hombres tengan mayores cantidades, la T es *la hormona más abundante biológicamente activa* en las mujeres. Sí, la T es más abundante en el cuerpo femenino, más incluso que los estrógenos. Tienes receptores de T en todo tu cuerpo, desde el cerebro hasta las mamas, la vagina y muchos otros lugares. De hecho, dado el nivel más bajo de T en las mujeres en comparación con los hombres, incluso se podría decir que las mujeres son exquisitamente sensibles a ella.

La mayoría de las mujeres tienen una gran cantidad de T (y de su precursora, la DHEA [*véase* recuadro en la página 64]) hasta que llegan a la veintena, que es cuando los niveles empiezan a disminuir.[2] Ésta es una de las razones por las que las mujeres jóvenes suelen tener una gran

1. C. Longcope, «Adrenal and Gonadal Androgen Secretion in Normal Females», *Clinics in Endocrinology and Metabolism* 15, núm. 2 (1986): 213-228.
2. S. L. Davison *et al.*, «Androgen Levels in Adult Females: Changes with Age, Menopause, and Oophorectomy», *The Journal of Clinical Endocrinology & Metabolism* 90, núm. 7 (2005): 3847-3853.

cantidad de energía, deseo sexual y seguridad en sí mismas, así como fortaleza muscular y ósea, y no les cuesta tanto mantener el peso dentro de un rango normal. La T es una hormona constructora, al igual que la hormona del crecimiento, lo cual significa que ayuda a la construcción del cuerpo (de los músculos, los huesos y la piel) y, al mismo tiempo, descompone la grasa. Pero la T cumple un gran número de funciones. Si bien está involucrada en la composición corporal y la masa muscular, también tiene un papel central en el deseo sexual, el estado de ánimo y el bienestar. Las mujeres necesitan niveles adecuados de T para sentirse vitales y delgadas, desde las células hasta el alma.

Por este motivo, cuando las mujeres se van haciendo mayores y su T cae en picado, muchas experimentan una reducción de la energía, el deseo sexual, la fuerza, la capacidad de mantener un peso saludable y la sensación básica de salud y vitalidad. Mi experiencia clínica lo confirma: en el caso de mis pacientes, a los 40 años las mujeres tienen la mitad del nivel de T que las mujeres a los veinte años, y muchas de ellas tienen quejas similares a las de Nicole.

Para determinar si tus niveles de T son bajos, rellena el siguiente cuestionario.

Cuestionario sobre la testosterona

¿Tienes o has experimentado cualquiera de los siguientes síntomas en los últimos seis meses?

- ¿Tienes un patrón femenino normal de vello corporal, pero el cabello se está haciendo más fino, en especial en las axilas y en la zona púbica?
- ¿Observas señales de una pérdida prematura de cabello en la cabeza, en las sienes (los lados de la frente)?
- ¿Te gusta la actividad física y el deporte, pero últimamente tu interés ya no es tan intenso?
- ¿Has experimentado estrés emocional o traumas intensos de adulta?
- ¿Eres corredora de fondo o haces otros ejercicios de resistencia con regularidad?

- ¿Tu deseo sexual ha disminuido gradualmente desde los veinte años?
- ¿Tu clítoris es menos sensible que antes, lo que hace que la estimulación para llegar al orgasmo lleve más tiempo o requiera más esfuerzo?
- ¿Las relaciones sexuales vaginales son dolorosas o conllevan irritación?
- ¿Te sientes más pasiva, o menos propensa a correr riesgos en la vida cotidiana?
- ¿Te sientes más frágil y excesivamente sensible a las dificultades, como si tu resistencia al estrés hubiera disminuido?
- ¿Te sientes depresiva o tiendes a aferrarte a un punto de vista negativo?
- ¿Tus músculos han reducido su volumen, tono y fortaleza?
- ¿Has advertido que tienes más celulitis y/o venas varicosas?
- ¿Tu piel es más fina, seca y/o se quema con facilidad con el sol?
- ¿Estás experimentando más dolor en las articulaciones, sobre todo en la parte inferior de la espalda?
- ¿Tienes sequedad ocular?
- ¿Has perdido altura? ¿Tienes una postura más encorvada?
- ¿Tu olor corporal ha disminuido?
- ¿Tienes acumulación de grasa en los senos, la cintura y/o las caderas?

Si has respondido «sí» a cinco o más preguntas, es posible que tengas unos niveles bajos de T, por lo que te recomiendo que procedas como si los tuvieras. Puedes aumentar tus niveles de T con cambios en tu estilo de vida, como en la dieta y el ejercicio, si recibes ayuda en los inicios. Si esperas hasta que sea demasiado tarde, la única opción a considerar será el reemplazo de T con un médico de confianza y con una buena formación que te informe de los riesgos y los beneficios. Si no estás segura o deseas una confirmación adicional, considera la posibilidad de hacerte un análisis de testosterona mediante una muestra de sangre o de orina.[3]

---

3. Para medir tus niveles de testosterona, recomiendo que le pidas a tu médico un análisis de sangre que incluya testosterona total y testosterona libre (es decir, la cantidad que está disponible biológicamente para tener efecto en tus células). Fíjate si también miden la testosterona biodisponible. Puedes hacer un análisis de DHEA, testosterona y sus hormonas descendentes con una muestra de orina.

NIVELES BAJOS DE T EN LAS MUJERES

Aunque tener unos niveles bajos de testosterona es un problema ampliamente reconocido en los hombres, las implicaciones de deficiencia de T (y los beneficios de la terapia de T) en las mujeres han sido tema de debate desde hace mucho tiempo. Muchos médicos no piensan en la T cuando las pacientes del sexo femenino se quejan de falta de energía, falta de deseo sexual, flacidez (como en el caso de Nicole), aumento de peso, o la incapacidad de adelgazar con métodos que solían funcionar en su juventud. Existen otros muchos síntomas de niveles bajos de T en las mujeres que son sorprendentes, desde tener las manos más huesudas hasta una menor sensibilidad en el clítoris (para una lista más completa, *véase* el cuestionario), que pueden ser incómodos, embarazosos, inconvenientes o simplemente deprimentes. Y estos síntomas pueden empezar a aparecer en las mujeres incluso en la treintena.

Entonces, ¿por qué los médicos, en el mejor de los casos, son ajenos, y en el peor de los casos, desdeñosos, en lo referente a niveles bajos de T en las mujeres? ¿Por qué muchos médicos no les indican que se hagan un análisis de los niveles de T? La escasez de estudios divulgados implica que muchos médicos no tienen idea de que los niveles de T disminuyen de manera drástica durante los años reproductivos de la mujer, en especial cuando se les han extirpado los ovarios (esta cirugía se denomina ovariectomía y, en ocasiones, se realiza junto con una histerectomía para tratar, o prevenir, el cáncer de ovarios).[4] Además, la mayoría de los médicos no reconoce los beneficios de identificar y tratar a las mujeres con niveles bajos de T. Pero incluso cuando consideran que un nivel bajo de T es un posible problema, y lo analizan y quieren tratarlo, actualmente en países como EE. UU. no existe ningún tratamiento aprobado por la FDA para los niveles bajos de T en las mujeres. Entonces los médicos tienen que improvisar, o recetar algo no aprobado, o algo que no ha sido estudiado exhaustivamente en las mujeres, y, por ese motivo, muchos no se deciden a hacerlo.

Aunque es posible que tu médico no te dé la respuesta que te gustaría, y todavía hay una gran controversia acerca de las terapias de T en

---

4. Davison *et al.*, «Androgen Levels in Adult Females», *op. cit.*

las mujeres con deficiencia de esta hormona, por suerte, existen soluciones que están a tu alcance. La intervención terapéutica en el estilo de vida, sobre todo en la alimentación, puede ayudar a mejorar de un modo significativo tus niveles de andrógenos (las llamadas hormonas masculinas, incluida la T y su precursora, la DHEA) cuando tus niveles son bajos.

En la familia de los andrógenos, la testosterona es la estrella

La T es un tipo de andrógeno. Los andrógenos son las llamadas hormonas «masculinas» (*andro* significa «hombre» en griego), que están presentes en concentraciones más elevadas en los hombres que en las mujeres. Son responsables del desarrollo sexual masculino, de la cantidad de espermatozoides y del deseo sexual, así como de características sexuales secundarias como el desarrollo muscular y óseo, el crecimiento de vello facial y corporal, y una voz profunda. También pueden influir en la energía y en el estado de ánimo.

Los otros andrógenos, además de la T, incluyen la androstenediona, la dihidrotestosterona (DHT) y el sulfato de dehidroepiandrosterona (DHEA-S). Cada uno de ellos está relacionado de una forma compleja con diferentes acciones en el organismo. Por ejemplo, la DHT está relacionada con la calvicie y la DHEA es una hormona que se utiliza para producir T y estrógenos, y también está relacionada con la inmunidad, el estado de ánimo, las facultades cognitivas, la fortaleza y el envejecimiento (y el *no* envejecimiento, pues en ocasiones se denomina la «hormona *anti-aging*»). El DHEA-S interviene en la aparición de la pubertad en la juventud y en el estrés a lo largo de la vida; además, puede ser un factor en la aparición de la demencia en la vejez.

De la misma manera en que los hombres tienen una gran cantidad de andrógenos y algunos estrógenos (pero en cantidades mucho más pequeñas), las mujeres tienen muchos estrógenos y una cantidad mucho más reducida de andrógenos. (Como ya dijimos, aun así, en total, tenemos más T que estrógenos). Ambos sexos necesitan los dos tipos de hormonas sexuales. Cuando la mujer tiene niveles decrecientes de andrógenos con la edad, tiende a experimentar un menor deseo sexual, a estar más cansada, y simplemente no se siente tan bien como antes, incluso cuando no es capaz de identificar síntomas específicos. (En los hombres, dado que la T se utiliza para crear los estrógenos llamados estradiol, la reducción de la T suele provocar una disminución de los estrógenos, lo cual está asociado al aumento de la grasa corporal y la pérdida de fuerza muscular.

LA CIENCIA DE LOS NIVELES BAJOS DE TESTOSTERONA EN LAS MUJERES

Existe una serie de motivos por los cuales un nivel bajo de T es un problema frecuente en las mujeres. Para empezar, tu organismo produce menos T de forma natural a medida que vas envejeciendo; sin embargo, la menopausia tiene menos efecto en los niveles de T de lo que se podría pensar (el descenso en los niveles de T suele comenzar muchos años antes de la menopausia). Entre los 20 y los 40 años, se produce una reducción dramática del 50 %, y la DHEA disminuye incluso de una forma más precipitada que la T cuando te vas haciendo mayor.[5] La excepción es la menopausia quirúrgica (cuando se extirpan los ovarios, la T cae en picado).[6] De lo contrario, la pérdida de T en la menopausia

5. N. Orentreich *et al.*, «Age Changes and Sex Differences in Serum Dehydroepiandrosterone Sulfate Concentrations Throughout Adulthood», *Journal of Clinical Endocrinology Metabolism* 59, núm. 3 (1984): 551-555.

6. Davison *et al.*, «Androgen Levels in Adult Females», *op. cit.*; R. Haring et al., «Age-Specific Reference Ranges for Serum Testosterone and Androstenedione Concentrations in Women Measured by Liquid Chromatography-Tandem Mass Spectrometry», *Journal of Clinical Endocrinology Metabolism* 97, núm. 2 (2012): 408-415.

es gradual y no dramática. Otra causa potencial de un nivel bajo de T es la píldora anticonceptiva, pues aumenta los niveles de la globulina fijadora de hormonas sexuales (SHBG), que es como una esponja que transporta la T por todo el organismo y tiende a hacer que los niveles de T libre disminuyan.[7]

Aunque tener niveles más bajos de T puede ser algo natural, en mi consulta he descubierto que una de las cosas que más contribuyen a tener niveles anormalmente bajos de T en las mujeres es el estilo de vida, y sobre todo la alimentación.

Otra de las causas más comunes de un nivel bajo de T es un fármaco: las estatinas que se prescriben para tratar el colesterol alto. No sólo eso, sino que además las estatinas agotan muchos fitonutrientes (*véase* lista en las notas).[8] La publicidad en la televisión sugiere que las estatinas son la panacea, pero la verdad es que son una causa muy común de reducción de los niveles de T, e incluso de una forma grave de descomposición del tejido muscular llamada rabdomiólisis. La mayor parte de

---

7. C. M. Coenen *et al.*, «Changes in Androgens During Treatment with Four Low Dose Contraceptives», *Contraception* 53, núm. 3 (1996): 171-176; Y. Zimmerman *et al.*, «The Effect of Combined Oral Contraception on Testosterone Levels in Healthy Women: A Systematic Review and Meta-Analysis», *Human Reproductive Update* 20, núm. 1 (2014): 76-105; N. Zethraeus *et al.*, «Combined Oral Contraceptives and Sexual Function in Women -A Double-Blind, Randomized, Placebo Controlled Trial», *Journal of Clinical Endocrinology Metabolism* 101, núm. 11 (2016): 4046-4053; S. Both *et al.*, «Hormonal Contraception and Female Sexuality: Position Statements from the European Society of Sexual Medicine (ESSM)», *Journal of Sexual Medicine* 16, núm. 11 (2019): 1681-1695.

8. Las estatinas agotan la CoQ10, el selenio, las selenoproteínas, el omega 3FA, los tocoferoles y los tocorienoles, la K2, otras vitaminas solubles en grasa, el hemo A, la carnitina, la T3 libre, la creatina, el cobre y el zinc. Los médicos pueden consultar IFM *Tool Kit* en IFM.org para mayor información. P. H. Langsjoen *et al.*, «The Clinical Use of HMG CoA-Reductase Inhibitors and the Associated Depletion of Coenzyme Q10: A Review of Animal and Human Publications», *Biofactors* 18, núm. 1-4 (2003): 101-111; C. R. Harper *et al.*, «Evidence-Based Management of Statin Myopathy», *Current Atherosclerosis Reports* 12, núm. 5 (2010): 322-330; H. Qu *et al.*, «Effects of Coenzyme Q10 on Statin-Induced Myopathy: An Updated Meta-Analysis of Randomized Controlled Trials», *Journal of the American Heart Association* 7, núm. 19 (2018): e009835.

los estudios que se han realizado se han centrado en los hombres, pero el efecto se aplica también a las mujeres.[9]

Saber por qué tienes niveles bajos de T puede ayudarte a determinar cuál es la mejor solución, pero, como en el caso de los estudios sobre la hormona del crecimiento, gran parte de la investigación sobre cómo elevar los niveles de T con la alimentación y otros factores del estilo de vida proviene de estudios realizados en hombres. Aun así, podemos tomar gran parte de lo que ya sabemos sobre cómo aumentar la T y aplicarlo a *ti*. Lo he hecho con mis pacientes y he observado excelentes resultados.

POR QUÉ LA TESTOSTERONA ES IMPORTANTE PARA LAS MUJERES

Ya he proporcionado algunas pistas sobre las razones por las cuales la T es buena y necesaria para ti, pero vamos a analizar en más detalle todo lo que puede hacer por ti.

Si tratas de adelgazar y perder más grasa corporal, la T es una aliada importante. La testosterona es una hormona da cierta ventaja a los hombres cuando se trata de perder peso. En términos generales, la T ayuda a los hombres a desarrollar una mayor masa muscular y les proporciona un nivel metabólico en reposo más elevado; es decir, que los hombres suelen quemar más calorías en reposo que las mujeres. Dado

---

9. J. Y. Shin *et al.*, «Are Cholesterol and Depression Inversely Related? A Meta-Analysis of the Association Between Two Cardiac Risk Factors», *Annals of Behavioral Medicine* 36, núm. 1 (2008): 33-43; G. Corona *et al.*, «The Effect of Statin Therapy on Testosterone Levels in Subjects Consulting for Erectile Dysfunction», *Journal of Sexual Medicine* 7, núm. 4, part 1 (2010): 1547-1556; E. J. Giltay *et al.*, «Salivary Testosterone: Associations with Depression, Anxiety Disorders, and Antidepressant Use in a Large Cohort Study», *Journal of Psychosomatic Research* 72, núm. 3 (2012): 205-213; G. Roberto *et al.*, «Statin-Associated Gynecomastia: Evidence Coming from the Italian Spontaneous ADR Reporting Database and Literature», *European Journal of Clinical Pharmacology* 68, núm. 6 (2012): 1007-1011; C. M. Schooling *et al.*, «The Effect of Statins on Testosterone in Men and Women: A Systematic Review And Meta-Analysis of Randomized Controlled Trials», *BMC Medicine* 11, núm. 1 (2013): 57.

que las mujeres producimos menos T que los hombres, tenemos menos masa muscular y un nivel metabólico más bajo, y ése es el motivo por el cual los hombres adelgazan y desarrollan músculo con más facilidad que las mujeres. Sospecho que ésta es la razón por la que, según mi investigación, la dieta keto, que implica un consumo mayor de grasa, moderado de proteínas y bajo en carbohidratos, tiende a funcionar mejor en los hombres. El protocolo Gottfried sigue un marco cetogénico, pero está adaptado a las mujeres y va acompañado de la desintoxicación y el ayuno.

¿Te gustaría tener ganas de tener relaciones sexuales con más frecuencia? La T y otros andrógenos son las hormonas principales que alimentan el deseo sexual tanto en los hombres como en las mujeres, y los niveles de T están vinculados positivamente con la capacidad de tener un orgasmo.[10] Las mujeres con niveles bajos de DHEA tienen una mayor probabilidad de tener poco deseo sexual a todas las edades, desde los 18 hasta los 75 años (aunque algunas mujeres con unos niveles bajos de DHEA tienen un deseo sexual normal).[11] Según otros estudios, el nivel libre de T (o T «libre», que significa la cantidad de T que está biológicamente disponible para unirse a los receptores, como una llave que encaja en una cerradura) es más importante que la T total, que se calcula considerando la T libre más la cantidad de T unida a los portadores en la sangre.[12] De hecho, la T no es el único factor para tener una libido saludable. En el caso de las mujeres, el contexto también es muy importante (esto incluye la satisfacción en la relación, el apoyo emocional, la autoestima, el optimismo, la presencia de dolor y la satis-

10. L. Mernone *et al.*, «Psychobiological Factors of Sexual Functioning in Aging Women-Findings from the Women 40+ Healthy Aging Study», *Frontiers in Psychology* 10, núm. 1 (2019): 546.

11. S. R. Davis *et al.*, «Circulating Androgen Levels and Self-Reported Sexual Function in Women», *Journal of the American Medical Association* 294, núm. 1 (2005): 91-96.

12. R. Basson *et al.*, «Role of Androgens in Women's Sexual Dysfunction», *Menopause* 17, núm. 5 (2010): 962-971; S. Wåhlin-Jacobsen *et al.*, «Is There a Correlation Between Androgens and Sexual Desire in Women?», *Journal of Sexual Medicine* 12, núm. 2 (2015): 358-373.

facción con la vida.[13] Sin embargo, no se puede negar que la T y otros andrógenos tienen un papel importante en la transformación de esos elementos emocionales en una respuesta física.

¿No te sientes muy animada últimamente? Es posible que la T también tenga algo que ver con el estado de ánimo y las facultades cognitivas, aunque la información disponible sobre esta posibilidad es más limitada.[14] La DHEA (esa precursora de la T) también puede ser un remedio para el estrés severo, tal como se mide por los niveles de cortisol. La forma en que los suplementos de DHEA parecen reducir los efectos de la respuesta de estrés después de un trauma severo puede significar que podría ser una terapia para reducir el riesgo de problemas de la salud postraumáticos e incluso de muerte.[15]

Si la fertilidad es una preocupación para ti, quizás te interese saber que la DHEA y la T se están estudiando en la reproducción asistida, en especial para mujeres con óvulos envejecidos.[16] Éste es un campo de investigación del que debemos estar pendientes.

¿Te sientes aletargada y te preguntas si tu tiroides es la culpable? Los andrógenos al rescate una vez más. Unos niveles saludables de T ayudan a regular la conversión de la hormona tiroides inactiva (T4) en hormona tiroides activa (T3), lo cual puede aumentar los niveles de la tiroides que con tanta frecuencia disminuyen cuando las mujeres se van haciendo mayores, pero que también son demasiado bajos en muchas mujeres jóvenes por una serie de razones. Un impulso de la tiroides puede ayudarte a recuperar la energía para que puedas volver a experimentar esa sensación de ligereza y vitalidad.

---

13. Mernone *et al.*, «Psychobiological Factors of Sexual Functioning», *op. cit.*
14. S. R. Davis *et al.*, «Global Consensus Position Statement on the Use of Testosterone Therapy for Women», *The Journal of Clinical Endocrinology and Metabolism* 104, núm. 10 (2019): 4660-4666.
15. C. Bentley *et al.*, «Dehydroepiandrosterone: A Potential Therapeutic Agent in the Treatment and Rehabilitation of the Traumatically Injured Patient», *Burns & Trauma* 7, núm. 26 (2019).
16. H. E. Nagels *et al.*, «Androgens (dehydroepiandrosterone or testosterone) for Women Undergoing Assisted Reproduction», *Cochrane Database of Systemic Reviews* 11, núm. 1 (2015).

Quizás simplemente desees estar más saludable en general, igual que Nicole. Los estudios muestran que unos niveles deficientes de T están asociados a varias enfermedades graves que involucran al sistema inmunológico, la inflamación y los problemas con la glucosa, incluyendo la depresión, el cáncer de mama, la obesidad, la diabetes tipo 2 y alzhéimer.[17]

Como ejemplo, la T puede reducir el crecimiento anormal de células y la densidad de la mama en una mamografía, pero si el exceso de T se convierte en estrógenos, el riesgo de cáncer de mama puede incrementarse.[18] Para el estado de ánimo, las mujeres con unos niveles bajos de T se pueden beneficiar completando lo que les falta de T con una

---

17. G. P. Williams, «The Role of Oestrogen in the Pathogenesis of Obesity, Type 2 Diabetes, Breast Cancer, and Prostate Disease», *European Journal of Cancer Prevention* 19, núm. 4 (2010): 256-271; J. McHenry *et al.*, «Sex Differences in Anxiety and Depression: Role of Testosterone», *Front Neuroendocrinology* 35, núm. 1 (2014): 42- 57; F. Saad, «The Emancipation of Testosterone from Niche Hormone to Multi System Player», *Asian Journal of Andrology* 17, núm. 1 (2015): 58-60; L. Y. Hui *et al.*, «Association Between MKP-1, BDNF, and Gonadal Hormones with Depression on Perimenopausal Women», *Journal of Women's Health* 25, núm. 1 (2016): 71-77; S. Rovira-Llopis *et al.*, «Low Testosterone Levels Are Related to Oxidative Stress, Mitochondrial Dysfunction, and Altered Subclinical Atherosclerotic Markers in Type 2 Diabetic Male Patients», *Free Radical Biology & Medicine* 108, núm. 1 (2017): 155-162; H. O. Santos, «Ketogenic Diet and Testosterone Increase: Is the Increased Cholesterol Intake Responsible? To What Extent and Under What Circumstances Can There Be Benefits?», *Hormones (Athens)* 16, núm. 3 (2017): 150-160.

18. X. Zhang *et al.*, «Postmenopausal Plasma Sex Hormone Levels and Breast Cancer Risk over 20 Years of Follow-Up», *Breast Cancer Research and Treatment* 137, núm. 3 (2013): 883-892; R. T. Fortner *et al.*, «Premenopausal Endogenous Steroid Hormones and Breast Cancer Risk: Results from the Nurses' Health Study II», *Breast Cancer Research* 15, núm. 2 (2013): R19; Endogenous Hormones and Breast Cancer Collaborative Group *et al.*, «Sex Hormones and Risk of Breast Cancer in Premenopausal Women: A Collaborative Reanalysis of Individual Participant Data from Seven Prospective Studies», *The Lancet Oncology* 14, núm. 10 (2013): 1009-1019; R. Kaaks *et al.*, «Premenopausal Serum Sex Hormone Levels in Relation to Breast Cancer Risk, Overall and by Hormone Receptor Status – Results from the EPIC Cohort», *International Journal of Cancer* 134, núm. 8 (2014): 1947-1957; R. Glaser *et al.*, «Testosterone and Breast Cancer Prevention», *Maturitas* 82, núm. 3 (2015): 291-295; K. A. Bertrand *et al.*, «Cir-

prescripción médica.[19] Lo importante aquí es lograr un delicado equilibrio.

EXCESO DE T

Como se ha podido comprobar, la T es beneficiosa para la salud de la mujer de muchas formas significativas. Sin embargo, el exceso de algo bueno ya no es tan bueno, y en el caso de los andrógenos, más no es necesariamente mejor. Como ocurre con todas las hormonas, el equilibrio lo es todo. Un exceso de T en las mujeres es una de las principales causas de infertilidad, menstruaciones irregulares y enfermedades cardiovasculares. También podría contribuir de una forma indirecta al riesgo de padecer cáncer de mama. Como recordarás, la T es convertida a partir de la DHEA y luego se transforma en estrógenos llamados estradiol.[20] Un exceso de este tipo específico de estrógenos podría hacer que existiera un mayor riesgo de sufrir cáncer de mama. Lo que se busca es un equilibrio saludable entre los andrógenos protectores como la T (y su precursora, la DHEA), que pueden reducir el riesgo de cáncer de mama, y los estrógenos estimuladores como el estradiol, que pueden elevar el riesgo de padecer cáncer de mama.

culating Hormones and Mammographic Density in Premenopausal Women», *Hormones & Cancer* 9, núm. 2 (2018): 117-127.

19. J. L. Shifren *et al.*, «Transdermal Testosterone Treatment in Women with Impaired Sexual Function After Oophorectomy», *New England Journal of Medicine* 343, núm. 10 (2000): 682-688; R. Goldstat *et al.*, «Transdermal Testosterone Therapy Improves Well-Being, Mood, and Sexual Function in Premenopausal Women», *Menopause* 10, núm. 5 (2003): 390-398; E. J. Hermans *et al.*, «Exogenous Testosterone Attenuates the Integrated Central Stress Response in Healthy Young Women», *Psychoneuroendocrinology* 32, núm. 8-10 (2007): 1052-1061; K. K. Miller *et al.*, «Low-Dose Transdermal Testosterone Augmentation Therapy Improves Depression Severity in Women», *CNS Spectrums* 14, núm. 12 (2009): 688-694.

20. B. C. Trainor *et al.* «Testosterone Promotes Paternal Behaviour in a Monogamous Mammal via Conversion to Oestrogen», *Proceedings of the Royal Society of London, Series B: Biological Sciences* 269, núm. 1493 (2002): 823-829.

Demasiada T también eleva el riesgo de sufrir diabetes y obesidad, como puede ocurrir con el síndrome de ovario poliquístico (SOP), una afección en la cual los niveles de T son anormalmente altos. El SOP es un trastorno complejo que puede ser difícil de diagnosticar, pero la mayoría de las mujeres que lo tienen comparte ciertos síntomas metabólicos y de salud mental. (Para más información, *véanse* las notas).[21] Hasta un 75 % de las mujeres con SOP tiene sobrepeso. Mientras que adelgazar ya es difícil para la mayoría de la gente, a las mujeres con SOP les cuesta aún más, es posible que debido a sus elevados niveles de insulina, los cuales hacen que el cuerpo acumule grasa. Los niveles altos de insulina aumentan el hambre y el capricho de carbohidratos, lo que hace que la situación sea aún más difícil.

Cuando tienes demasiada T circulando por tu torrente sanguíneo (como ocurre con el SOP), esto puede estimular tus folículos capilares y hacer que engrosen y crezcan, lo cual tiene como resultado un mayor

21. Los problemas metabólicos asociados al SOP incluyen la intolerancia a la glucosa, el síndrome metabólico y la diabetes tipo 2. L. J. Moran *et al.*, «Impaired Glucose Tolerance, Type 2 Diabetes, and Metabolic Syndrome in Polycystic Ovary Syndrome: A Systematic Review and Meta-Analysis», *Human Reproduction Update* 16, núm. 4 (2010): 347-363; N. S. Kakoly *et al.*, «Ethnicity, Obesity, and the Prevalence of Impaired Glucose Tolerance and Type 2 Diabetes in PCOS: A Systematic Review and Meta-Regression», *Human Reproduction Update* 24, núm. 4 (2018): 455-467.

Los problemas mentales asociados al SOP incluyen ansiedad, depresión, insatisfacción con el cuerpo y una calidad de vida más baja. S. Elsenbruch *et al.*, «Quality of Life, Psychosocial Well-Being, and Sexual Satisfaction in Women with Polycystic Ovary Syndrome», *The Journal of Clinical Endocrinology & Metabolism* 88, núm. 12 (2003): 5801-5807; M. J. Himelein *et al.*, «Depression and Body Image Among Women with Polycystic Ovary Syndrome», *Journal of Health Psychology* 11, núm. 4 (2006): 613-625; L. M. Pastore *et al.*, «Depression Symptoms and Body Dissatisfaction Association Among Polycystic Ovary Syndrome Women», *Journal of Psychosomatic Research* 71, núm. 4 (2011): 270-276; A. F. Nasiri *et al.*, «The Experience of Women Affected by Polycystic Ovary Syndrome: A Qualitative Study from Iran», *International Journal of Endocrinology and Metabolism* 12, núm. 2 (2014); C. Kaczmarek *et al.*, «Health-related Quality of Life in Adolescents and Young Adults with Polycystic Ovary Syndrome: A Systematic Review», *Journal of Pediatric and Adolescent Gynecology* 29, núm. 6 (2016): 551-557.

crecimiento del vello corporal y facial. El hirsutismo, o exceso de crecimiento del vello, en un patrón masculino, está presente en el 80 % de las mujeres con exceso de andrógenos. Otro indicador importante al enfrentarnos al SOP es una deficiencia de SHBG (la esponja que absorbe la T libre). Las mujeres con SOP que tienen unos niveles bajos de SHBG poseen un mayor riesgo de padecer los problemas metabólicos que he mencionado, como desequilibrios en los niveles de azúcar en sangre.[22]

¿Qué ayuda a las pacientes con SOP desde el punto de vista alimenticio? Las dietas bajas en carbohidratos[23] y las cetogénicas,[24] ya que pueden ayudar a restaurar el equilibro de T cuando el nivel es demasiado elevado.

Una vez más, el equilibrio es la clave. Cuando los niveles de T (y otras hormonas) están óptimamente equilibrados, puedes disfrutar de beneficios como la pérdida de peso, más energía y vitalidad, un aumento de la libido, llegar al orgasmo con mayor facilidad, un menor riesgo de contraer enfermedades, una mayor seguridad en ti misma y un estado de ánimo magnífico.

El objetivo del protocolo Gottfried es lograr que tus hormonas recuperen el equilibrio, y eso incluye la T. El ideal es tener la cantidad justa: ni demasiado ni demasiado poco. Si la T cae a niveles muy bajos, es

22. L. J. Moran *et al.*, «Sex Hormone Binding Globulin, but Not Testosterone, Is Associated with the Metabolic Syndrome in Overweight and Obese Women with Polycystic Ovary Syndrome», *Journal of Endocrinological Investigation* 36, núm. 11 (2013): 1004-1010.

23. X. Zhang *et al.*, «The Effect of Low Carbohydrate Diet on Polycystic Ovary Syndrome: A Meta-Analysis of Randomized Controlled Trials», *International Journal of Endocrinology* 2019, núm. 4386401 (2019): 1-14.

24. J. C. Mavropoulos *et al.*, «The Effects of a Low-Carbohydrate, Ketogenic Diet on the Polycystic Ovary Syndrome: A Pilot Study», *Nutrition & Metabolism* (Lond) 2, núm. 35 (2005); G. Muscogiuri *et al.*, «Current Insights into Inositol Isoforms, Mediterranean, and Ketogenic Diets for Polycystic Ovary Syndrome: From Bench to Bedside», *Current Pharmaceutical Design* 22, núm. 36 (2016): 5554-5557; R. K. Stocker *et al.*, «Ketogenic Diet and Its Evidence-Based Therapeutic Implementation in Endocrine Diseases», *Praxis* (Berna 1994) 108, núm. 8 (2019): 541-553 (artículo en alemán; resumen disponible en alemán del editor).

posible que te sientas apática y flácida. Pero tampoco es conveniente que la T esté a unos niveles demasiado altos, ya que eso puede hacer que exista riesgo de padecer afecciones como el SOP.

LO QUE PUEDES HACER SI TIENES NIVELES BAJOS DE TESTOSTERONA

Para mejorar los niveles bajos de T, el primer paso, y el más importante, que puedes dar es *mejorar tu alimentación* (y no sólo en términos generales, sino de maneras muy específicas). Primero, vamos a ver los alimentos que la ciencia ha vinculado a unos niveles bajos de T en los hombres. De acuerdo con mi experiencia, es probable que estos alimentos tengan el mismo efecto en las mujeres. Las listas que aparecen están en consonancia con los principios cetogénicos: reducir los carbohidratos, consumir proteínas con moderación e incorporar grasas saludables en tu dieta. Los alimentos asociados con niveles más bajos de T son los siguientes:

- El pan, tanto el refinado como el integral.
- La bollería y todos los alimentos similares elaborados con harina.
- Las bebidas azucaradas. El consumo de bebidas con abundante azúcar está asociado de manera significativa a la T sérica baja en hombres de entre 20 y 39 años en Estados Unidos, por ejemplo.[25] Una sola ración de una bebida proteica azucarada hace que la T descienda un 19 % en los chicos con sobrepeso y obesidad,[26] y una

25. L. Chen *et al.*, «Sugar-Sweetened Beverage Intake and Serum Testosterone Levels in Adult Males 20-39 Years Old in the United States», *Reproductive Biology Endocrinology* 16, núm. 1 (2018).

26. Hay que tener en cuenta que la bebida contenía 30 gramos de glucosa y 30 gramos de proteína. N. A. Schwartz *et al.*, «Acute Decrease in Serum Testosterone After a Mixed Glucose and Protein Beverage in Obese Peripubertal Boys», *Clinical Endocrinology* 83, núm. 3 (2015): 332-338.

sola carga de glucosa oral hace que la T descienda un 25 % en los hombres.[27]

- El café. En un ensayo aleatorio, el café, tanto el normal como el descafeinado, hizo que los niveles de T descendieran; en cambio, los hombres experimentaron un incremento en los niveles de T después de tomar café con cafeína.[28] Un estudio en mujeres premenopáusicas confirmó estos resultados,[29] mientras que otro estudio en mujeres posmenopáusicas mostró que tomar cafeína en forma de café u otras bebidas con cafeína está asociado a un nivel más bajo de T biodisponible.[30] No obstante, los datos de un estudio observacional son contradictorios, pues muestran los potenciales beneficios e inconvenientes de la cafeína.[31] (Los ensayos aleatorizados tienen menos probabilidades de ser sesgados y se considera que tienen un mayor nivel de evidencia en comparación con los estudios observacionales).

- Las bebidas dietéticas.

- Los productos lácteos (leche, yogur, queso, helado, etc.).

- Los postres en general (en otras palabras, alimentos con mucho azúcar).

27. Hay que tener en cuenta que la bebida contenía 75 gramos de glucosa. L. M. Caronia *et al.*, «Abrupt Decrease in Serum Testosterone Levels After an Oral Glucose Load in Men: Implications for Screening for Hypogonadism», *Clinical Endocrinology* 78, núm. 2 (2013): 291-296.

28. N. M. Wedick *et al.*, «The Effects of Caffeinated and Decaffeinated Coffee on Sex Hormone-Binding Globulin and Endogenous Sex Hormone Levels: A Randomized Controlled Trial», *Nutrition Journal* 11, núm. 1 (2012): 86.

29. K. C. Schliep *et al.*, «Serum Caffeine and Paraxanthine Concentrations and Menstrual Cycle Function: Correlations with Beverage Intakes and Associations with Race, Reproductive Hormones, and Anovulation in the Bio Cycle Study», *The American Journal of Clinical Nutrition* 104, núm. 1 (2016): 155-163.

30. R. L. Ferrini *et al.*, «Caffeine Intake and Endogenous Sex Steroid Levels in Postmenopausal Women: The Rancho Bernardo Study», *American Journal of Epidemiology* 144, núm. 7 (1996): 642-644.

31. D. Hang *et al.*, «Coffee Consumption and Plasma Biomarkers of Metabolic and Inflammatory Pathways in US Health Professionals», *The American Journal of Clinical Nutrition* 109, núm. 3 (2019): 635-647.

- La comida de restaurantes.[32]

Ahora veamos qué alimentos y comportamientos están asociados a niveles más elevados de T, una mayor masa muscular y menos grasa visceral:

- La comida casera. Haz que tu cocina sea tu mejor restaurante.
- Las verduras de color verde oscuro.
- La proteína, suficiente pero no demasiada (aproximadamente entre 1,6 y 2,0 g por cada kilo de masa corporal muscular, pero menos si eres sedentaria y más si eres muy activa con el ejercicio físico).
- El ejercicio físico, en el caso de los hombres. Se ha demostrado que la dieta keto eleva la T en los hombres que hacen ejercicio.[33]
- Ciertas hierbas, incluidos los extractos secos de fenogreco, tribulus y *Ginkgo biloba*, han demostrado que mejoran los niveles de T. Estas hierbas han sido estudiadas en combinación con otras para ayudar a aumentar el deseo sexual en las mujeres.[34] Los estudios

32. T. Hu *et al.*, «Testosterone-Associated Dietary Pattern Predicts Low Testosterone Levels and Hypogonadism», *Nutrients* 10, núm. 11 (2018): 1786.
33. Wilson *et al.*, «The Effects of Ketogenic Dieting», *op. cit.*
34. K. Z. de Souza *et al.*, «Efficacy of *Tribulus terrestris* for the Treatment of Hypoactive Sexual Desire Disorder in Postmenopausal Women: A Randomized, Double-Blinded, Placebo-Controlled Trial», *Menopause* 23, núm. 11 (2016): 1252-1256; F. B. C. Vale *et al.*, «Efficacy of *Tribulus terrestris* for the Treatment of Premenopausal Women with Hypoactive Sexual Desire Disorder: A Randomized Double Blinded, Placebo-Controlled Trial», *Gynecological Endocrinology* 34, núm. 5 (2018): 442-445; S. Palacios *et al.*, «Effect of a Multi-Ingredient-Based Food Supplement on Sexual Function in Women with Low Sexual Desire», *BMC Women's Health: London* 19, núm. 1 (2019): 58.

sugieren que el fenogreco[35] y el tribulus[36] también pueden ayudar si se toman solas. Estas hierbas están disponibles en los herbolarios.

• La desintoxicación y la eliminación de alteradores endocrinos.

¿Cuánta proteína necesitas?

Soy fanática de la ingesta moderada de proteínas, porque el exceso se convierte en azúcar en el organismo, lo que hace que los niveles de insulina se incrementen, la T descienda y, potencialmente, almacenes más grasa. Una cantidad moderada de proteína significa entre 85 y 100 gramos de pescado salvaje. Dos huevos, unas cuantas veces por semana. 28 gramos de frutos secos o semillas. (Para más detalles, *véase* el capítulo 5). Por ejemplo, una mujer que pese 59 kilos con 45 kilos de masa muscular debería comer más o menos de 85 a 100 gramos de proteína cada día, o lo suficiente para conservar la masa muscular. Los atletas podrían necesitar más proteína para mantener o aumentar la masa muscular.

---

35. E. Steels *et al.*, «Efficacy of a Proprietary Trigonella Foenum-Graecum L. Of Husked Seed Extract in Reducing Menopausal Symptoms in Otherwise Healthy Women: A Double-Blind, Randomized, Placebo-Controlled Study», *Phytotherapy Research* 31, núm. 9 (2017): 1316-1322; S. Begum *et al.*, «A Novel Extract of Fenugreek Husk (Fenusmart™) Alleviates Postmenopausal Symptoms and Helps to Establish the Hormonal Balance: A Randomized, Double-Blind, Placebo-Controlled Study», *Phytotherapy Research* 30, núm. 11 (2016): 1775-1784; A. Rao *et al.*, «Influence of a Specialized Trigonella Foenum-Graecum Seed Extract (Libifem), on Testosterone, Estradiol, and Sexual Function in Healthy Menstruating Women: A Randomised Placebo-Controlled Study», *Phytotherapy Research* 29, núm. 8 (2015): 1123-1130.

36. de Souza *et al.*, «Efficacy of *Tribulus terrestris*», *op. cit*; Vale *et al.*, «Efficacy of *Tribulus terrestris*», *op. cit*.

El bisfenol A y la testosterona

Uno de los principales sospechosos cuando se trata de bloquear la T es el alterador de andrógenos llamado bisofenol A (BPA). El BPA no sólo altera el equilibrio de T en tu organismo,[37] sino que además actúa como un obesógeno: una sustancia química extraña vinculada a un aumento de peso no deseado que se adhiere a los receptores de insulina o leptina.[38] ¿El BPA está relacionado con los niveles bajos de T que observo en mis pacientes premenopáusicas y menopáusicas, acompañados de una menor masa muscular, un aumento de la ansiedad y la depresión, y un metabolismo más lento? Todavía no lo sabemos, porque los estudios sobre el BPA se han centrado principalmente en sus efectos adversos en las mujeres que desean quedarse embarazadas y/o tienen el síndrome de ovario poliquístico.

Más allá de abordar el tema de los alimentos que la ciencia ha vinculado a unos niveles bajos o altos de T, el protocolo Gottfried es mi arma

---

37. T. Takeuchi *et al.*, «Serum Bisphenol A Concentrations Showed Gender Differences, Possibly Linked to Androgen Levels», *Biochemical and Biophysical Research Communications* 291, núm. 1 (2002): 76-78; A. Tomza-Marciniak *et al.*, «Effect of Bisphenol A on Reproductive Processes: A Review of In Vitro, In Vivo, and Epidemiological Studies», *Journal of Applied Toxicology* 38, núm. 1 (2018): 51-80; Y. Hu *et al.*, «The Association Between the Environmental Endocrine Disruptor Bisphenol A and Polycystic Ovary Syndrome: A Systematic Review and Meta-Analysis», *Gynecological Endocrinology* 34, núm. 5 (2018): 370-377; A. Konieczna *et al.*, «Serum Bisphenol A Concentrations Correlate with Serum Testosterone Levels in Women with Polycystic Ovary Syndrome», *Reproductive Toxicology* 82, núm. 1 (2018): 32-37.
38. L. Le Corre *et al.*, «BPA, an Energy Balance Disruptor», *Critical Reviews Food Science and Nutrition* 55, núm. 6 (2015): 769-777; S. Legeay *et al.*, «Is Bisphenol A an Environmental Obesogen?», *Fundamental & Clinical Pharmacology* 31, núm. 6 (2017): 594-609; J. J. Heindel *et al.*, «Environmental Obesogens: Mechanisms and Controversies», *Annual Review of Pharmacology Toxicology* 59, núm. 1 (2019): 89-106; B. S. Rubin *et al.*, «The Case for BPA as an Obesogen: Contributors to the Controversy», *Front Endocrinology* (Lausana) 10, núm. 30 (2019).

secreta para equilibrar los andrógenos y todas las demás hormonas, con la finalidad de conseguir la máxima salud y vitalidad. En el capítulo 5 ofreceré un plan detallado para tratar el problema de las principales hormonas metabólicas. El protocolo es una combinación de desintoxicación, cetosis y ayuno intermitente adaptado para las mujeres.

Quizás estés pensando: «Ay, Dra. Sara, eso me parece mucho pedir. Estoy demasiado ocupada». Lo entiendo, pero es posible que tampoco tengas tiempo para cargar con tus 7 kilos de sobrepeso, para soportar el agotamiento diario o para hacer frente a los problemas de salud que puede causar un estilo de vida poco saludable. El esfuerzo que pongas ahora en este plan te hará ahorrar tiempo más adelante (y puede salvar tu salud).

Otras maneras de hacer que aumente la testosterona

Además de ingerir los alimentos adecuados, hay otras cosas que puedes hacer para aumentar tus niveles de T. Una de ellas es tomar el suplemento de DHEA, que, como recordarás, es la precursora de la T, y en ocasiones se utiliza para aumentar los niveles de T. Un nuevo estudio sugiere, por ejemplo, que añadir DHEA podría mantener los niveles de T en las mujeres que toman la píldora anticonceptiva.[39] No obstante, el uso de DHEA es bastante controvertido debido a la limitada información que existe sobre sus efectos a largo plazo. Una revisión sistemática de la base de datos Cochrane de veintiocho ensayos aleatorios sugirió que la DHEA puede mejorar ligeramente la falta de deseo sexual, pero serían necesarios otros resultados. Además, son habituales los efectos secundarios conocidos como «androgénicos»,[40]

---

39. R. H. W. van Lunsen *et al.*, «Maintaining Physiologic Testosterone Levels During Combined Oral Contraceptives by Adding Dehydroepiandrosterone: II. Effects on Sexual Function. A Phase II Randomized, Double-Blind, Placebo-Controlled Study», *Contraception* 98, núm. 1 (2018): 56-62.
40. C. S. Scheffers *et al.*, «Dehydroepiandrosterone for Women in the Peri- or Postmenopausal Phase», *Cochrane Database Systemic Reviews* 1 (2015).

como el cabello y la piel grasos, acné, un deseo sexual excesivo, agresividad, hinchazón o sensibilidad excesiva del clítoris, desarrollo muscular excesivo, pérdida de cabello con patrón masculino y exceso de vello corporal. Aun así, dada la falta de otras opciones para aumentar los niveles de T, en ocasiones recomiendo la DHEA como suplemento a mis pacientes que no logran aumentar su T lo bastante con otros cambios en su estilo de vida.

Quizás te preguntes si no podrías simplemente empezar a tomar T para poder eliminar esos kilos de más en la parte central de tu torso. O tal vez tengas curiosidad sobre los pellets de T que se ubican bajo la piel. Aunque existen varios tratamientos de T aprobados por la FDA, por ejemplo, en el caso de EE. UU., para tratar los niveles bajos de esta hormona en los hombres, no hay evidencia de que sean seguros en las mujeres, y ése es el motivo por el cual la FDA no ha aprobado ninguna formulación de T para las mujeres. Por ahora sugiero que evites los suplementos de T como tratamiento a menos que sea absolutamente necesario. Con suerte, la investigación avanzará pronto. Mientras tanto, comprométete con realizar los cambios necesarios en la alimentación y el estilo de vida para lograr un equilibrio de la T. Esto es más seguro, no deja de ser efectivo y no tiene los potenciales efectos secundarios de los tratamientos.

Volvamos al caso de Nicole, de quien hablamos al principio del capítulo, y a sus quejas de una disminución del tono muscular y del deseo sexual, y veamos cómo le fue cuando probó el protocolo Gottfried. Nicole se centró primero en la desintoxicación, luego en la cetosis y, más tarde, añadió el ayuno intermitente. Como verás en el capítulo 5, prefiero un ayuno nocturno de entre 14 y 16 horas, aunque puedes alcanzar este tiempo paulatinamente. Nicole entró en cetosis de inmediato: después de su primer ayuno nocturno de catorce horas, las cetonas en sangre de 2,0 mmol (0,5 o más es una cetosis leve, que es el objetivo de mi plan de alimentación) sugerían que su flexibilidad metabólica sería más o menos fácil de restablecer. En una semana, las cetonas se situaban de manera consistente entre 1,0 y 2,0 mmol, lo que sugería que su organismo se había adaptado con éxito y rapidez a la quema de grasas. Cuatro semanas más tarde, Nicole había reducido 7,5 cm de cintura y había adelgazado 3,5 kilos. En ese momento vimos que sus niveles de T libre y total habían mejorado, pero todavía estaban debajo del límite inferior. Le añadí un suplemento de DHEA en una dosis de 5 miligramos al día, que Nicole compró por Internet. (El DHEA se vende sin receta en EE. UU., pero recomiendo tomarlo sólo después de haber consultado con un médico con experiencia). Después de ocho semanas, Nicole bajó de 65 a 59 kilos, y su grasa corporal descendió de un 33 a un 25 %, con lo que ahora tenía un índice de masa corporal normal y saludable de 23,8. En total perdió 10 centímetros de cintura, y la T y la DHEA volvieron a registrar niveles normales. Nicole se sentía centrada mentalmente, su libido mejoró y volvió a disfrutar del sexo con regularidad. Se sentía más sana de lo que se había sentido en años, como si hubiese recuperado su cuerpo y su vida.

Aspectos destacados

- La testosterona (T) es una hormona esencial asociada al peso, la vitalidad, la fortaleza y el deseo sexual.
- Los hombres sanos tienen más T que las mujeres sanas, pero la T es la *hormona biológicamente activa más abundante* en las mujeres. Sí, tienes más T que estrógenos.
- Cuando las mujeres tienen niveles bajos de T, pueden experimentar muchos síntomas distintos, como, por ejemplo, un aumento de peso y de grasa corporal, una disminución de la masa muscular, un estado de ánimo más bajo y un menor deseo sexual.
- Las mujeres también pueden tener un exceso de T, por lo general es parte del síndrome de ovario poliquístico (SOP). Necesitamos que exista un equilibrio en la T para poder funcionar de manera óptima.
- Se sabe mucho más sobre los efectos de un nivel bajo de T en los hombres que en las mujeres, pero mientras esperamos a que se realicen más estudios, puedes concentrarte en la alimentación, el estilo de vida y los suplementos para mejorar la producción de T, así como de otros andrógenos.

4

LA PARADOJA KETO

Jen es una mujer de 37 años que tiene un empleo estresante en el sector de la tecnología. Su novio y ella se habían propuesto adelgazar antes de su boda para verse bien en las fotografías. Después de oír hablar de la milagrosa dieta keto, decidieron probarla juntos. Los objetivos principales de Jen eran adelgazar 7 kilos, sentirse elegante con su vestido de novia y tener una mayor claridad mental para poder organizar el evento. Ahora que dispones de mucha más información acerca de las hormonas y cómo difieren entre los hombres y las mujeres, ¿puedes adivinar lo que ocurrió?

Ésta es una pregunta trampa porque, en primer lugar, para poder predecir el resultado, tendías que entender exactamente qué es una dieta cetogénica, cómo funciona y por qué en ocasiones los resultados pueden ser paradójicos.

CONOCIMIENTOS BÁSICOS SOBRE LA CETOSIS

La dieta keto de la que probablemente hayas oído hablar mucho es una dieta baja en carbohidratos, moderada en proteínas y alta en grasas que en realidad no es nueva. Su primera aplicación clínica se remonta a hace más de un siglo, cuando se utilizaba como tratamiento para los niños con epilepsia. Ciertamente, parecía ser una «cura milagrosa» (aunque jamás describiría nada de lo que hacemos en el campo de la medicina como un «milagro»), porque en muchos casos *eliminó o redujo de manera significativa* los ataques epilépticos. Entre un 10 y un 20 % de los niños tuvieron una *respuesta excelente*: mejoraron muchísimo, y en la fase inicial del proceso cetogénico, en comparación con otros niños, algunos de ellos pudieron dejar los fármacos anticonvulsivos.[1] En épocas más recientes, personas con otros problemas neurológicos, como esclerosis múltiple y las enfermedades de párkinson y de alzhéimer, han utilizado la dieta cetogénica con éxito, lo cual ha sido reportado anecdóticamente (ya que todavía no existen suficientes estudios sobre este tema).[2] Aunque los científicos no entienden del todo por qué esta dieta parece tener un efecto beneficioso en las enfermedades neurológicas, la teoría principal es que se debe a las cetonas (también denominadas cuerpos cetónicos).

Por lo general, el cuerpo humano (y en especial el cerebro) quema azúcar para convertirlo en energía. Obtenemos este azúcar de los car-

---

1. E. Vining *et al.*, «A Multicenter Study of the Efficacy of the Ketogenic Diet», *Archives of Neurology* 55, núm. 11 (1998): 1433-1437; D. R. Nordli *et al.*, «Experience with the Ketogenic Diet in Infants», *Pediatrics* 108, núm. 1 (2001): 129-133; K. Tran *et al.*, «Can You Predict an Immediate, Complete, and Sustained Response to the Ketogenic Diet?», *Epilepsia* 46, núm. 4 (2005): 580-582; E. Neal *et al.*, «The Ketogenic Diet for the Treatment of Childhood Epilepsy: A Randomised Controlled Trial», *The Lancet Neurology* 7, núm. 6 (2008): 500-506; L. Shah *et al.*, «How Often Is Antiseizure Drug-Free Ketogenic Diet Therapy Achieved?», *Epilepsy & Behavior* 93, núm. 1 (2019): 29-31; B. Gilbert, «Benefits and Complications of the Ketogenic Diet for Epilepsy», *Neurology Advisor*, www.neurologyadvisor.com/topics/epilepsy/benefits-and-complications-of-the-ketogenic-diet-for-epilepsy/. Consultado el 27 de noviembre de 2019.
2. T. J. W. McDonald *et al.*, «Ketogenic Diets for Adult Neurological Disorders», *Neurotherapeutics* 15, núm. 4 (2018): 1018-1031; M. Rusek *et al.*, «Ketogenic Diet in Alzheimer's Disease», *International Journal of Molecular Sciences* 20, núm. 16 (2019): 3892; G. M. Broom *et al.*, «The Ketogenic Diet as a Potential Treatment and Prevention Strategy for Alzheimer's Disease», *Nutrition* 60 (2019): 118-121; R. Nagpal *et al.*, «Modified Mediterranean-Ketogenic Diet Modulates Gut Microbiome and Short-Chain Fatty Acids in Association with Alzheimer's Disease Markers in Subjects with Mild Cognitive Impairment», *EBioMedicine* 47 (2019): 529-542.

bohidratos que ingerimos (y, en segundo lugar, de las proteínas). Sin embargo, cuando la ingesta de carbohidratos se reduce drásticamente, el organismo recurre a la grasa como combustible en lugar al azúcar. Y lo hace activando al hígado para que libere cetonas, que el organismo y el cerebro pueden quemar y utilizar como fuente de energía. Recuerda que quemar grasa en lugar de azúcar forma parte de la cetosis. Es posible que hayamos desarrollado esta capacidad muy temprano en la historia de la humanidad para sobrevivir a las estaciones, cuando los hidratos de carbono de las frutas y las verduras escaseaban o no existían. En esos momentos, la grasa animal se convertía en una importante fuente de combustible, y nuestros cuerpos encontraron la manera de utilizarla.

El cerebro en particular parece florecer cuando recibe combustible de las cetonas, no del azúcar. Éste puede ser el motivo por el cual las cetonas (y la dieta cetogénica) parecen beneficiar a las personas con problemas cerebrales. Dado que para el organismo resulta más fácil quemar azúcar que cetonas, quemar cetonas para obtener combustible parece inducir a la pérdida de peso: es necesaria más energía y se quema más grasa. En un principio, la pérdida de peso se consideraba un efecto secundario de la cetosis (el estado de quemar grasa en lugar de azúcar), en vez de ser su propósito principal.

El motivo por el cual la dieta keto produce una pérdida de peso es porque, cuando estás en cetosis, quemas literalmente tus reservas de grasa para obtener combustible. Cuando empiezas a comer menos carbohidratos y más grasas, tu organismo reconoce que se encuentra ante un nuevo escenario. Cuando se queda sin azúcar (y glucógeno, que es la reserva de «energía de carbohidratos» del hígado), el organismo descubre que puede contar con la gran cantidad de grasas alimentarias que recibe. Esto evita que el cuerpo sienta una falta de energía entrante. No hay hambre, sino un tipo de combustible distinto. El organismo se adapta, se torna metabólicamente flexible y empieza a quemar la grasa corporal.

Hacer que el cuerpo active el interruptor, dejando de quemar carbohidratos y empezando a quemar grasa, le proporciona unos beneficios de salud fascinantes: concentración mental, más memoria y calidad de atención, menos inflamación y, como ya se ha comentado, pérdida de peso. En términos generales, una dieta keto podría ser un camino más fácil para adelgazar porque te ayuda a sentirte más satisfecha que con las dietas que limitan calorías. Muchas personas, ansiosas por perder peso, han seguido la dieta keto. Pero últimamente se ha puesto muy de moda.

Suena muy bien, ¿no? Pero antes de que tires las frutas y las verduras a la basura o te abastezcas de tocino para un año entero, me gustaría recordar lo siguiente: *la dieta cetogénica ha sido estudiada principalmente en los hombres y funciona bastante bien para ellos.* A las mujeres, por otro lado, no suele irles tan bien con esta dieta. Hay excepciones (para algunas mujeres, la dieta keto es perfecta), aunque, en general, un hombre y una mujer (como Jen y su novio) pueden hacer una dieta keto idéntica y obtener resultados por completo distintos.

Como ya se ha mencionado, es posible que la dieta keto no sea saludable para personas con diferentes problemas de salud. Por este motivo, si padeces alguna enfermedad, deberías consultar con tu médico antes de probar esta dieta. Si sufres cáncer o lo has padecido, consulta con tu oncólogo si la dieta keto es adecuada para ti. Aunque la mayoría de los estudios sobre la dieta cetogénica en el cáncer son favorables,[33] un modelo animal sugiere que la dieta keto puede empeorar cierta forma de cáncer denominada leucemia mieloide aguda, como se publicó en la revista *Nature.*[44] Por otro lado, la mayoría de las células cancerosas se alimenta de azúcar, de manera que la dieta keto podría ser una herramienta importante que es sinérgica para la prevención y el tratamiento multimodales del cáncer, aunque es necesario realizar más pruebas para explorar esta posibilidad. Resumiendo: ¡es complicado! La dieta keto debe ser personalizada para la situación de cada mujer. (Para más información sobre las contraindicaciones absolutas y relativas de la dieta cetogénica, *véase* ¿La dieta keto es segura para mí?). Si tienes preguntas sobre la dieta keto en determinados problemas de salud, como problemas en la vesícula biliar o una historia de piedras en el riñón, consulta con tu médico.

---

3. H. Y. Chung *et al.*, «Rationale, Feasibility, and Acceptability of Ketogenic Diet for Cancer Treatment», *Journal of Cancer Prevention* 22, núm. 3 (2017): 127-134; D. D. Weber *et al.*, «Ketogenic Diet in the Treatment of Cancer - Where Do We Stand?», *Molecular Metabolism* 33 (2020): 102-121.

4. B. D. Hopkins *et al.*, «Suppression of Insulin Feedback Enhances the Efficacy of PI3K Inhibitors», *Nature* 560, núm. 7719 (2018): 499-503.

¿La dieta keto es segura para mí?

¿Cómo puedes saber si la dieta keto es segura para ti?[5] Una dieta cetogénica no es segura para las personas que tienen problemas de salud congénitos que les impiden metabolizar los ácidos grasos. Estas dolencias incluyen el déficit de piruvato carboxilasa, el porfirismo y otros trastornos del metabolismo de los lípidos. Otros problemas de salud que pueden agravarse con la dieta cetogénica incluyen la pancreatitis, las enfermedades activas de la vesícula biliar, la insuficiencia hepática y un estado nutricional deficiente. Es posible que tampoco sea apropiada para las personas que han sido sometidas a una cirugía de bypass gástrico, las que tienen una historia de tumores abdominales o cáncer y las que tienen una historia de insuficiencia renal. Las personas con diabetes tipo 1 deberían evitar la dieta keto. Además, no recomiendo esta dieta para las mujeres embarazadas o durante la lactancia, ya que no existe información sobre su seguridad.

También hay algunas enfermedades metabólicas raras para las que la dieta keto está contraindicada, como la deficiencia de carnitina (primaria), la deficiencia I o II de carnitina palmitoil transferasa (CPT), la deficiencia de carnitina translocasa, los defectos de betaoxidación, la deficiencia de 3-hidroxi-3-metilglutaril-CoA sintasa mitrocondrial (mHMGS), la deficiencia de acil deshidrogenasa de cadena media (MCAD), la deficiencia de acil deshidrogenasa de cadena larga (LCAD), la deficiencia de acil deshidrogenasa de cadena corta (SCAD), la deficiencia de 3-hidroxiacil-CoA de cadena larga y la deficiencia de 3-hidroxiacil-CoA de cadena media.

Si tienes dudas, consulta con tu médico. Nunca es mala idea hablar con tu médico o equipo sanitario antes de comenzar un nuevo plan alimenticio. Y asegúrate de estar al tanto de los últimos estudios, ya que van apareciendo nuevas indicaciones y contraindicaciones basándose en los descubrimientos científicos más recientes.

5. A. F. Luat *et al.*, «The Ketogenic Diet: A Practical Guide for Pediatricians», *Pediatric Annals* 45, núm. 12 (2016): e446–50; G. Muscogiuri *et al.*, «The Management

Keto y el sesgo masculino en la investigación

Quizás no resulte sorprendente que las mujeres tengan más tendencia a tener problemas con la dieta keto, dado que la mayor parte de los datos sobre la dieta cetogénica provienen de hombres.[6] Algunos de estos estudios realizados en hombres incluyen la evaluación del hambre y el apetito para la pérdida de peso[7] o la cronología de los cambios en la saciedad y el apetito[8] en hombres obesos y con sobrepeso,[9]

of Very Low-Calorie Ketogenic Diet in Obesity Outpatient Clinic: A Practical Guide», *Journal of Translational Medicine* 17, núm. 1 (2019): 356.

6. A. Johannessen *et al.*, «Prolactin, Growth Hormone, Thyrotropin, 3, 5, 3'-Triiodo-thyronine, and Thyroxine Responses to Exercise After Fat- and Carbohydrate-Enriched Diet», *The Journal of Clinical Endocrinology & Metabolism* 52, núm. 1 (1981): 56-61; L. J. McCargar *et al.*, «Dietary Carbohydrate-to-Fat Ratio: Influence on Whole-Body Nitrogen Retention, Substrate Utilization, and Hormone Response in Healthy Male Subjects», *The American Journal of Clinical Nutrition* 49, núm. 6 (1989): 1169-1178; J. Langfort *et al.*, «Effect of Low-Carbohydrate-Ketogenic Diet on Metabolic and Hormonal Responses to Graded Exercise in Men», *Journal of Physiology and Pharmacology: An Official Journal of the Polish Physiological Society* 47, núm. 2 (1996): 361-371; F. Q. Nuttall *et al.*, «The Metabolic Response to a High-Protein, Low-Carbohydrate Diet in Men with Type 2 Diabetes Mellitus», *Metabolism* 55, núm. 2 (2006): 243-251; A. E. Lima-Silva *et al.*, «Low Carbohydrate Diet Affects the Oxygen Uptake on-Kinetics and Rating of Perceived Exertion in High-Intensity Exercise», *Psychophysiology* 48, núm. 2 (2011): 277-284; A. Zajac *et al.*, «The Effects of a Ketogenic Diet on Exercise Metabolism and Physical Performance in Off-Road Cyclists», *Nutrients* 6, núm. 7 (2014): 2493-2508; K. D. Hall *et al.*, «Energy Expenditure and Body Composition Changes After an Isocaloric Ketogenic Diet in Overweight and Obese Men», *The American Journal of Clinical Nutrition* 104, núm. 2 (2016): 324-333; S. Vargas *et al.*, «Efficacy of Ketogenic Diet on Body Composition During Resistance Training in Trained Men: A Randomized Controlled Trial», *Journal of the International Society of Sports Nutrition* 15, núm. 1 (2018): 31.

7. A. M. Johnstone *et al.*, «Effects of a High-Protein Ketogenic Diet on Hunger, Appetite, and Weight Loss in Obese Men Feeding Ad Libitum», *The American Journal of Clinical Nutrition* 87, núm. 1 (2008): 44-55.

8. S. R. Nymo *et al.*, «Timeline of Changes in Appetite During Weight Loss with a Ketogenic Diet», *International Journal of Obesity* 41, núm. 8 (2017): 1224-1231.

9. Hall *et al.*, «Energy Expenditure and Body Composition», *op. cit.*

estudios en hombres atléticos,[10] análisis de marcadores sanguíneos de riesgo cardiovascular[11] en hombres sanos y pruebas cetogénicas en ratones machos[12] (pero no hembras). Asimismo, las dietas bajas en carbohidratos han sido probadas principalmente en hombres.[13] Sólo unas cuantas pruebas cetogénicas para la pérdida de peso han

10. Vargas *et al.*, «Efficacy of Ketogenic Diet», *op. cit.*
11. M. J. Sharman *et al.*, «A Ketogenic Diet Favorably Affects Serum Biomarkers for Cardiovascular Disease in Normal-Weight Men», *The Journal of Nutrition* 132, núm. 7 (2002): 1879-1885.
12. K. K. Ryan *et al.*, «Dietary Manipulations That Induce Ketosis Activate the HPA Axis in Male Rats and Mice: A Potential Role for Fibroblast Growth Factor-21», *Endocrinology* 159, núm. 1 (2017): 400-413.
13. C. M. Young *et al.*, «Effect on Body Composition and Other Parameters in Obese Young Men of Carbohydrate Level of Reduction Diet», *The American Journal of Clinical Nutrition* 24, núm. 3 (1971): 290-296; S. B. Hulley *et al.*, «Lipid and Lipoprotein Responses of Hypertriglyceridaemic Outpatients to a Low-Carbohydrate Modification of the AHA Fat-Controlled Diet», *The Lancet* 300, núm. 7777 (1972): 551-555; B. Fagerberg *et al.*, «Weight-Reducing Diets: Role of Carbohydrates on Sympathetic Nervous Activity and Hypotensive Response", *International Journal of Obesity* 8, no. 3 (1984): 237–43; J. W. Helge et al., "Prolonged Adaptation to Fat-Rich Diet and Training: Effects on Body Fat Stores and Insulin Resistance in Man», *International Journal of Obesity* 26, núm. 8 (2002): 1118-1124; J. S. Volek *et al.*, «Body Composition and Hormonal Responses to a Carbohydrate-Restricted Diet», *Metabolism-Clinical and Experimental* 51, núm. 7 (2002): 864-870; R. H. Stimson *et al.*, «Dietary Macronutrient Content Alters Cortisol Metabolism Independently of Body Weight Changes in Obese Men», *The Journal of Clinical Endocrinology & Metabolism* 92, núm. 11 (2007): 4480-4484; A. R. Lane *et al.*, «Influence of Dietary Carbohydrate Intake on the Free Testosterone: Cortisol Ratio Responses to Short-Term Intensive Exercise Training», *European Journal of Applied Physiology* 108, núm. 6 (2010): 1125-1131; K. Pilis *et al.*, «Three-Year Chronic Consumption of Low-Carbohydrate Diet Impairs Exercise Performance and Has a Small Unfavorable Effect on Lipid Profile in Middle-Aged Men», *Nutrients* 10, núm. 12 (2018): 1914; H. S. Waldman *et al.*, «Effects of a 15-day Low Carbohydrate, High-Fat Diet in Resistance-Trained Men», *The Journal of Strength & Conditioning Research* 32, núm. 11 (2018): 3103-3111; M. M. Michalczyk *et al.*, «Anaerobic Performance After a Low-Carbohydrate Diet (LCD) Followed by 7 Days of Carbohydrate Loading in Male Basketball Players», *Nutrients* 11, núm. 4 (2019): 778.

incluido mujeres, pero éstas representaban menos de un 20 % de los participantes.[14]

Esta brecha de género no existe tan sólo en la investigación sobre la dieta keto, o, en términos más amplios, en la investigación sobre dieta y nutrición. En la mayoría de los ámbitos de la medicina, históricamente, las mujeres han estado poco representadas en la investigación clínica, o incluso han sido excluidas del todo. En la década de 1990, se aprobó una ley federal en EE. UU. que exige que los estudios financiados por los Institutos Nacionales de la Salud (NIH) incluyan a mujeres. Además, en el año 2012, los NIH empezaron a exigir que los estudios en animales incluyeran a ambos sexos. ¿En serio? Y todavía no es rutinario para los investigadores analizar sus resultados por género. Dado que las mujeres no son meramente hombres con ovarios, no podemos (y no deberíamos) extrapolar los resultados de los estudios realizados en hombres para predecir resultados en las mujeres. Si lo hiciéramos, estaríamos ignorando diferencias biológicas fundamentales, como la forma en que las hormonas femeninas interactúan con el resto del organismo de la mujer, y estaríamos descartando las profundas transiciones endocrinológicas que experimentan las mujeres y los hombres, no, como, por ejemplo, el embarazo, la lactancia, la perimenopausia y la menopausia.

Además, aplicar algo con tanta influencia como una recomendación dietética a las mujeres sin una adecuada base científica puede afectar a la salud y a la pérdida de peso de una forma peligrosa. Las mujeres no sólo dan por sentado que su fracaso en su intento de adelgazar y sentirse mejor es culpa suya (y sienten resentimiento hacia sus amigos y sus parejas del sexo masculino que han tenido éxito con la dieta keto), sino que además podrían acabar teniendo más factores de riesgo para enfermedades crónicas como el colesterol, la inflamación, el estrés elevado, la diabetes y el aumento de peso.

---

14. L. Stern *et al.*, «The Effects of Low-Carbohydrate Versus Conventional Weight Loss Diets in Severely Obese Adults: One-Year Follow-Up of a Randomized Trial», *Annals of Internal Medicine* 140, núm. 10 (2004): 778-785; I. Shai *et*

¿Qué está ocurriendo? ¿Por qué la dieta keto ayuda a la mayoría de los hombres a perder peso, pero hace que algunas mujeres engorden? Además, ¿por qué la dieta keto revierte algunas dolencias como la hiperglucemia y la hipertensión, y, sin embargo, exacerba otras? ¿Cuándo elimina la inflamación y cuándo la causa?

Llevo dedicándome a la salud femenina desde 1994, pero en los últimos diez años un gran número de «refugiadas keto» han visitado mi consulta y han participado en mis cursos *online*. He visto de cerca la frustración que experimentan con la dieta keto (y, a estas alturas, siento que lo he visto todo). Las mujeres me cuentan que han engordado con la dieta keto y me preguntan si esto se debe al plan alimenticio de alta densidad calórica o a la generosa cantidad de grasa animal. Ellas experimentan más inflamación, las articulaciones les duelen y se preguntan por qué no se sienten o se les ve tan bien como a sus maridos o a sus compañeros de trabajo del sexo masculino que están siguiendo el mismo plan. Se estresan o comienzan su período y salen de la cetosis.

No estamos totalmente seguros de por qué las mujeres responden a la dieta keto de una forma distinta a los hombres,[15] pero puedo hacer una conjetura informada basada en lo que he visto en mi consulta (y lo has leído en los últimos tres capítulos): *son las hormonas*. Desde una perspectiva hormonal, es lógico que una dieta baja en carbohidratos y alta en grasas tenga un efecto distinto en los hombres y en las mujeres. Como vimos en el capítulo anterior, el sistema endocrino y las hormonas que produce responden de una forma distinta a las grasas, los carbohidratos y las proteínas, y dado que las mujeres y los hombres tienen perfiles hormonales muy distintos, es lógico que sus organismos y sus hormonas reaccionen a la dieta cetogénica de maneras diferentes.

al., «Weight Loss with a Low-Carbohydrate, Mediterranean, or Low-Fat Diet», *New England Journal of Medicine* 359, núm. 3 (2008): 229-241; N. Iqbal *et al.*, «Effects of a Low-Intensity Intervention That Prescribed a Low-Carbohydrate vs. a Low-Fat Diet in Obese, Diabetic Participants», *Obesity* 18, núm. 9 (2010): 1733-1738.
15. Volek *et al.*, «Cardiovascular and Hormonal Aspects», *op. cit.*; Volek *et al.*, «Comparison of Energy-Restricted», *op. cit.*; Dashti *et al.*, «Long Term Effects of Ketogenic Diet», *op. cit.*; Ruaño, «Physiogenomic Analysis of Weight Loss», *op. cit.*; Durkalec-Michalski *et al.*, «Effect of a Four-week Ketogenic Diet», *op. cit.*

Pero volvamos al caso de Jen y su novio. ¿Qué crees que ocurrió cuando los dos se pasaron a un plan alimenticio bajo en carbohidratos, moderado en proteínas y alto en grasas?

HORMONAS, ALMACENAMIENTO DE GRASA Y LA BATALLA (DIETÉTICA) DE LOS SEXOS

Como habrás intuido, el novio de Jen adelgazó rápidamente: 5 kilos en los primeros diez días de dieta keto. Jen, por otro lado, *engordó* casi de inmediato y no observó ningún cambio en su «niebla mental». Esto no era lo que ella esperaba. Frustrada y desilusionada, dejó la dieta. Pero cuando escuchas una y otra vez lo maravilloso que es algo, es difícil no volver a intentarlo. Jen empezó a preguntarse si había seguido bien la dieta keto. Después de todo, admitió que no había estado contando los gramos de carbohidratos, proteínas y grasas (sus macronutrientes o macros), así que quizás no había empleado las proporciones correctas.

Seis meses más tarde, Jen probó la dieta keto otra vez. En esta ocasión, llevó un registro fiel de su comida para ceñirse a las raciones adecuadas de macronutrientes que había leído en Internet: 10 % de carbohidratos, 20 % de proteínas y 70 % de grasas. Pero ahora tenía un nuevo problema: tenía hambre una y otra vez. Se supone que la dieta keto reduce el apetito, así que Jen no podía entender por qué no le ocurría eso. Su novio no tenía hambre. Comía huevos con beicon y se sentía muy bien (¡y luego adelgazaba otro kilo!). Pero esa sensación de satisfacción nunca la vivió Jen, y las cosas empeoraron durante la menstruación, cuando tuvo caprichos de pastel de chocolate. Un mes más tarde, Jen no veía ninguna diferencia (excepto que ahora soñaba de continuo con pan y rosquillas), y aunque no había engordado, tampoco había adelgazado. Frustrada una vez más, dejó la dieta. Cuando finalmente vino a verme, me habló de su decepcionante experiencia, y la tranquilicé diciéndole que ella no era la única mujer que había tenido problemas con la dieta keto. Le comenté que no debía perder la esperanza todavía.

¿Por qué le está ocurriendo esto a tantas mujeres? ¿Por qué las hormonas femeninas responden de una forma tan distinta a la dieta keto? En primer lugar, debemos examinar la ciencia de las dietas en general.

Lamento decirlo, pero las mujeres ya estamos en desventaja cuando se trata de adelgazar. Los estudios han demostrado que, haciendo dieta, los hombres pierden más peso que las mujeres.[16] Un estudio mostró que ellos pierden el doble de peso y tres veces más grasa que las mujeres cuando se someten a una dieta.[17] Al parecer, los hombres pierden más grasa abdominal (la grasa visceral más peligrosa), mientras que las mujeres tienden a perder más grasa subcutánea (la menos dañina).[18] Eso se traduce en una mejora metabólica en los hombres (el ritmo en el que sus cuerpos transforman los alimentos en combustible).

Las diferencias van incluso más lejos. Los hombres suelen ser menos conscientes de su peso o a estar insatisfechos con él, y es menos probable que traten de adelgazar (y, según un estudio, cuando han tratado de hacerlo han tenido un 40 % más de probabilidades que las mujeres de perder 4,5 kilos y mantener ese peso, y de aumentar la cantidad de ejercicio que hacen en el transcurso de un año).[19]

Por el contrario, las mujeres son más propensas que los hombres a querer tener un peso más bajo, y experimentan mayores niveles de insatisfacción con su peso.[20] Las normas sociales poco realistas y el nego-

16. R. L. Williams *et al.*, «Effectiveness of Weight Loss Interventions – Is there a Difference Between Men and Women? A Systematic Review», *Obesity Review* 16, núm. 2 (2015): 171-186.

17. D. J. Millward *et al.*, «Sex Differences in the Composition of Weight Gain and Loss in Overweight and Obese Adults», *British Journal of Nutrition* 111, núm. 5 (2014): 933-943.

18. A. Wirth *et al.*, «Gender Differences in Changes in Subcutaneous and Intra-Abdominal Fat During Weight Reduction: An Ultrasound Study», *Obesity Research* 6, núm. 6 (1998): 393-399.

19. Los hombres fueron un 64 % menos propensos a ser conscientes de su peso («percepción del peso»), un 61 % menos propensos a sentirse insatisfechos con su peso y un 45 % más propensos que las mujeres a adelgazar 4,5 kilos o más en el transcurso de un año, mantener el peso y hacer más ejercicio. S. A. Tsai *et al.*, «Gender Differences in Weight Related Attitudes and Behaviors Among Overweight and Obese Adults in the United States», *American Journal of Men's Health* 10, núm. 5 (2016): 389-398.

20. A. Furnham *et al.*, «Body Image Dissatisfaction: Gender Differences in Eating Attitudes, Self-Esteem, and Reasons for Exercise», *Journal of Psychology* 136, núm. 6 (2002): 581-596.

cio multimillonario de las dietas afecta más a las mujeres que a los hombres. Incluso existe un efecto de onda relacionado con los ingresos. La circunferencia de la cintura está relacionada de manera negativa con los salarios en el caso de las mujeres, pero no en el de los hombres. *Ninguna medida de obesidad está vinculada con los ingresos de los hombres.*[21] Claramente, las mujeres tienen una carga mayor cuando se trata de adelgazar.

Problemas de peso

Otro problema al que se enfrentan las mujeres con mayor frecuencia que los hombres es la adicción a la comida y otros trastornos alimenticios. Comer en exceso es el más común de ellos. Las mujeres tenemos cuatro veces más riesgo de ser adictas a la comida: somos más propensas a comer por motivos emocionales, positivos o negativos, o porque nos sentimos demasiado estresadas. Esto significa que para nosotras renunciar a las magdalenas puede no ser una tarea fácil. Este factor hace que cumplir con cualquier dieta sea más difícil, sobre todo si es baja en carbohidratos. Como mujer, conozco bien estas presiones y he interiorizado muchas de ellas. Juntas cuidaremos de nuestra salud, no sólo de nuestra apariencia, porque ésa es mi tarea principal como médico de precisión.

Todo esto parece ser sumamente injusto, lo sé. ¡Y lo es! Pero también es uno de los principales motivos por los cuales desarrollé el protocolo Gottfried y escribí este libro. Quiero ayudar a nivelar el campo de juego con un método accesible y fácil de seguir que puede ayudar a muchas mujeres a tener tanto éxito con la dieta keto como los hombres. El

21. E. Johansson *et al.*, «Obesity and Labour Market Success in Finland: The Difference Between Having a High BMI and Being Fat», *Economics and Human Biology* 7, núm. 1 (2009): 36-45.

protocolo Gottfried trabaja *con* tus hormonas en lugar de imponer a tu cuerpo un programa que no ha sido probado en mujeres o diseñado teniendo en cuenta tu química corporal. Cuando logres recuperar tu salud en tus propios términos, tendrás seguridad en ti misma, claridad, energía y buena salud, lo cual te permitirá florecer.

LA CIENCIA DE LAS HORMONAS FEMENINAS Y LA DIETA KETO

Antes de que explique por qué tus hormonas funcionarán bien con el protocolo Gottfried, examinemos con detenimiento por qué las hormonas femeninas no funcionan con las dietas keto tradicionales. Comencemos con Jen. Los «fracasos» de Jen con la dieta cetogénica y las consiguientes frustraciones tal vez se debieran a sus hormonas y a una inflamación no resuelta. Para confirmar esto, lo primero que hice fue ordenar algunos análisis, y descubrimos que Jen tenía varios problemas.

1. Jen tenía un alto nivel de cortisol en la orina, lo cual reflejaba su preocupación de estar sometida a mucho estrés. Muchas mujeres de la edad de Jen experimentan un nivel alto de estrés percibido, y están tan acostumbradas a sentirse así que ni siquiera son conscientes de que es un problema. Pero el estrés crónico puede ser la principal causa de la «niebla mental», los problemas de concentración, la hipertensión y la disfunción hipotalámica-pituitaria-suprarrenal subclínica (la denominada fatiga suprarrenal, un término que no me agrada). Recuerda que Jen estaba siguiendo una dieta baja en carbohidratos. Dado que los carbohidratos de alta calidad, de alimentos sanos como las verduras y las verduras multicolores pueden favorecer el funcionamiento saludable de las glándulas suprarrenales y estabilizar los niveles de cortisol, yo sospechaba que su dieta podría estar exacerbando su estrés.

2. Jen tenía unos niveles altos de azúcar en sangre, en un rango que indicaba prediabetes, un problema en el cual el nivel de azúcar en sangre está por encima de lo normal pero aún no ha llegado al nivel de la diabetes. La prediabetes generalmente se considera

una advertencia de que la diabetes es inminente si no se sigue un tratamiento; es un signo revelador de inflexibilidad metabólica. (Para conocer los criterios analíticos, *véanse* las notas).[22] La prediabetes es común en las mujeres con sobrepeso e incluso en algunas mujeres que no tienen sobrepeso pero que ya no pueden procesar los carbohidratos de manera eficiente o que se han vuelto resistentes a la insulina. La hiperglucemia también puede causar problemas de concentración y una sensación de malestar general. Además, es un factor para las enfermedades cardíacas, aunque algunas mujeres no tienen síntomas (pero sí todos los riesgos). Jen se sorprendió al enterarse de que podía tener hiperglucemia siguiendo una dieta baja en carbohidratos, pero para algunas mujeres ciertos tipos de grasas pueden desencadenar una hiperglicemia.[23] He observado esto en Jen y en otras pacientes.

---

22. Rangos de diagnóstico de cortisol y glucosa en sangre. Yo mido el cortisol en la sangre y en la orina. Mido la glucosa en la sangre y en el espacio intersticial con un medidor continuo de glucosa. Así es como la American Diabetes Association define la prediabetes: glucosa al límite medida con cualquiera de las tres formas de medición (glucosa en plasma en ayunas 100-125 mg/dl [5.6-6.9 mmol/L], glucosa en plasma 2-hrs 140-199mg/dl [7,8-11,0 mmol/dl] o hemoglobina A1c 5,7-6,4% [39-46 mmol/mol]).

    J. S. Yudkin, «'Prediabetes': Are There Problems with This Label? Yes, the Label Creates Further Problems!», *Diabetes Care* 39, núm. 8 (2016): 1468-1471; American Diabetes Association, «2. Classification and Diagnosis of Diabetes: Standards of Medical Care in Diabetes - 2018», *Diabetes Care* 41, núm. 1 (2018): S13-27.

23. D. E. Laaksonen *et al.*, «Serum Fatty Acid Composition Predicts Development of Impaired Fasting Glycaemia and Diabetes in Middle-aged Men», *Diabetic Medicine* 19, núm. 6 (2002): 456-464; R. M. Van Dam *et al.*, «Dietary Fat and Meat Intake in Relation to Risk of Type 2 Diabetes in Men», *Diabetes Care* 25, núm. 3 (2002): 417-424; G. Riccardi *et al.*, «Dietary Fat, Insulin Sensitivity, and the Metabolic Syndrome», *Clinical Nutrition* 23, núm. 4 (2004): 447-456; A. Shaheen *et al.*, «A Hypothetical Model to Solve the Controversy over the Involvement of UCP2 in Palmitate-Induced β-cell Dysfunction», *Endocrine* 54, núm. 2 (2016): 276-283; M. Mazidi *et al.*, «Dietary Food Patterns and Glucose/Insulin Homeostasis: A Cross-sectional Study Involving 24,182 Adult Americans», *Lipids in Health and Disease* 16, núm. 1 (2017): 192; M. Rapoport *et al.*, «Triglycerides, Free Fatty Acids, and Glycemic Control: An Unresolved Puzzle», *The Israel Me-*

Una dieta baja en carbohidratos no siempre significa niveles bajos de azúcar en sangre: las grasas saturadas pueden elevar los niveles de azúcar en sangre, quizás debido a la inflamación.

3. La tiroides, la T y la hormona del crecimiento de Jen estaban en el límite inferior. Mi sospecha fue que ésta era también una consecuencia de su dieta baja en carbohidratos, ya que éstos pueden favorecer un funcionamiento más saludable de la tiroides y los estrógenos en muchas mujeres.

4. Otra prueba mostró que Jen tenía inflamación crónica. Oímos hablar mucho de la inflamación, por lo general en el contexto de que es algo malo que puede contribuir al aumento de peso. Típicamente, eso significa que el sistema inmunitario está teniendo una respuesta disfuncional a una lesión o infección. Pero dado que hay muchas cosas que no se entienden acerca de la inflamación, sería bueno que desarrollemos este concepto. Hay dos tipos de inflamación: una de corto plazo, llamada aguda, y otra de largo plazo, denominada crónica. La inflamación aguda ocurre cuando nos cortamos, nos torcemos un tobillo o tenemos una infección, y en ese caso la inflamación aguda (respuesta inmunitaria) es buena: la zona se hincha y se pone roja mientras los glóbulos blancos luchan para que sanemos. Jen, sin embargo, mostraba evidencias de una inflamación crónica (una respuesta inmune que no se resuelve), que era patente por un nivel elevado proteína C-reactiva en la sangre. En ocasiones es consecuencia de un exceso de grasas saturadas en las mujeres,[24] aunque la ciencia

dical Association Journal 20, núm. 6 (2018): 385-387; A. Julibert et al., «Total and Subtypes of Dietary Fat Intake and Its Association with Components of the Metabolic Syndrome in a Mediterranean Population at High Cardiovascular Risk», Nutrients 11, núm. 7 (2019): 1493.

24. J. Y. Lee et al., «Saturated Fatty Acids, but Not Unsaturated Fatty Acids, Induce the Expression of Cyclooxygenase-2 Mediated Through Toll-Like Receptor 4», Journal of Biological Chemistry 276, núm. 20 (2001): 16683-16689; J. M. Fernández-Real et al., «Insulin Resistance, Inflammation, and Serum Fatty Acid Composition», Diabetes Care 26, núm. 5 (2003): 1362-1368; K. M. Ajuwon et al., «Palmitate Activates the NF-κB Transcription Factor and Induces IL-6 and TNFα Expression in 3T3-L1 Adipocytes», The Journal of Nutrition 135, núm.

todavía está evolucionando y sugiere que los factores de estilo de vida, como el ejercicio físico, pueden influir.[25]

Esta lista da una idea de las formas específicas en las que la dieta cetogénica típica no funciona muy bien en las mujeres con desequilibrios hormonales. La dieta keto tradicional puede ser demasiado baja en carbohidratos para las mujeres que tienen algún desequilibrio hormonal, dado que éstos pueden ayudar a mitigar la respuesta de estrés y

8 (2005): 1841-1846; C. Klein-Platat et al., «Plasma Fatty Acid Composition Is Associated with the Metabolic Syndrome and Low-Grade Inflammation in Overweight Adolescents», The American Journal of Clinical Nutrition 82, núm. 6 (2005): 1178-1184; A. R. Weatherill et al., «Saturated and Polyunsaturated Fatty Acids Reciprocally Modulate Dendritic Cell Functions Mediated Through TLR4», The Journal of Immunology 174, núm. 9 (2005): 5390-5397; S. Santos et al., «Systematic Review of Saturated Fatty Acids on Inflammation and Circulating Levels of Adipokines», Nutrition Research 33, núm. 9 (2013): 687-695; J. E. Kaikkonen et al., «High Serum n6 Fatty Acid Proportion Is Associated with Lowered LDL Oxidation and Inflammation: The Cardiovascular Risk in Young Finns Study», Free Radical Research 48, núm. 4 (2014): 420-426; C. Harris et al., «Associations Between Fatty Acids and Low-Grade Inflammation in Children from the MELISSA plus Birth Cohort Study», European Journal of Clinical Nutrition 71, núm. 11 (2017): 1303-1311; D. M. Rocha et al., «The Role of Dietary Fatty Acid Intake in Inflammatory Gene Expression: A Critical Review», São Paulo Medical Journal 135, núm. 2 (2017): 157-168.

25. L. Arab et al., «Biomarkers and the Measurement of Fatty Acids», Public Health Nutrition 5, núm. 6a (2002): 865-871; C. Kasapis et al., «The Effects of Physical Activity on Serum C-Reactive Protein and Inflammatory Markers: A Systematic Review», Journal of the American College of Cardiology 45, núm. 10 (2005): 1563-1569; M. Gleeson et al., «The Anti-Inflammatory Effects of Exercise: Mechanisms and Implications for the Prevention and Treatment of Disease», Nature Reviews Immunology 11, núm. 9 (2011): 607-615; B. Ruiz-Núñez et al., «Lifestyle and Nutritional Imbalances Associated with Western Diseases: Causes and Consequences of Chronic Systemic Low-Grade Inflammation in an Evolutionary Context», The Journal of Nutritional Biochemistry 24, núm. 7 (2013): 1183-1201; S. Santos et al., «Fatty Acids Derived from a Food Frequency Questionnaire and Measured in the Erythrocyte Membrane in Relation to Adiponectin and Leptin Concentrations», European Journal of Clinical Nutrition 68, núm. 5 (2014): 555-560; M. Mazidi et al., «Impact of the Dietary Fatty Acid Intake on C-Reactive Protein Levels in US Adults», Medicine 96, núm. 7 (2017): e5736.

reducir los niveles de cortisol. También pueden aumentar la hormona del crecimiento y apoyar al funcionamiento de la tiroides.

Otro problema es la inflamación, sobre todo la inflamación crónica. La inflamación crónica o no resuelta es problemática y puede tener diversas causas. En ocasiones se debe a una respuesta inmune que nunca se apaga, como una luz que dejamos encendida en una habitación. Esto puede ocurrir cuando se ingiere comida inflamatoria (carbohidratos refinados, bebidas azucaradas y ciertos alimentos fritos), o por la exposición a toxinas, el estrés crónico, el exceso de grasa visceral e incluso debido a enfermedades autoinmunes como la tiroiditis de Hashimoto. La inflamación crónica y no resuelta es algo que debemos tomarnos en serio, ya que puede tener otras consecuencias como las enfermedades cardiovasculares, alzhéimer, cáncer y depresión.

Un estudio mostró que el cambio hacia la cetosis (mediante la cual quemamos grasa sobre todo durante el ejercicio físico) tarda más en hacer efecto en las mujeres que en los hombres. Los hombres tienden a quemar grasa con mayor facilidad, y lo hacen a una intensidad menor que las mujeres. Creo que esto se debe a que el cuerpo de la mujer no sólo suele necesitar más carbohidratos y aferrarse a la grasa por una serie de motivos (incluida la fertilidad, aunque el problema persiste y puede empeorar después de la menopausia), sino que además las mujeres tendemos a tener una mayor respuesta inflamatoria frente a ciertas grasas. Por este motivo, el cuerpo de la mujer se resiste durante más tiempo que el del hombre a hacer el cambio para quemar grasa. La respuesta inflamatoria a causa de las grasas también puede elevar el nivel de azúcar en sangre, como, al parecer, le ocurrió a Jen.

¿Cuál es tu metabolotipo? ¿Manzana, pera o apio?

El lugar *donde* almacena grasa una mujer parece ser un buen predictor de cómo se comporta su fisiología: almacenar grasa sobre todo en la zona abdominal lleva consigo los mismos riesgos metabólicos que en los hombres, especialmente cuando existe obesidad. No obstante, muchas mujeres con obesidad y acumulación de grasa que tienen «forma de pera» están *protegidas* de las enfermedades metabólicas y cardiovasculares. A estos diferentes tipos metabólicos podemos llamarlos *metabolotipos*. Más allá de la manzana (exceso de grasa en la cintura) y la pera (exceso de grasa en las caderas y los muslos, ¡como me ocurre a mí!), está el apio (ningún exceso de grasa). Existen mujeres afortunadas que simplemente no engordan. Tienen un metabolismo rápido, pase lo que pase. Las que han sido atletas toda su vida suelen entrar en esta categoría, y mi hermana pequeña es una de ellas. Ella simplemente nunca tiene problemas con su peso, ni siquiera tras cumplir 40 años y haber tenido dos hijos. Las mujeres son más eficientes almacenando grasa que los hombres. Después de comer algo con bastantes calorías y grasas animales, las mujeres que distribuyen la grasa en forma de pera almacenan más grasa en la zona gluteo-femoral: unas buenas nalgas y unos buenos muslos. Como mencioné en el cuestionario sobre la hormona metabólica en el capítulo 1, puedes determinar si tienes forma de manzana o de pera midiendo tu proporción cintura-cadera. Si la medida de tu cintura dividida por la medida de tu cadera es superior a 0,85 en el caso de las mujeres, o a 0,90 en el caso de los hombres, tienes forma de manzana.

Tanto si tienes un metabolotipo de manzana como si lo tienes de pera, existe una manera de personalizar el protocolo Gottfried. Según mi experiencia, las manzanas necesitan una mayor desintoxicación, menos carbohidratos (al menos durante un tiempo, por lo general durante cuatro semanas), una cetosis más profunda (en la cual se produce niveles significativos de cetonas por quemar grasa, lo cual se define como superior a 1,0 mmol/L) y ayuno intermitente. (¿Recuerdas a Melissa del capítulo 1? Ella ha reducido su proporción cintura/cadera de 0,92 a 0,88, y se encamina hacia una mejor salud y un menor riesgo de tener síndrome metabólico, diabetes y enfermedades cardíacas. Los cambios pequeños pueden sumar para una transformación importante). Las peras pueden tener una cetosis más ligera (en la cual se produce una ligera cantidad de cetonas por quemar grasa, lo cual se define como un nivel de 0,5-1,0 mmol/L), pero también responden bien al ayuno intermitente. En la Parte 2, realizaremos mediciones para evaluar cuál es tu metabolotipo y proporcionaré fórmulas adicionales para personalizar el protocolo Gottfried.

Entonces, ¿cuál es el veredicto? ¿La dieta keto se puede descartar para Jen (y para ti)? Definitivamente no. Aunque es posible que la dieta keto clásica no funcione en la mayoría de las mujeres, he descubierto que, con ciertas alternativas diseñadas en especial para el cuerpo y el perfil hormonal de la mujer, la dieta keto *puede* funcionar para las mujeres. Y además, las mujeres con forma de manzana o de pera pueden tener éxito con una dieta cetogénica bien formulada; el truco es que esté «bien formulada».

EL PROTOCOLO GOTTFRIED: UN PROGRAMA PARA LA FLEXIBILIDAD METABÓLICA

La observación de la forma en que los síntomas, los resultados de las pruebas y las reacciones a la dieta keto se han manifestado en mi consulta ha sido la base de mi plan. En la última década he abordado la paradoja keto con un protocolo inteligente y seguro, basado en mi investigación, que ha quedado demostrado que funciona para las mujeres. Ahora lo voy a compartir contigo.[26] Proporcionaré una forma basada en la evidencia para entrar en una cetosis leve que activará las hormonas que ayudan a adelgazar, revierten la inflamación y te dan tranquilidad en lo que se refiere a la seguridad y efectividad. Conocerás consejos y trucos que he descubierto mientras me ocupaba de las mujeres que estaban siguiendo la dieta keto, como, por ejemplo, cuándo podrías necesitar hacerte unos análisis de sangre y cómo preparar platos para que la dieta keto funcione en tu ajetreada vida. Éstas son otras características fundamentales de este plan centrado en la mujer:

1. Desintoxicarte antes y durante la dieta keto, lo cual puede equilibrar tus hormonas, liberando tu sistema endocrino de la arremetida de una carga tóxica.
2. Entender qué ajustes debes hacer en la dieta según tu tipo de cuerpo.

---

26. Rodrigues *et al.*, «The Action of β-hydroxybutyrate», *op. cit.*

3. Agregar capas de carbohidratos específicos que alimentan a la microbiota intestino y también en el sistema endocrino de una forma que equilibre aún más las hormonas.
4. Incorporar el ayuno intermitente en tu plan, lo cual puede ayudarte en la cetosis leve con una ingesta ligeramente más alta de carbohidratos.
5. Distribuir tus comidas grandes y pequeñas de manera adecuada para que nunca tengas hambre y acabes comiendo de más.

En la Parte 2 te guiaré a través de un protocolo completo de cuatro semanas, con recomendaciones para personalizar la dieta cetogénica según tu situación, tipo de cuerpo y estilo de vida (de la misma manera en que lo hago como mis pacientes de medicina de precisión). Hablaré de lo que debes y no debes hacer en este protocolo, y proporcionaré una guía para resolver problemas, una lista de la compra y algunas recetas que desarrollé en mi propia cocina. A lo largo del camino, comentaré los descubrimientos científicos que te ayudarán a tener éxito, como, por ejemplo, la mejor manera de recuperar las horas de sueño perdidas, la cual ha demostrado que ayuda simultáneamente a múltiples hormonas, incluida la insulina, el cortisol, la grelina y la leptina.[27]

¿Y qué ocurrió con Jen? Ella siguió el mismo plan que describo en este libro. Empezó a seguir el protocolo Gottfried, comiendo más verduras ecológicas que en las primeras dos pruebas (infructuosas) de la dieta keto, junto con unos suplementos para tratar un hígado sobrecargado (es decir, un hígado que no depura las sustancias químicas con eficiencia, lo que puede contribuir a la inflamación y arruinar los intentos de perder peso).

Luego, Jen añadió el ayuno intermitente al plan. Comía entre las ocho de la mañana y las seis de la tarde, y se acostaba más temprano. Tras dos semanas adaptándose al ayuno intermitente sin secuestrar su cortisol, progresó hasta llegar a un protocolo 16:8, lo cual quiere decir que comía entre las diez de la mañana y las seis de la tarde. Dejaba de comer tres horas antes de acostarse. Después de ayunar durante toda la

27. G. Beccuti *et al.*, «Sleep and Obesity», *Current Opinion in Clinical Nutrition and Metabolic Care* 14, núm. 4 (2011): 402-412.

noche, estaba lista para tomar un desayuno saludable con algunos carbohidratos integrales, como un poco de aguacate sobre una tostada keto.

Jen preparaba la comida durante el fin de semana, de manera que su nevera y su congelador estaban abastecidos con sopas y refrigerios nutritivos que alimentaban a los microorganismos de sus intestinos, reducían sus niveles de insulina y eran ricos en grasas de origen vegetal (y le facilitaban poder seguir el plan durante la ajetreada semana laboral). (Véanse recetas en el capítulo 9). Jen restringió las grasas de origen animal a menos un 30 % de su ingesta total diaria de grasas, pero continuó disfrutando de carne no estabulada como, por ejemplo, una hamburguesa de carne de bisonte envuelta en lechuga o carne de ternera alimentada con pasto como un *filet mignon* a la parrilla, y cocinaba con mantequilla clarificada, aceite de oliva y aceite de aguacate.

Ella informó sobre los triglicéridos de cadena media (TCMs): un tipo de grasa especial, sobre la que se hablará en el capítulo 5, que ayuda a producir cetonas, a quemar más cantidad de grasa y a mejorar el funcionamiento del cerebro. (La «cadena media» se refiere a la forma en que los átomos de carbono están dispuestos en su estructura química; la mayoría de las grasas en una dieta típica son triglicéridos de cadena larga). Los aceites de TCM pueden ayudarte a permanecer en cetosis (en el modo «quemagrasa»), incluso si añades algunos carbohidratos más a tu dieta. Jen añadía TCMs a sus ensaladas y batidos, así como nueces de macadamia como tentempiés, e ingería más pescado azul en la cena.

En cuatro semanas perdió 5,5 kilos, la mayor parte en forma de grasa, y se sintió mejor de lo que se había sentido en años. La prediabetes y la «niebla mental» desaparecieron. ¡Un éxito! Estaba encantada. Y no ha vuelto a engordar. Para un mantenimiento de largo plazo, Jen entra y sale del protocolo Gottfried, una combinación de dieta mediterránea baja en carbohidratos y desintoxicación, cetosis y ayuno intermitente.

Antes de que Jen comenzara el protocolo Gottfried, aclaramos cuáles eran sus valores. Le pedí que escribiera una declaración de valores personales con respecto a sus metas, sus hormonas y su peso. Ésta es la declaración de Jen:

En mi familia hay enfermedades que me asustan, como la diabetes y las cardiopatías. Creo que no desarrollaré estas enfermedades si elijo un estilo de vida que no permita que arraiguen. Eso quiere decir que debo ser cuidadosa con lo que como y cuánto alcohol bebo. Quiero estar en forma y delgada para que mi vestido de novia me quede bien, pero más allá de eso, deseo casarme siendo la versión más saludable de mí misma. Mi relación es mi mayor valor: mi relación con mi marido y conmigo misma. Mi carrera está en segundo plano, y tengo que ser la mejor versión de mí misma para tener éxito y ser económicamente independiente. Todos estos valores derivan de mi salud.

Jen utilizó su declaración de valores personales como un simple marco para guiar su comportamiento durante las cuatro semanas del protocolo Gottfried. La escribió en una hoja autoadhesiva, la pegó en el espejo de su baño y la releía cuando se lavaba los dientes y utilizaba el hilo dental. Se convirtió en un faro para ella, en una baliza en los días soleados y tormentosos de la vida.

Al igual que Jen, tú *puedes* tener éxito con una dieta cetogénica. En la Parte 2 se explica cómo hacerlo exactamente. Este protocolo está diseñado para una nueva generación de mujeres que buscan la salud, una buena vida con algún carbohidrato ocasional y un armario lleno de ropa que les queda bien. En las páginas siguientes, proporcionaré todas las herramientas que necesitas para quemar esa grasa obstinada, tener más energía, despejar esa niebla mental y reducir tus probabilidades de tener una enfermedad crónica. Todo esto te está esperando y, después de todo, la dieta keto puede ser la respuesta. Pero no será una dieta keto para hombres. Será toda tuya.

Aspectos destacados

Las dietas cetogénicas tienen muchos beneficios demostrados, entre los que se encuentran la claridad mental, la reducción del apetito y la pérdida de peso, aunque la mayoría de los estudios sobre esta dieta se han centrado en los hombres.

- Debemos lidiar con la paradoja keto: la dieta que funciona bien en los hombres no suele hacerlo en las mujeres.

- Aunque no entendemos del todo las diferencias de sexo y género en la efectividad de la dieta, la distribución de la grasa y el tipo de grasa entre hombres y mujeres, las respuestas parecen estar enraizadas en las diferencias hormonales.
- Las razones por las cuales, por lo general, las mujeres no parecen beneficiarse de la dieta keto tienen que ver con las hormonas, las cuales pueden influir en la desintoxicación, el estrés y el cortisol, el funcionamiento de la tiroides, el hambre y la adicción a la comida, y los niveles bajos de azúcar en sangre.
- Ingerir carbohidratos basura puede hacer que la insulina y los niveles de azúcar en sangre se disparen, lo que produce resistencia a la insulina y acumulación de grasa. Frente a esto, comer más grasas saludables hace que te sientas satisfecha, y eso ralentiza o elimina el aumento de azúcar en sangre producido por muchos alimentos.
- Este libro describe una dieta cetogénica modificada y un plan de estilo de vida específicamente formulados para las mujeres, y personalizados para tu tipo de cuerpo específico. ¡Tú *puedes* tener éxito con la dieta keto!

PARTE II

El protocolo Gottfried
de cuatro semanas

5

CÓMO EMPEZAR Y QUÉ COMER

¿Estás preparada para cambiar la forma en que te ves y te sientes, no sólo para que los vaqueros te sienten mejor hoy, sino también para mejorar la expresión de tus genes para el resto de tu vida? Todo comienza con la alimentación y la forma en que los alimentos se comunican con tus hormonas: cambiar tu dieta te otorga el verdadero poder para restablecer el equilibrio hormonal y aumentar la pérdida de grasa. Éste es el cambio que has estado esperando; las importantes mejoras en la salud y el bienestar que veo a diario en mis pacientes. Ahora las voy a compartir contigo.

Has aprendido cosas sobre las hormonas que son importantes en la sinfonía y ahora estás preparada para orquestar una mayor flexibilidad metabólica.

Aunque cambiar los hábitos alimenticios puede ser sumamente difícil, es algo que vale la pena hacer: los cambios hormonales de los que disfrutarás serán dramáticos.

Dispongo de tácticas basadas en la evidencia para ayudarte a superar el desafío de cambiar lo que comes; compartiré contigo estas técnicas de eficacia demostrada en este capítulo y en capítulos posteriores. Aquí explico los elementos básicos que necesitarás para prepararte para la primera semana del protocolo y la primera semana de tu nueva vida más saludable.

CÓMO EMPIEZA EL CAMBIO

En el protocolo Gottfried, limitar los carbohidratos en un corto plazo provocará un cambio en los mensajes hormonales del cuerpo. Después de cuatro semanas, aumentaremos los carbohidratos de absorción lenta a largo plazo para prevenir las dificultades que algunas personas experimentan con las dietas keto extremas.

Esta cronología se basa en un razonamiento científico sólido. En primer lugar, queremos que las hormonas griten alto y claro que es hora de saquear las reservas, vaciar la despensa y preparar al organismo para un estado de equilibrio en lugar de un estado de almacenamiento de grasa. Eliminar los carbohidratos es la mejor manera de inspirar este mensaje, pero queremos hacerlo de una forma que sea suave con tu cuerpo y que optimice el equilibrio hormonal. Para ello, el protocolo Gottfried comienza con una desintoxicación, luego activa el poderoso poder adelgazante de las dietas cetogénicas tradicionales y, por último, aprovecha las cualidades de la dieta mediterránea, que mejoran la salud y te hacen resistente a las enfermedades a largo plazo. El protocolo presenta un programa de cuatro semanas de duración y tres etapas con una autoevaluación incorporada para que puedas adaptar el programa dependiendo de cómo responda tu cuerpo. Éste es un resumen de las características que hacen que el protocolo Gottfried sea distinto a otros planes:

- Una desintoxicación al inicio del proceso que ayuda al organismo mientras éste se deshace de las toxinas almacenadas al mismo tiempo que vas eliminando la grasa.
- Recomendaciones escalonadas sobre los carbohidratos, empezando por las más restrictivas, para estimular a las hormonas a indicar la quema de grasa y un metabolismo que apoye la pérdida de peso a largo plazo.
- Un aumento del consumo de carbohidratos de absorción lenta en la segunda y la tercera fases (transición e integración) para evitar los problemas potenciales a largo plazo asociados con las dietas extremadamente bajas en carbohidratos.

Este plan ha sido creado cuidadosamente para trabajar con el cuerpo de la mujer de una forma saludable y efectiva. Este enfoque incluye estos beneficios fundamentales:

- Una reducción significativa de la grasa abdominal, lo cual reduce la inflamación y ayuda a mantener el equilibrio de la hormona del crecimiento. ¿Recuerdas que en el capítulo 1 dijimos que el aumento de grasa abdominal tiene un papel más relevante que la edad en la disminución de la hormona del crecimiento? Quizás lo más importante para nuestros objetivos es que los niveles de hormona del crecimiento *mejoran* cuando perdemos peso.[1]
- Monitorear tu cuerpo para ver cómo responde a una dieta baja en carbohidratos. No todos respondemos de la misma manera, y tienes que poder adaptar el protocolo Gottfried para asegurarte de que sea adecuado para ti.

PODEMOS CAMBIAR NUESTROS HÁBITOS ALIMENTICIOS

Sí, lo entiendo; todo esto suena muy bien en teoría, pero ya sé lo que te estás preguntando. Quieres conocer los detalles: en qué consiste exactamente este cambio en la dieta… y cuán difícil será llevarlo a cabo.

Para muchas personas, la comida no es sólo combustible: tiene un poderoso control emocional y psicológico sobre ellas. ¿El crujido de las patatas fritas con guacamole te recuerda a un día de verano perfecto? (¿Estás pensando: «¿Dónde está mi margarita?»). ¿Un delicioso cruasán de chocolate despierta en ti recuerdos de un viaje a Francia? Tal vez sea simplemente un abundante plato de pasta el que te hace recordar tiempos felices alrededor de la mesa familiar en tu infancia. Con independencia de tu comida favorita, lo entiendo: el poder de la comida está

1. T. L. Stanley *et al.*, «Effects of Growth Hormone-Releasing Hormone on Visceral Fat, Metabolic, and Cardiovascular Indices in Human Studies», *Growth Hormone & IGF Research* 25, núm. 2 (2015): 59-65.

arraigado en la memoria, en los buenos tiempos y el fuerte deseo de recrear la sensación asociada a esas experiencias positivas.

Los recuerdos pueden ser, al mismo tiempo, peligrosos y esclarecedores cuando empiezas una nueva dieta. En los últimos cinco años, la investigación científica ha estado vertiendo luz sobre el hecho de que la memoria tiene un papel muy importante en una serie de comportamientos de riesgo, entre los que se encuentran consumir drogas duras, comer y jugar de manera compulsiva a videojuegos, consumir alcohol en exceso, consumir marihuana (y consumirla mal), comprar de una manera no razonable y navegar una y otra vez por Internet. La culpable, como lo revela esta investigación, no siempre es la actividad o la sustancia, sino el tipo de toma de decisiones. Lo que alguna vez fue una decisión consciente de realizar una actividad se ha transformado en una decisión subconsciente a través de lo que los investigadores denominan *recuerdos de hábitos*.[2] Un equipo multidisciplinar de científicos de universidades del mundo entero teoriza que el aprendizaje de malos hábitos es una de las claves para explicar el proceso de los comportamientos adictivos.[3]

Los recuerdos de hábitos son una predisposición mental que hace que cambiar nuestros comportamientos alimenticios sea algo especialmente difícil de hacer.[4] Por suerte, según los últimos estudios, es posi-

---

2. L. R. Squire *et al.*, «Conscious and Unconscious Memory Systems», *Cold Spring Harbor Perspectives in Biology* 7, núm. 3 (2015): a021667; J. Goodman *et al.*, «Memory Systems and the Addicted Brain», *Frontiers in Psychiatry* 7 (2016): 24; M. M. Torregrossa *et al.*, «Neuroscience of Learning and Memory for Addiction Medicine: From Habit Formation to Memory Reconsolidation», *Progress in Brain Research* 223 (2016): 91-113; J. Goodman *et al.*, «The Dorsolateral Striatum Selectively Mediates Extinction of Habit Memory», *Neurobiology of Learning and Memory* 136 (2016): 54-62; L. Mang *et al.*, «The Influence of Mood and Attitudes Towards Eating on Cognitive and Autobiographical Memory Flexibility in Female University Students», *Psychiatry Research* 269 (2018): 444-449.
3. E. Patrono *et al.*, «Transitionality in Addiction: A 'Temporal Continuum' Hypotheses Involving the Aberrant Motivation, the Hedonic Dysregulation, and the Aberrant Learning», *Medical Hypotheses* 93 (2016): 62-70.
4. V. Voon, «Cognitive Biases in Binge Eating Disorder: The Hijacking of Decision Making», *CNS Spectrums* 20, no. 6 (2015): 566-573.

ble aprender a superar este tipo de interferencias mentales y mejorar las decisiones que tomamos. Es posible eliminar los recuerdos de hábitos.[5]

Creo que las mujeres somos en especial vulnerables a los recuerdos de hábitos, y éstos pueden crear unos desafíos únicos en relación con nuestras hormonas, nuestro metabolismo y la pérdida de peso. Y los estudios confirman mi sospecha.[6] Lo confieso: yo solía ser una de esas mujeres. Un recuerdo de un hábito mío era estar comer galletas con chips de chocolate con mi abuela en mi infancia. Las galletas eran una fuente de consuelo para mí, y eran el placer al que recurría cuando estaba estresada hasta que aprendí otras maneras de calmarme que resultaban más beneficiosas, como escribir o llamar a una amiga, practicar yoga, meditar y hacer ejercicio. Aprendí a reescribir mis recuerdos de hábitos para honrar a mi biología femenina, y tú también puedes hacerlo.

Esto significa que cuando tienes que tomar una decisión simple (por ejemplo, si tomarte una infusión o comerte medio kilo de helado después de cenar), tus deseos más profundos y tu toma de decisiones pueden estar basándose en recuerdos de hábitos. ¡Y ya sabemos lo que elegiría tu recuerdo de hábitos! Tus hormonas, sin embargo, ven la situación de otra forma. Cada cosa que comes se convierte en un impulsor de función en tiempo real, como una buena salud y unos niveles de energía altos (o de disfunción, como un ensanchamiento de la cintura y un número deprimente en la báscula). Afortunadamente, tus papilas gustativas se modifican cada dos semanas, así que cuando entres en cetosis y empieces a adelgazar crearás nuevos recuerdos de alimentos saludables que estimularán a tus hormonas magras.

PERO ANTES QUE NADA... ¿POR QUÉ?

Una de las mejores maneras de cambiar tus hábitos alimenticios es aclarando cuáles son tus valores personales y escribiendo una declara-

---

5. J. Goodman *et al.*, «Enhancing and Impairing Extinction of Habit Memory Through Modulation of NMDA Receptors in the Dorsolateral Striatum», *Neuroscience* 352 (2017): 216-225.
6. Mang *et al.*, «The Influence of Mood and Attitudes», *op. cit.*

ción que los exprese. Esta declaración puede convertirse en un referente al que puedes recurrir durante las próximas cuatro semanas, e incluso más tarde. No tiene que ser complicada: escribe simplemente algunos puntos o frases acerca de *por qué* quieres adelgazar y cómo se relaciona esto con tus creencias y valores. Sé específica acerca de las personas y las situaciones que hacen que te sientas más viva. Éstas son algunas sugerencias:

- Mis metas de adelgazamiento son…
- El motivo por el que quiero perder peso es…
- Esto es importante para mí porque…
- Lo hago para poder…

En el capítulo 4 compartí la declaración de valores de Jen. Cuando le pedí a Lara que redactara una, ella me contó una historia conmovedora.

El día antes de empezar el protocolo Gottfried, mis hijos y yo estábamos haciendo vídeos en cámara lenta de cada uno de nosotros soplando semillas de diente de león. Cuando me vi ellos, simplemente quise llorar. Los borré. Mi madre nunca quería que le tomaran fotografías porque se avergonzaba de su aspecto, aunque era delgada y muy bonita. No quiero perderme esos momentos con la familia y esos recuerdos, y deseo sentirme segura de mí misma al verme en las fotografías familiares. Y quiero asegurarme de enseñar a mis hijos a tener una actitud sana respecto a su imagen corporal.

A partir de esta historia, Lara escribió la siguiente declaración de valores personales:

Ser la mejor versión de mí misma; honrar el poder de decidir mi destino en lo referente a la salud, combatiendo con un estilo de vida saludable el riesgo genético de padecer diabetes y alzhéimer; apreciar la vida y las personas como los regalos que son, y ayudar a los demás a realizar todo su potencial de vida y de salud.

142

Antes de embarcarte en este plan, tómate tu tiempo para escribir tu propia declaración de valores. Piensa en lo que esperas logar, y lo más importante: *por qué* esas metas son importantes para ti. Esta declaración de valores hará que te mantengas motivada mientras adoptas una nueva forma de comer y de vivir, y será un recordatorio al que podrás recurrir una y otra vez en las próximas semanas, cada vez que necesites motivación.

De los archivos de casos de la Dra. Sara

Carolina es una mujer de 44 años que ha adelgazado 22 kilos siguiendo el protocolo Gottfried. Una vez que le enseñé lo básico, estuvo lista para comenzar. Cuando la conocí, medía un 1,62 metros y pesaba 90 kilos. Perdió 16 kilos en los primeros seis meses siguiendo el protocolo Gottfried por ciclos, y 6 kilos más en los seis meses siguientes. Sus principales consejos para el éxito son tener el congelador lleno de sopas y guisos, hacer que la comida del mediodía sea la principal del día (y que no sea sólo una ensalada pequeña, sino una comida saciante con mucha grasa de origen vegetal) y evitar los tentempiés. Lo más importante era la preparación de las comidas y guardarlas en porciones del tamaño correcto. Cuando vio que los vaqueros que usaba en el instituto volvían a quedarle bien, me contó que sus hormonas también se habían vuelto a encarrilar: sus menstruaciones abundantes (una señal de predominio de estrógenos) se habían regulado y sus sudores nocturnos (una señal de bloqueo de insulina y posiblemente de fluctuación de estrógenos) habían desaparecido. Carolina había recuperado la energía para hacer ejercicio al aire libre, e incluso para correr con su perro.

CÓMO SE COMUNICAN LOS ALIMENTOS Y LAS HORMONAS

Mientras iniciamos el camino para conseguir un mejor funcionamiento hormonal y metabólico, vamos a atar cabos entre los alimentos y las hormonas. Cuando entiendas el impacto que tiene la comida en las hormonas (y, por lo tanto, en el peso), profundizaremos en el «cómo» y compartiré el reinicio hormonal de cuatro semanas que ha ayudado a cientos de mujeres a tomar las riendas de su salud. En esta sección encontrarás consejos y directrices alimenticias específicas para que puedas poner en práctica tus nuevos conocimientos.

Chips de tortilla de maíz salados, pastelería recién horneada y un reconfortante plato de pasta son comidas completamente distintas, ¿verdad? No si se lo preguntas a tus hormonas o a tu metabolismo. Todos estos alimentos, una vez ingeridos, se convierten en prácticamente lo mismo: en carbohidratos procesados mezclados con grasa sin casi ningún valor nutricional que desencadenan una gran inflamación. Si ingiero una ración de alguna de estas comidas (y a mí me resulta difícil comer sólo una ración), te garantizo que al día siguiente habré aumentado de peso. Para tus hormonas, esta comida favorita se transforma en algo mucho más siniestro: en un mensaje que le dice a tu organismo que almacene grasa.

Ya sé que no es fácil renunciar a tu comida favorita (después de todo, esta comida está conectada con tus recuerdos de hábitos). Tenemos conexiones emocionales y psicológicas con nuestra comida favorita de la infancia y con la comida a la que recurrimos en busca de consuelo. ¡Y además sabe bien! Supongamos que estás recorriendo la mesa de un bufé. Si ahí donde esperabas ver un rótulo que pusiera «Fetuccini a lo Alfredo», ves uno que pone «Pasta hormonal para almacenar más grasa», ¿te servirías una ración?

Para tus hormonas, la comida no es sabor, textura y recuerdos felices; para tus hormonas es información. La compleja conversación entre la comida y las hormonas es el motivo principal por el cual la dieta cetogénica no funciona igual en las mujeres y en los hombres. En la Parte 1 se explicó cómo funcionan las hormonas y cómo los diferentes aspectos de la comida influyen en ellas; ya es hora de que empieces a comer de una forma que honre y respete a esas conexiones cruciales entre la comida y las hormonas.

Ésta es la parte bonita: dado que los alimentos son información, podemos utilizar nuestras elecciones de comida para comunicarnos con nuestras hormonas de la forma en que deseemos, y cuando aprendas el lenguaje de las hormonas, podrás guiar esa conversación. Si llevas encima unos kilos de más o un exceso de grasa corporal, es casi seguro que ello se debe a que esas hormonas han estado recibiendo muy poco aliento. De manera que ahora vamos a utilizar la comida para decirles alto y claro que ha llegado su momento de florecer.

Para ello, el protocolo Gottfried progresa a través de unas etapas, cada una de las cuales permite alimentos más saciantes y menos restrictivos.

VISIÓN GENERAL DEL PROTOCOLO GOTTFRIED DE CUATRO SEMANAS

Después de años guiando a las mujeres a través de una dieta cetogénica diseñada para honrar a sus hormonas, me di cuenta de que la mayoría de nosotras necesita pensar en la dieta keto como un pulso a corto plazo, no como una dieta a largo plazo con una restricción alimentaria de por vida. A través de pruebas y errores, ha quedado demostrado que cuatro semanas sería la duración ideal para un pulso cetogénico para las mujeres. Cuando hayas completado tu primer pulso de cuatro semanas, te enseñaré a entrar y salir del programa utilizando el ayuno intermitente y los ciclos de carbohidratos para que puedas recibir todos los beneficios hormonales de la dieta keto sin los problemas a los que se enfrentan tantas mujeres. Lo más importante es que te comprometas durante cuatro semanas (preparación + implementación) a comer de una forma que te beneficie, seguidas de otra fase (transición) en la que evaluaremos tu límite de carbohidratos y veremos tu respuesta a los alimentos que activan el sistema inmunitario. Éste es el diagrama cronológico básico:

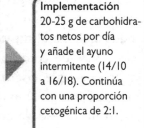

Preparación
20-25 g de carbohidratos netos y desintoxicación. Mantén una proporción cetogénica de 2:1. ¡Haz que tus intestinos evacúen para que puedas movilizar la grasa!

Implementación
20-25 g de carbohidratos netos por día y añade el ayuno intermitente (14/10 a 16/18). Continúa con una proporción cetogénica de 2:1.

Transición
Empieza a añadir carbohidratos netos lentamente, 5 g cada vez, y avanzando hacia una proporción cetogénica de 1:1 a largo plazo o hasta que repitas la dieta.

- **Preparación** (7 días). Esta semana sienta las bases para que tu cuerpo libere toxinas mientras el protocolo Gottfried empieza a eliminar grasa. Las toxinas son contaminantes, sustancias químicas sintéticas, metales pesados y alteradores endocrinos que están almacenados en el tejido graso, molestan a las hormonas y hacen que almacenes un exceso de grasa. (Esta liberación de toxinas es uno de los motivos por los cuales muchas personas se sienten mal cuando siguen las dietas cetogénicas tradicionales). Para decirlo de una forma menos delicada, debes defecar todos los días para eliminar las toxinas y procesar la grasa sana que estás quemando. Responderás un cuestionario de desintoxicación para guiarte mientras mejoras tus vías de desintoxicación. Comerás más verduras conocidas por su capacidad para adherirse a las toxinas, como *bok choy*, brócoli, coles de bruselas, coliflor y col rizada. A lo largo del camino, pelearemos con esas hormonas que almacenan grasa (como el cortisol, la insulina y la leptina), las cuales han estado al mando, introduciendo el ayuno intermitente, sobre el cual hablaremos en el próximo capítulo. En tercer lugar, vamos a poner en marcha a la hormona del crecimiento, la testosterona y otras hormonas metabólicas alimentándote con las fuentes dietéticas necesarias para producir más cantidad de éstas.

- **Implementación (21 días)**. Este período de tres semanas está diseñado para activar la pérdida de peso al tiempo que aumentamos la energía, la salud intestinal y las hormonas del metabolismo, de manera que incluirá la cantidad adecuada de carbohidratos de absorción lenta. Nos centraremos en introducir la cantidad apropiada de variedad, densidad de nutrientes y alimentos en tu caso particular.

Al final de los 28 días, completarás una autoevaluación para ayudarte a adaptar el protocolo, encontrando el equilibrio óptimo de macronutrientes para tu organismo, lo cual favorecerá la pérdida de peso.

- **Transición (variable).** Una vez que hayas completado el programa central de cuatro semanas, empezarás el proceso llamado «transición». Aquí es cuando volverás a introducir lentamente algunos carbohidratos beneficiosos, en incrementos de 5 gramos cada tres días. Esta etapa incluye un apoyo adicional de desintoxicación para ayudar a tu organismo a eliminar las toxinas liberadas de la grasa en las semanas anteriores. Lo más importante es que la transición es una etapa para celebrar tu nuevo cuerpo, la mejora de la comunicación entre tu dieta y tus hormonas, e incluso unos recuerdos de hábitos más saludables. ¿Dónde están mis espaguetis de calabacín con queso? ¡Qué ricos!

Sé que puede parecer que éstos son demasiados detalles para recordar, o que todo es demasiado complicado. Pero no te estreses; iremos avanzando paso a paso. Y descubrirás que estos pequeños pasos se van sumando hasta producir una gran transformación. Quizas pienses: «¿No puedo simplemente tomar un medicamento? ¿O empezar a usar péptidos para aumentar la hormona del crecimiento? ¿O comenzar a asistir a clases de *kickboxing*?». Ojalá fuera tan sencillo, pero la verdad es que los alimentos son los principales impulsores de tu peso y tu salud. Si prestamos atención a lo que comemos, podemos lograr tener el peso más saludable para nosotras.

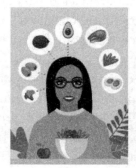 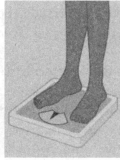 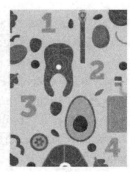
LOS ELEMENTOS BÁSICOS, PASO A PASO

Antes de entrar en el tema de los alimentos específicos para cada etapa, examinaremos los elementos básicos, paso a paso.

Paso 1: observa cómo reaccionan las hormonas a lo que comes

El primer paso es considerar la forma en que las hormonas interpretan los alimentos como información. El mejor ejemplo es el azúcar (es decir, los carbohidratos refinados; *véase* el recuadro Entender tus macronutrientes), que envía dos mensajes. Si las hormonas determinan que el organismo necesita glucosa en ese momento, el sistema hormonal le comunicará al metabolismo que el azúcar debería presentarse como glucosa en sangre y ser liberada en el torrente sanguíneo para ser quemada. No obstante, si las hormonas consideran que el cuerpo no necesita el azúcar (y, dicho sea de paso, *nunca* necesita esos 69 kilos de azúcar blanquilla, además de los carbohidratos refinados, que los estadounidenses suelen ingerir cada año), el sistema hormonal avisará al sistema de procesamiento de energía del cuerpo (metabolismo) de que el azúcar (o los carbohidratos) deben convertirse en grasa y almacenarse.

A partir de este concepto, podría parecer que si sólo ingiriéramos la cantidad de azúcar y carbohidratos que necesitamos quemar cada día, no engordaríamos, ¿verdad? Energía entra, energía sale. Esto sería cierto en un organismo que funcionara a la perfección, pero ¿quién tiene uno así? Muchas de nosotras nos hemos pasado la vida entera maltratando a nuestras hormonas con carbohidratos de asimilación rápida, de manera que nuestros organismos se han quedado atascados en el modo «almacenar azúcar».

La interacción entre el metabolismo, las hormonas y la ingesta de alimentos es increíblemente compleja y no se conoce bien, pero lo que sí sabemos es que ciertos alimentos activan mensajes hormonales que hacen que el organismo aumente de peso, lo cual es justo lo que no queremos.

Otros alimentos activan mensajes hormonales que le dicen al cuerpo que queme las reservas de grasa, que es lo que sí deseamos. También sabemos que no todo el mundo responde de la misma manera a los mensajes de la comida; como vimos en el capítulo 3, las diferencias de sexo e incluso de género pueden ser profundas. No sólo eso, sino que, además, las diferencias individuales debidas a la genética, las sensibilidades alimentarias y la carga tóxica pueden ser incluso más grandes. (En cuanto a la respuesta genética a los alimentos, la interacción entre los genes y el ambiente puede modular las cetonas, el colesterol, la función cognitiva, la pérdida de peso y la forma en que nos adaptamos a la quema de grasa, de lo cual hablaremos más adelante). La forma en que la comida y el organismo interactúan es exactamente como una conversación: el contexto y la audiencia lo son todo. Si le hablas a tu mejor amiga de tu detestable jefe mientras estáis en el gimnasio, os reiréis a carcajadas; si le cuentas lo mismo a tus compañeros de trabajo durante una reunión de equipo, quizás acabes teniendo que buscar un nuevo empleo.

Entender los macronutrientes

El protocolo Gottfried es un programa de cuatro semanas con un patrón específico de macronutrientes: bajo en carbohidratos, moderado en proteínas y alto en grasas. Los carbohidratos, las proteínas y las grasas son diferentes formas de combustible para el organismo. Éste es un recordatorio de sus funciones, así como una descripción general de los objetivos a alcanzar para tener éxito con este plan.

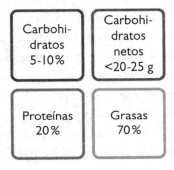

Carbohidratos 5-10%	Carbohidratos netos <20-25 g
Proteínas 20%	Grasas 70%

Carbohidratos

Los carbohidratos se convierten en azúcar en el organismo.

Estos nutrientes proporcionan 4 calorías de energía por 1 gramo.

Tu necesidad de carbohidratos depende de tu nivel de ejercicio físico. Por ejemplo, las mujeres en el extremo superior del rango, esas que realizan mucho ejercicio y con alta intensidad seis horas por semana o más, deberían ingerir entre 35 y 50 g de carbohidratos cada día.

¡Los carbohidratos son importantes! No los maldigas: necesitamos carbohidratos para un funcionamiento de la tiroides y suprarrenal óptimos. Pero tampoco es bueno comer demasiados. Debemos determinar tu límite de carbohidratos para la pérdida de peso y el equilibrio hormonal: suficientemente alto como para apoyar el funcionamiento de la tiroides y las glándulas suprarrenales, pero lo bastante bajo para reparar tus niveles de insulina, leptina, hormona del crecimiento y testosterona.

Carbohidratos netos

Los carbohidratos netos son simplemente carbohidratos que son absorbidos por el organismo.

Calcula los carbohidratos netos para los alimentos integrales tomando el recuento total de carbohidratos y restando los gramos de fibra.[7]

Ponte como objetivo 25 g de carbohidratos netos cada día. Esto es esencial, especialmente en las mujeres, para alimentar al microbioma y mantenerte en equilibrio mientras sigues una dieta cetogénica. (Más información en la página 121).

Proteínas

Las proteínas ayudan a desarrollar los músculos y a repararlos, pero pueden convertirse en azúcar (a través de un proceso llamado gluconeogénesis) si ingieres demasiadas.

Las proteínas proporciona 4 calorías de energía por 1 gramo.

Ponte como objetivo entre 50 y 75 g de proteínas por día. Algunas de mis pacientes necesitan permanecer en el extremo inferior del límite (entre 50 y 60 g) para evitar problemas con el azúcar en sangre y permanecer en cetosis.

Grasas

Las grasas ayudan a tener unas hormonas sanas.

Proporcionan 9 calorías de energía por 1 gramo.

Ponte como objetivo entre 60 y 90 gramos de grasa saludable por día.

Paso 2: conviértete en un conejillo de Indias

Este plan proporciona un marco sólido a seguir, pero también está diseñado para la personalización. La clave para usar el poder mensajero de los alimentos a tu favor es prestar atención a la respuesta de tu orga-

---

7. Para los alimentos integrales, toma el total de carbohidratos y resta la fibra (en gramos) para determinar los carbohidratos netos. Para los alimentos procesados, resta la fibra (en gramos) y el alcohol de azúcar (en gramos del total de carbohidratos en gramos) para determinar los carbohidratos netos.

nismo durante el transcurso del programa. El objetivo es que aprendas a hablar a *tus* hormonas, practicando los principios de la medicina de precisión para poder adelgazar y dejar atrás los recuerdos de hábitos poco saludables.

En primer lugar, tenemos que reprogramar tu sistema de mensajería hormonal para decirle a tu organismo que queme las reservas de grasa en lugar de añadir más grasa. Aquí es donde la nutrición personalizada se vuelve realmente importante (por ejemplo, vas a definir el nivel de carbohidratos diario que funciona mejor en tu caso para mantenerte sana). Si tienes resistencia a la insulina o intolerancia a los carbohidratos, reducir la ingesta de azúcar y de carbohidratos será clave para el éxito. Es posible que no sepas si estos temas son relevantes a menos que antes te hayan diagnosticado prediabetes o si te cuesta adelgazar (al detectar un exceso de grasa abdominal profunda mediante un análisis de composición corporal, las pruebas de laboratorio descritas en las notas o el estancamiento de tus esfuerzos por adelgazar con el protocolo Gottfried).[8] Muchas personas con resistencia a la insulina tienen que

---

8. Las pruebas de laboratorio para detectar la resistencia a la insulina incluyen la glicemia basal alterada y tolerancia a la glucosa alterada. Éstos son los criterios diagnósticos para óptima, limítrofe, prediabetes y diabetes que he utilizado en mi consulta médica por su mejor evidencia, pero deberías saber que numerosos grupos, desde la American Diabetes Association hasta la Organización Mundial de la Salud, utilizan criterios que carecen de consenso.
   - Glucosa en ayunas: óptima 70-85, limítrofe 86-99, prediabetes 100-125, diabetes superior a 126 mg/dL.
   - Medidor de continuo de glucosa con promedio de glucosa: óptimo menor a de 100 y desviación estándar menor a 15 mg/dL (en mi opinión, según la experiencia clínica y mi forma preferida de diagnosticar problemas de insulina).
   - Glucosa postpandrial de 2 horas, prediabetes 140-199 mg/dL, diabetes más de 199 mg/dL.
   - Hemoglobina óptima menos del 5 %, limítrofe 5,0-5-6 %, prediabetes A1C 5,7-6,4 %, diabetes más de 6,4 %.
   Organización Mundial de la Salud, «Definition and Diagnosis of Diabetes Mellitus and Intermediate Hyperglycaemia: Report of a WHO/IDF Consultation» (2006): 1-50; N. Bansal, «Prediabetes Diagnosis and Treatment: A Review», *World Journal of Diabetes* 6, núm. 2 (2015): 296; W. C. Y. Yip *et al.*, «Prevalence of Pre-Diabetes Across Ethnicities: A Review of Impaired Fasting Glucose (IFG) and Impaired Glucose Tolerance (IGT) for Classification of Dysglycaemia», *Nu-*

limitar temporalmente incluso carbohidratos saludables como ciertas frutas y verduras con almidón. Personalizaremos tu ingesta de proteínas y de grasa, pero lo primero son los carbohidratos.

En segundo lugar, queremos medir tus resultados con precisión para que puedas hacerte responsable de ti misma y continuar en el camino hacia el éxito. Es demasiado fácil recurrir a mediciones subjetivas del éxito. Por ejemplo, así es como funciona mi mente en ocasiones: si los pantalones que llevo puestos hacen que me sienta gorda, si estoy de mal humor porque dormí mal la noche anterior, o si veo una imagen de mí misma en el espejo que no me gusta, es posible que me engañe creyendo que he fracasado en mi intento de perder peso y que empiece a maldecir. (Hablaré más sobre esto en el siguiente capítulo). Por otro lado, un comentario halagador o una caminata larga podrían hacer que piense que merezco hacer una excepción en mi programa. Pero si mido mi progreso con formas de medición claras, mi evaluación no se basará en mi estado de ánimo o mi elección de ropa, sino en una serie de datos indiscutiblemente objetivos. (Aquí es donde entra la medición de tu progreso y la personalización de tu programa).

Antes de empezar el programa, mide la circunferencia de tu cintura y de tu cadera, y pésate. Luego puedes calcular tu índice de masa corporal (IMC) a partir de tu peso y tu altura: el objetivo saludable es un IMC de entre 18,5 y 24,9 m/kg2. A las mujeres que no están satisfechas con este rango las comprendo: los estudios muestran que el IMC ideal de entre 22 y 24,9 está asociado al menor riesgo de mortalidad prematura.[9] También puedes dividir la circunferencia de la cintura por

trients 9, núm. 11 (2017): 1273; Z. Punthakee et al., «Classification and Diagnosis of Diabetes, Prediabetes, and Metabolic Syndrome», Canadian Journal of Diabetes 42 (2018): S10-15; American Diabetes Association, «2. Classification and Diagnosis of Diabetes: Standards of Medical Care in Diabetes – 2018», Diabetes Care 41, núm. 1 (2018): S13-27.

9. A. Hozawa et al., «Association Between Body Mass Index and All-Cause Death in Japanese Population: Pooled Individual Participant Data Analysis of 13 Cohort Studies», Journal of Epidemiology 29, núm. 12 (2019): 457-463; M. D. Rahman et al., «Trend, Projection, and Appropriate Body Mass Index Cut-Off Point for Diabetes and Hypertension in Bangladesh», Diabetes Research and Clinical Practice 126 (2017): 43-53.

la circunferencia de la cadera para obtener tu proporción cintura-cadera. Sigue estos pasos:

- Mídete la cintura a la altura del ombligo.
- Mídete la cadera a partir de la circunferencia mayor mientras mantienes el nivel de la cinta métrica.
- Pésate en cuanto te levantes por la mañana, con el estómago vacío, sobre todo después de haber defecado (es decir, cuando hayas evacuado los intestinos por completo).
- Registra estas medidas en la tabla «Midiendo el éxito». Esta tabla tiene espacio para cifras adicionales que quizás quieras anotar y realizar un seguimiento, como, por ejemplo, los carbohidratos netos o el nivel de azúcar en sangre en ayunas.
- Tu proporción cintura-cadera es la circunferencia de tu cintura (en centímetros), dividida por la circunferencia de tu cadera.
- Puedes determinar tu IMC con una de esas calculadoras que encuentras en Internet o con esta fórmula: IMC = peso ÷ altura2. Si utilizas kilos y centímetros, tendrás tu resultado. (Para más detalles, *véase* nota, que incluye una calculadora online).[10]
- Tu metabolotipo puede variar con el tiempo. Si tu proporción cintura-cadera es superior a 0,85 (en el caso de los hombres es 0,9), tienes un metabolotipo de manzana. Si tu cintura mide 5 centímetros o más que la medida de tus caderas, definitivamente eres una manzana. Si tus caderas miden más que tu cintura y tu IMC es de 25 o superior, probablemente tienes un metabolotipo de pera. Si tu IMC es inferior a 20 y tu cintura mide menos que tus caderas, es muy probable que tengas un metabolotipo de apio. (El tamaño de busto, tanto si es grande como si es pequeño, no tiene importancia en términos del metabolismo). Estamos interesadas sobre todo en la medida de tu proporción cintura-cadera. Anota tu metabolotipo en el espacio que aparece en la tabla; ¡es posible que cambie en el transcurso de las cuatro semanas del programa!

---

10. Esta calculadora *online* la ofrecen los Centros de Control de Enfermedades: www.cdc.gov/healthyweight/assessing/bmi/adult_bmi/english_bmi_calculator/ bmi_calculator.html, consultado el 20 de mayo de 2020.

Medición del éxito: medidas antes y después

	Antes	Después
Cintura (centímetros)		
Cadera (centímetros)		
Peso (kilos)		
Proporción cintura-cadera (PCC)		
Índice de masa corporal (IMC)		
Metabolotipo		
Otros		

Para medidas más avanzadas, *véanse* notas.[11]

Por último, convertirte en un conejillo de Indias significa hacerte un análisis para ver si estás produciendo cetonas. Como comprobarás en el siguiente capítulo, es la mejor manera de evaluar si estás logrando entrar en cetosis.

Paso 3: cuenta tus macros

Esta parte resulta confusa para muchas personas, de manera que hagamos que sea lo más llevadera posible. A continuación, mostraré cómo contar los macros de una forma infalible (*véase* «Entender tus macronutrientes» en la página 106). Luego, cuando hayas completado el programa de cuatro semanas y hayas entrado en la transición, tendrás controlado el tema de la dieta alta en grasas y moderada en proteínas, de manera que de ahí en adelante puedes simplemente monitorear tus carbohidratos netos y definir tu límite personal.

Ya sé que esto parece mucho trabajo, pero lo cierto es que vale la pena hacerlo. Yo fracasé con la dieta keto hasta que incorporé estos pasos y los seguí con mucho cuidado. Después enseñé a otras mujeres a hacerlo, como a Amy, por ejemplo.

La clave es determinar la proporción cetogénica de tu dieta para que puedas reajustar tus hormonas. (Y recuerda que esta dieta se ha diseñado en especial para las necesidades particulares de las mujeres). En las siguientes páginas, explicaré con detenimiento la fórmula para calcular la proporción cetogénica, pero no te estreses si al principio te parece

---

11. Cuando asesoro a una paciente acerca del protocolo Gottfried, le pregunto si quiere el método básico o el avanzado. Para las personas que tienen el ancho de banda, puede ser útil medir con una métrica más avanzada, entre las que se incluyen las siguientes:
    - Test casero diario a partir del cual hay que pincharse el dedo para medir los niveles de azúcar en sangre y las cetonas para poder calcular el índice de glucosa cetona.
    - Monitoreo continuado de la glucosa.
    - Báscula de composición corporal de Bluetooth (yo utilizo Renpho).
    - Tasa metabólica en reposo.
    - Medición del rendimiento físico, como, por ejemplo, VO2 max.

demasiado complicada. Para que resulte más fácil, los detalles específicos sobre la comida en este capítulo incluyen ejemplos de platos.

Aprender a contar los macros es la mejor manera de asegurarte de que tu dieta está activando las cetonas y mejorando tu equilibrio hormonal. Cambiarás tu forma de comer, alejándote de los carbohidratos refinados y aproximándote a las grasas saludables y a ciertas proteínas, lo cual aumentará la cualidad cetogénica de tus alimentos (que significa que la capacidad de tu organismo para producir cetonas mejorará debido a lo que comes).

Ésta es la fórmula básica de la proporción cetogénica:[12]

$$\text{Proporción cetogénica} = \frac{\text{factores cetogénicos}}{\text{factores anticetogénicos}} = \frac{\text{grasa (gramos)}}{\text{carbohidratos (gramos)} + \text{proteínas (gramos)}}$$

Quiero que comas una proporción cetogénica de 2 factores cetogénicos y un factor anticetogénico. Eso quiere decir que ingerirás 2 g de grasa por cada gramo de carbohidratos y proteínas combinados. La mayoría de las aplicaciones terapéuticas de la dieta cetogénica (como las utilizadas para el tratamiento de la epilepsia) son más agresivas, ya que exigen una proporción cetogénica de 4:1. Esto resulta difícil si lo que se desea es seguir un plan alimenticio nutritivo que incluya verduras, pues requiere una dieta que es un 90 % de grasa y un 10 % de una combinación de proteínas y carbohidratos. A mi parecer, este tipo de dieta keto puede ser demasiado severa para muchas mujeres.

Veamos cómo funciona esto en la vida real. Supongamos que desayunas huevos revueltos con espinacas. Así es como calculas tu proporción: 2 huevos contienen aproximadamente 12 g de proteínas y 10 g de grasa. Entonces, preparas 2 huevos revueltos en una sartén con 1 cucharada de aceite de oliva (14 g de grasa) y le añades ¼ de taza de espi-

---

12. Una de las mejores descripciones de la proporción cetogénica se encuentra en este libro: Jacob Wilson y Ryan Lowery, *The Ketogenic Bible* (Las Vegas: Victory Belt, 2017), págs. 39-40.

nacas (contiene menos de ¼ de gramo de proteínas, menos de ¼ de gramo de carbohidratos y menos de ¼ de gramo de fibra (yo llamaría a eso equitativo, o «0»). Entonces, el resultado neto, si sumas todo, son 24 g de grasa en los huevos revueltos, con 12 g de proteínas y carbohidratos. Eso es 24:12, o la proporción 2:1 que estamos buscando.

$$\text{Proporción cetogénica} = \frac{\substack{\text{factores cetogénicos} \\ \text{24 (grasa de huevos} \\ \text{y aceite)}}}{\substack{\text{factores anticetogénicos} \\ \text{12 (proteínas de los huevos)}}} = \frac{\substack{\text{grasa (gramos)} \\ 2}}{\substack{\text{carbohidratos (gramos)} \\ + \text{proteínas (gramos)} \\ 1}}$$

Las proteínas son más complicadas. Como sabes, cuando el organismo recibe más proteínas de las que necesita, el hígado convierte el exceso en glucosa, en un proceso llamado gluconeogénesis. Por este motivo, el protocolo Gottfried es una dieta *moderada en proteínas.* (Véanse más detalles en las notas).[13]

Esta proporción funcionará si sigues una regla importante: *no debes comer un exceso de calorías.* Todos sabemos que las calorías no son la única parte importante de una dieta, pero si deseas quemar la grasa que has almacenado en la cintura, tienes que seguir la proporción cetogénica y asegurarte de no comer más calorías que las que gastas.[14] Por suerte, puedo ayudarte con eso especificando los tamaños de las porciones con ejemplos de platos. Además, en este capítulo y en el si-

---

13. Las proteínas son diversas en su efecto cetogénico. ¿Por qué? Algunos de los componentes básicos de la proteína, llamados aminoácidos, son cetogénicos, y otros son anticetogénicos. Ejemplos de aminoácidos cetogénicos son la leucina y la lisina. Un ejemplo de aminoácido anticetogénico es la alanina.
14. I. A. Cohen, «A Model for Determining Total Ketogenic Ratio (TKR) for Evaluating the Ketogenic Property of a Weight-Reduction Diet», *Medical Hypotheses* 73, núm. 3 (2009): 377-381.

guiente facilitaré información acerca de cómo solucionar problemas y evitar trampas.

Mantendrás esta proporción cetogénica de 2:1 durante tres semanas, y luego, en la última semana, pasaremos a la proporción cetogénica de 1:1 mientras hacemos la transición hacia un plan alimenticio equilibrado y bajo en carbohidratos.

Continúa leyendo para conocer mis reglas infalibles.

LO QUE PUEDES Y NO PUEDES HACER AL CONTAR TUS MACROS

Voy a hacer que el cálculo de macronutrientes (macros) de la dieta cetogénica sea ridículamente simple. Tenemos tres macros principales: grasas, proteínas y carbohidratos. Empezaremos por las grasas.

- **Come grasas saludables.** De todos los macronutrientes, la grasa es la más densa en calorías. Cada gramo de grasa contiene 9 calorías, pero no todas las fuentes de grasa son iguales. Todavía existe un gran debate acerca de los beneficios de las grasas saturadas para la salud, de manera que me gustaría que te concentraras principalmente en ingerir grasas de origen vegetal (hay una lista en la página 164) y que limites las grasas saturadas de origen animal.
- **Ingiere cantidades moderadas de proteínas.** Cada gramo de proteína contiene 4 calorías. Debes limitar las proteínas para mantenerte en la proporción cetogénica de 2:1. En la página 169 hay opciones de proteínas saludables.
- **Limita los carbohidratos.** Cada gramo de carbohidratos tiene 4 calorías, pero, como se ha afirmado, no todos los carbohidratos son iguales. Hay un número óptimo de carbohidratos que te permitirá perder peso y debemos mantenerlo. Este umbral es tu *límite personal de carbohidratos*. Puedes definirlo mediante prueba y error, o puedes seguir mis consejos (basados en mi experiencia ayudando a mis pacientes en los últimos treinta años), y no superar el límite de 20 a 25 gramos de carbohidratos netos por día. (No es de sorprender que sea la misma cantidad de carbohidratos

netos que en la década de 1970 se descubrió que es el límite para una cetosis saludable).[15] La mayoría de las personas que empiezan con una dieta keto clásica limitan demasiado los carbohidratos (sobre todo las verduras fibrosas sin almidones), y el resultado es que su ingesta de fibra cae drásticamente, de un promedio de 28 a 6 gramos al día.[16] La mayoría de programas keto utilizan carbohidratos totales en lugar de carbohidratos netos, y suelen tener como objetivo de 20 a 35 gramos al día. Pero eso no funciona en la mayoría de las mujeres: necesitamos fibra para sustentar a las hormonas, en especial los estrógenos y la insulina, para que continúen trabajando para nuestra pérdida de peso. Por eso es importante aprender a monitorear tu consumo de carbohidratos netos por día.

- **Limita los carbohidratos netos a menos de 25 gramos al día.** Los carbohidratos netos son aquellos que son absorbidos por el organismo. Para calcular los carbohidratos netos en los alimentos, resta los gramos de figura del total de gramos de carbohidratos. Debes limitar la comida procesada, pero incluso yo la como ocasionalmente. (Véanse ejemplos en las notas).[17] NOTA: tu objetivo desde el día 1 hasta el día 28 es mantener tus carbohidratos netos por debajo de los 25 gramos al día. Practica esto anotando los carbohidratos netos en tu registro antes del día 1 para empezar a aprender a hacerlo. Para implementar esta estrategia, planifica con antelación. No cometas el error de comer y luego calcular los

---

15. Young *et al.*, «Effect on Body Composition», *op. cit.*

16. S. H. Duncan *et al.*, «Reduced Dietary Intake of Carbohydrates by Obese Subjects Results in Decreased Concentrations of Butyrate and Butyrate-Producing Bacteria in Feces», *Applied and Environmental Microbiology* 73, núm. 4 (2007): 1073-1078.

17. Para calcular los carbohidratos netos en los alimentos procesados, resta la fibra y una parte de los alcoholes sacáricos. Entonces, para un tercio de un aguacate mediano, son 4 gramos de carbohidratos, menos 3 gramos de fibra (4 g - 3 g = 1 g), es decir, 1 carbohidrato neto. Para mis *brownies* favoritos, que recomiendo en la sección Recursos, son 13 carbohidratos totales por cada porción de *brownie*, menos 5 gramos de fibra y 7 gramos de alcoholes sacáricos (en este caso, eritritol y alulosa) o 1 carbohidrato neto.

macros, ya que será demasiado tarde. Planifica el menú un día antes y calcula los macros con antelación. Supongamos que planeo comer una tostada con aguacate (*véase* receta en la página 269). Tostaré una rebanada de pan keto (4 carbohidratos netos), machacaré un tercio de un aguacate (1 carbohidrato neto), lo untaré sobre el pan y luego verteré una cucharada de aceite de oliva. Este plato, un desayuno habitual en mi caso, tiene un total de 5 carbohidratos netos, y hace que me sienta llena durante 4 o 5 horas.

- **No tomes alcohol desde el día 1 hasta el día 28.** Piensa en el alcohol como si fuera azúcar líquido. Las mujeres no toleramos el alcohol tanto como los hombres; desarrollamos problemas de salud relacionados con el consumo del alcohol con dosis más bajas que los hombres. El alcohol interfiere con el metabolismo de los estrógenos y aumenta el riesgo de padecer cáncer de mama.[18] Y no tomar esa copa de vino puede hacer más por tu salud mental que tomarla, según un estudio publicado en 2019.[19] El alcohol tiene 7 calorías por gramo, de modo que tiene una mayor densidad calórica que las proteínas o los carbohidratos. Ésta es la peor noticia: si eres intolerante a los carbohidratos, el alcohol hará que salgas de la cetosis. *El alcohol bloquea la quema de grasa.* Y esa misma cualidad que hace que te sientas más relajada te hace más propensa a cuestionar tu compromiso y a comer fuera del plan. Si te tomas en serio la intención de adelgazar, mantente lejos del alcohol durante al menos tres semanas. Puedes volver a incorporarlo durante la transición, si necesitas hacerlo, y luego puedes ver si te mantienes en cetosis y continúas perdiendo peso. Si introducir el alcohol hace que te estanques en la pérdida de peso, no lo consumas.

18. J. Rehm *et al.*, «Alcohol Use and Cancer in the European Union», *European Addiction Research* (2020): 1-8; S. Parida *et al.*, «Microbial Alterations and Risk Factors of Breast Cancer: Connections and Mechanistic Insights», *Cells* 9, núm. 5 (2020): 1091.
19. X. Yao *et al.*, «Change in Moderate Alcohol Consumption and Quality of Life: Evidence from 2 Population-Based Cohorts», *CMAJ* 191, núm. 27 (2019): E753-760.

A continuación muestro un resumen que puedes usar para planificar cada comida durante las primeras cuatro semanas:

- Mínimo de grasa: 20-40 g.
- Máximo de proteína: 10-20 g.
- Máximo de carbohidratos netos (carbohidratos totales menos fibra total): 7-10 g, pero preferiblemente menos.

Si eres intolerante a los carbohidratos o resistente a la insulina, quizás tengas que mantener tu límite de carbohidratos incluso más bajo. (En el siguiente capítulo hablo de este tema y de cómo solucionar problemas). ¿Cómo lo sabes? Porque tu cintura mide 89 centímetros o más en el caso de las mujeres, o 100 centímetros o más en el caso de los hombres. Tienes hambre la mayor parte del tiempo porque tus hormonas del apetito están confundidas. Quemar grasa es prácticamente imposible y eres resistente a la pérdida de peso.

De los archivos de casos de la Dra. Sara

«¡Gracias! Me ha encantado este programa. Para mí fue un impulso para empezar una dieta keto. Siempre había querido probarla y ahora lo he hecho. Adelgacé 3 kilos (en los primeros 10 días) con el programa (y ni siquiera hice ejercicio porque estoy recuperándome de una lesión). ¡Gracias!».

Amy, 42 años, miembro de nuestro Programa
del Protocolo Gottfried online

EMPIEZA A CREER (Y A LLEVAR UN REGISTRO)

Supongamos que alguien te comenta: «Te apuesto un millón de euros a que no adelgazas si sustituyes las galletas de arroz, las barras energéticas, los panecillos y la pasta por tocino, aguacates, queso y huevos».

¿Aceptarías la apuesta?

Hace unos años, yo no la hubiera aceptado, pero ahora, sí.

Creo que cuando hayas terminado de leer este capítulo, tú también lo harás. Ahora entiendes que hay que limitar los carbohidratos de la manera correcta (es decir, sin reducirlos demasiado y asegurándote de que sean de los que se asimilan lentamente, como los que se encuentran en ciertas verduras y en una reducida cantidad de frutas). Poner estos conocimientos en acción le permitirá a tu organismo pasar de quemar azúcar a quemar grasa como combustible. Esto produce cetonas, que son en especial importantes para el funcionamiento del cerebro y para una energía estable en las mujeres mayores de 35 años, que es cuando empiezan a llegar a la perimenopausia temprana).

Sé que puede parecer que estoy proporcionando demasiada información para procesar, pero lo cierto es que las correcciones hormonales y los kilos que se restarán en la báscula harán que esta inversión en tu salud valga la pena. Aunque alcanzar un peso saludable es importante, ése no es el único objetivo: queremos conseguir que tengas unas hormonas más felices, un mejor funcionamiento intestinal, menos inflamación, un sueño reparador, más energía y pensamientos más claros.

Durante las siguientes cuatro semanas, piensa en los alimentos como si fuera la forma que tienes de hablar con tu cuerpo. Vas a dominar el idioma de tus hormonas. La primera palabra de este idioma es *grasa* beneficiosa. Vamos a apagar el fuego con fuego o, más exactamente, vamos a luchar contra la grasa con grasa.

Preparación	Implementación	Transición
20-25 g de carbohidratos netos y desintoxicación. Mantén una proporción cetogénica de 2:1. ¡Haz que tus intestinos evacúen para que puedas movilizar la grasa!	20-25 g de carbohidratos netos por día y añade el ayuno intermitente (14/10 a 16/18). Continúa con una proporción cetogénica de 2:1.	Empieza a añadir carbohidratos netos lentamente, 5 g cada vez, y avanzando hacia una proporción cetogénica de 1:1 a largo plazo o hasta que repitas la dieta.

Secuencia del protocolo Gottfried

DE MACROS A PLATOS: QUÉ COMER EN EL PROTOCOLO GOTTFRIED Y POR QUÉ

Ahora ya sabes lo fundamental, pero ¿cómo se traslada eso a tu plato y a lo que comes cada día?

Al protocolo Gottfried le encantan las grasas saludables

Muchas de las hormonas que estamos tratando de equilibrar por medio del protocolo Gottfried derivan del colesterol (un tipo de grasa corporal que se encuentra en todas las células), de manera que tiene sentido que la grasa se comunique mejor con tus hormonas. En el protocolo Gottfried, entre un 60 y un 70 % de tu dieta provendrá de las grasas, sobre todo de origen vegetal, de modo que es muy importante que incluyas grasas en todas las comidas. Comer más grasa significa que te sentirás más satisfecha (con lo cual es más probable que cumplas con el programa y no hagas trampa). Pero ten presente que la grasa no es igual para todas las personas. Algunas de mis pacientes pueden tomar 2 cucharadas de aceite de coco al día, mientras que otras se estancan en el adelgazamiento si toman tanta grasa saturada. Al igual que con los carbohidratos, cuando se trata de las grasas tienes que convertirte en tu conejillo de Indias y ver qué es lo que funciona mejor en tu caso. Experimenta con los siguientes alimentos para expandir tu repertorio de grasas saludables:

- **Aguacate.** En láminas en una ensalada, con zumo de limón rociado por encima, o como base para unos batidos keto cremosos, el aguacate es un portento nutricional. Pero antes de que te vuelvas loca por los aguacates, consulta «Cómo dominar el guacamole» (página 174) para saber de cuánta cantidad puedes disfrutar.
- **Chocolate y cacao.** Puedes ingerir cantidades limitadas de chocolate negro (está permitido si tiene un 90 % de cacao, o más), pero considera ir más allá y utilizar cacao puro como condimento en platos sabrosos como el mole mexicano (es delicioso como salsa para platos de carne).

- **Coco.** Usa una cucharada al día de aceite de coco durante el programa de 28 días. Observa cómo respondes a él. En un estudio, el aceite de coco aumentó la inflamación, según la medición de los niveles en sangre de algo llamado endotoxina, mientras que el aceite de pescado y el aceite de hígado de bacalao redujeron la inflamación, y el aceite de oliva fue neutro.[20] Éste es un gran ejemplo de medicina de precisión: tenemos que entender qué es lo que funciona mejor en nuestro caso averiguando cuáles son los aceites que reducen nuestra inflamación.
- **Aceite de oliva.** Emplea aceite de oliva virgen extra ecológico y añádelo a prácticamente cualquier plato. Uno de mis mentores, el Dr. Mark Houston, recomienda 5 cucharadas al día.
- **Frutos secos.** Las mejores variedades cetogénicas son las nueces, las nueces de macadamia, las almendras y las pecanas. Limita los frutos secos a una ración de 28 gramos al día. Para que resulten beneficiosos para el corazón y para la prevención del cáncer se precisa una dosis de 12 a 30 gramos al día, de manera que ten cuidado de no comer un exceso de frutos secos.[21] Para las personas sensibles, las nueces pueden irritar los intestinos y desencadenar inflamación, debido a compuestos como los fitatos y los taninos, que pueden hacer que resulten difíciles de digerir. Es posible que adviertas molestias como meteorismo, malestar o distensión abdominal después de comerlos. Si tienes intolerancia a los frutos secos, evítalos.
- **Semillas.** Girasol, calabaza, sésamo, cáñamo y linaza. Añádelas a las ensaladas y a otros platos para conseguir una sensación crujien-

20. M. Venkatesh *et al.*, «Dietary Oil Composition Differentially Modulates Intestinal Endotoxin Transport and Postprandial Endotoxemia», *Nutrition & Metabolism* 10, núm. 1 (2013): 6.
21. A. Dagfinn *et al.*, «Nut Consumption and Risk of Cardiovascular Disease, Total Cancer, All-Cause and Cause-Specific Mortality: A Systematic Review and Dose-Response Meta-Analysis of Prospective Studies», *BMC Medicine* 14, núm. 1 (2016): 207; C. Guo-Chong *et al.*, «Nut Consumption in Relation to All-Cause and Cause-Specific Mortality: A Meta-Analysis 18 Prospective Studies», *Food & Function* 8, núm. 11 (2017): 3893-3905.

te que sin duda satisfará algunos de esos recuerdos de antiguos hábitos.

- **Aceites de triglicéridos de cadena media (MTC).** Inspírate en Jen y añade este aceite a las ensaladas, los batidos y los platos de verduras. ¿Por qué? Porque los MTCs son una forma de ácido graso saturado que es escasa en la dieta moderna, y se ha demostrado que mejora los perfiles de colesterol y reduce los niveles de glucosa en ayunas y la presión arterial diastólica.[22] Como se utilizan de manera eficaz como energía, es menos probable que se almacenen en forma de grasas, de manera que pueden ayudarte a adelgazar.[23] De hecho, consumir un aceite de MCT puede ayudarte a comer menos en las siguientes 48 horas.[24] (*Véase* más detalles científicos en las notas).[25] La mayor parte de las mujeres puede tolerar entre

---

22. M. P. St-Onge *et al.*, «Consumption of a Functional Oil Rich in Phytosterols and Medium-Chain Triglyceride Oil Improves Plasma Lipid Profiles in Men», *The Journal of Nutrition* 133, núm. 6, (2003): 1815-1820; J. R. Han *et al.*, «Effects of Dietary Medium-Chain Triglyceride on Weight Loss and Insulin Sensitivity in a Group of Moderately Overweight Free-Living Type 2 Diabetic Chinese Subjects», *Metabolism* 56, núm. 7 (2007): 985-991; M. P. St-Onge *et al.*, «Medium-Chain Triglyceride Oil Consumption as Part of a Weight Loss Diet Does Not Lead to an Adverse Metabolic Profile When Compared to Olive Oil», *Journal of the American College of Nutrition* 27, núm. 5 (2008): 547-552.

23. K. Mumme *et al.*, «Effects of Medium-Chain Triglycerides on Weight Loss and Body Composition: A Meta-Analysis of Randomized Controlled Trials», *Journal of the Academy of Nutrition and Dietetics* 115, núm. 2 (2015): 249-263.

24. T. Maher *et al.*, «A Comparison of the Satiating Properties of Medium-Chain Triglycerides and Conjugated Linoleic Acid in Participants with Healthy Weight and Overweight or Obesity», *European Journal of Nutrition* (2020): 1-13.

25. El aceite de MCT aumenta las cetonas en un 19 %, y puede ayudar a activar el cambio metabólico para dejar de quemar glucosa y empezar a quemar grasa (C. Vandenberghe *et al.*, «Medium-Chain Triglycerides Modulate the Ketogenic Effect of a Metabolic Switch», *Frontiers in Nutrition* 7 [2020]: 3-6).

Además, en estudios limitados sobre la enfermedad de Alzheimer, algunas medidas de cognición mejoraron al añadir aceite de MCT a la dieta (K. I. Avgerinos *et al.*, «Medium-Chain Triglycerides Induce Mild Ketosis and May Improve Cognition in Alzheimer's Disease: A Systematic Review and Meta-Analysis of Human Studies», *Ageing Research Reviews* [2019]: 101,001), y la utilización de cetonas por parte del cerebro se puede duplicar (E. Croteau *et al.*, «Ketogenic

½ cucharada y 2 cucharadas al día. Demasiado MCT puede provocar diarrea o hacer que la pérdida de peso se estanque debido a su densidad calórica. Personalmente, consumo entre 1 cucharada (20 gramos) y 1 ½ cucharadas (30 g) al día en el batido o en la ensalada (30 gramos es la dosis con más efectos positivos demostrados).

Una advertencia: cuando empieces a planificar tus comidas, lo más importante a tener en cuenta es evitar la peor combinación: un nivel alto de grasas con un nivel alto de carbohidratos. Este dúo puede incrementar la inflamación, bloquear la insulina y hacer que almacenes más grasa. Los estudios científicos muestran que una comida que incluya grasas saturadas y grasas trans, combinadas con carbohidratos refinados, hace sonar las alarmas en el organismo y aumenta de manera significativa el riesgo de padecer enfermedades cardiovasculares.[26] Para las personas como yo a las que nos gusta saber más, este mecanismo se describe en gran detalle en las notas.[27]

Medium-Chain Triglycerides Increase Brain Energy Metabolism in Alzheimer's Disease», *Journal of Alzheimer's Disease* 64, núm. 2 [2018]: 551-561).

Los MCTs también hablan a tus hormonas y pueden ayudarte a ser más sensible a la insulina y a reducir la adiponectina en seis semanas, al menos de acuerdo con un pequeño estudio no controlado (D. D. Thomas *et al.*, «Effects of Medium-Chain Triglycerides Supplementation on Insulin Sensitivity and Beta Cell Function: A Feasibility Study», *PLoS One* 14, núm. 12 (2019).

26. Se cree que el mecanismo del daño es a través del aumento de las toxinas bacterianas del intestino, conocido como endotoxemia, de 5 a 8 horas después de ingerirlo. P. Dandona *et al.*, «Macronutrient Intake Induces Oxidative and Inflammatory Stress: Potential Relevance to Atherosclerosis and Insulin Resistance», *Experimental & Molecular Medicine* 42, núm. 4 (2010): 245-253; F. Biobaku *et al.*, «Macronutrient-Mediated Inflammation and Oxidative Stress: Relevance to Insulin Resistance, Obesity, and Atherogenesis», *The Journal of Clinical Endocrinology & Metabolism* 104, núm. 12 (2019): 6118-6128.

27. Cuando ingieres grasas saturadas o trans junto con carbohidratos refinados, el mecanismo del daño es una combinación de estrés oxidativo, inflamación no resuelta, endotoxemia, un aumento de la expresión de SOCS-3 y TLR4, lo que bloquea las vías de IRS-1 y PI3K, e induce la resistencia a la insulina, según mi comunicación personal con el Dr. Mark Houston y Dandona *et al.*, «Macronutrient Intake».

Tu dosis diaria de frutos secos

Los frutos secos contienen un gran número de vitaminas, minerales, grasas no saturadas y antioxidantes. Consisten sobre todo en grasa (de un 50 a un 70 %), con una cantidad moderada de proteínas, lo cual los convierte en un alimento keto ideal para llevar contigo a cualquier parte. Los estudios muestran que las personas que comen una ración diaria de frutos secos (28 g) reducen ciertos riesgos de salud: un 29 % redujo el riesgo de padecer enfermedades cardiovasculares, un 24 % redujo la probabilidad de fallecer a causa de una enfermedad respiratoria y un 11 % redujo la probabilidad de morir de cáncer, según la revista científica *New England Journal of Medicine*.[28]

Los frutos secos también son densos en calorías, de modo que la dosis debe ser la correcta: suficientemente alta para reducir el riesgo de enfermedades y apoyar tu transición hacia la cetosis, pero también lo bastante baja para que no ingieras demasiadas calorías o irrites tus intestinos.

Ésta es una guía aproximada para esa dosis diaria:

- 30 pistachos.
- 20 almendras.
- 20 avellanas.
- 15 nueces de macadamia.
- 15 pecanas.
- 9 nueces.
- 2 cucharadas de piñones.

28. Y. Bao *et al.*, «Association of Nut Consumption with Total and Cause-Specific Mortality», *The New England Journal of Medicine* 369, núm. 21 (2013): 2001-2011.

Ingiere proteínas con moderación

Ya hemos hablado mucho del motivo por el cual debes evitar el exceso de proteínas. Éstas deberían constituir un 20 % de las calorías diarias, pero ten en cuenta que no todas las proteínas son iguales. Comer un bistec de ganadería intensiva, con su componente de hormonas inflamatorias, antibióticos, xenoestrógenos, ácidos araquidónicos y grasas omega-6 envía a tus hormonas un mensaje de alarma de inflamación. Comer un filete de bisonte alimentado con pastos, con sus proteínas limpias y sus grasas omega-3, alimenta a tu organismo y a tus hormonas de una forma saludable. En mi opinión, estas dos carnes ni siquiera deberían ser consideradas parte del mismo grupo alimenticio.

Es especialmente importante escoger la proteína ecológica siempre que sea posible, porque las toxinas que abundan en la carne convencional confunden a las señales de las hormonas, interfiriendo en el mensaje claro que estás intentando enviar a tus hormonas durante el protocolo Gottfried. Las verduras ecológicas suelen tener aproximadamente un 30 % menos residuos de pesticidas[29] y reducen tu exposición a las bacterias resistentes a los antibióticos en un tercio, en comparación con otras variedades convencionales. Una buena elección de proteínas incluye los siguientes productos (en orden de preferencia, empezando por los vegetales):

- Nueces (comunes y de macadamia; *véase* la lista en la página anterior «Tu dosis diaria de frutos secos»).
- Semillas (calabaza, linaza, cáñamo).
- Huevos (de gallinas criadas en libertad).
- Pescado capturado en estado salvaje (variedades que son bajas en metales pesados, como el salmón, la caballa, las sardinas, la trucha).
- Mariscos (cangrejo, mejillones, ostras, vieiras, camarones).

---

29. C. Smith-Spangler *et al.*, «Are Organic Foods Safer or Healthier Than Conventional Alternatives? A Systematic Review», *Annals of Internal Medicine* 157, núm. 5 (2012): 343-366; S. Watson, «Organic Food No More Nutritious Than Conventionally Grown Food», *Harvard Women's Health Watch*, 5 de septiembre de 2012, www.health.harvard.edu/blog/organic-foodno-more-nutritious-than-conventionally-grown-food-201209055264. Consultado el 6 de mayo de 2020.

- Aves de corral (más altas en grasas omega-3), preferiblemente de carne oscura, con piel.
- Vísceras (de animales criados en libertad y alimentados con pastos).
- Carne de vacuno alimentado con pastos y caza (máximo 2 veces por semana), incluyendo carne seca sin azúcar añadido.
- Carne de cerdo (libre de antibióticos y hormonas, un máximo de 2 veces por semana, pero evítala si aumentas de peso). Decántate por filetes, costillas y cortezas de cerdo (yo añado cortezas de cerdo picadas a mis ensaladas como una alternativa a los picatostes).

Entender los carbohidratos: la falsa energía del organismo

Actualmente, los carbohidratos son tal vez el elemento dietético más confuso, superando incluso al colesterol en la sección de mensajes confusos. Los carbohidratos son una parte fundamental de una dieta para garantizar un funcionamiento humano óptimo; sin embargo, desde hace un siglo, con la invención de los alimentos industriales, los carbohidratos constituyen, con demasiada frecuencia, la base del plan alimenticio del día. Hemos estado ahogándonos en carbohidratos, y por eso nuestras hormonas están tristemente fuera de equilibrio. Su único recurso, cuando se enfrentan a otra carga de carbohidratos, es decirle al organismo que los convierta en azúcar y los almacene.

Uno de los motivos por los cuales existe esta confusión respecto a los carbohidratos es porque estos incluyen una amplia gama de alimentos: desde calabacines ecológicos hasta bizcochos. Y hay muchísimos mensajes contradictorios sobre qué hacer con los carbohidratos. Si se lo preguntas a 100 nutricionistas, recibirás una amplia gama de respuestas.

Las Guías alimentarias para los estadounidenses,[30] por ejemplo, recomiendan consumir 300 gramos de carbohidratos al día. En mi opinión, esto es del todo erróneo para la mayoría de las personas, sobre todo para las mujeres mayores de 35 años, que tienen niveles cada vez más bajos de testosterona y de la hormona del crecimiento. Tus niveles óptimos de carbohidratos dependen, sobre todo, del mensaje que quie-

---

30. Los expertos en nutrición del Departamento de Agricultura de Estados Unidos y del Departamento de Salud y Servicios Humanos proporcionan una guía alimentaria que se actualiza cada 5 años. *(N. de la T.)*

ras enviar a tus hormonas, de tu nivel de actividad y de si eres hombre o mujer. Incluso la dieta con las mayores pruebas científicas para prevenir las enfermedades cardiovasculares (la dieta mediterránea) recomienda que del 25 al 50 % de tu ingesta diaria de calorías provenga de los carbohidratos. Para una dieta de 1800 calorías al día, se sitúa entre 112 y 225 gramos de carbohidratos, lo cual sigue siendo demasiado alto. ¡No me extraña que haya empezado a engordar cuando seguía una dieta mediterránea después de los 35 años!

La variación en las recomendaciones sobre los carbohidratos no significa que siempre estén todos equivocados. Si participas en el Tour de Francia y quemas 5000 calorías al día, 300 gramos de carbohidratos sólo te proporcionarán la mitad de lo que necesitas. Sin embargo, si eres como muchas personas del mundo occidental y vives a base de carbohidratos simples altamente procesados envenenados con toxinas durante la mayor parte de tu vida y comiendo más de lo que quemas, es posible que necesites reiniciar tu consumo diario de carbohidratos en un orden de magnitud muy por debajo de lo que recomiendan las guías dietéticas. Después de una amplia investigación y de mi experiencia ayudando a mis pacientes a perder peso, considero que lo más efectivo es un enfoque de los carbohidratos temporalmente restrictivo, empezando con de 35 a 50 gramos al día, con un máximo de 25 gramos de carbohidratos netos.

¿A qué corresponden 25 gramos de carbohidratos netos? Cuando se trata de cereales densos en carbohidratos, es más o menos el equivalente a una crep pequeña, a ¾ de taza de pasta o arroz cocidos, o la mayor parte de un pan pequeño. Mi amiga Jo, que adora los carbohidratos, me preguntó si me refería a individualmente o todo junto. Lo siento, Jo: individualmente. Cada una de estas opciones, demasiado pequeñas para ser saciantes, completaría tu límite diario, así que es mejor evitarlas en el programa de cuatro semanas. Los carbohidratos también se ocultan en los dulces: ½ taza de sorbete o 1 taza de helado contienen más o menos 30 gramos de carbohidratos. (Increíble, ¿verdad? Pasamos todos esos años escogiendo un sorbete en lugar de un helado porque los considerábamos más saludables, ¡y resulta que el sorbete tiene el doble de carbohidratos!). Te sentirás más satisfecha si comes hasta 30 gramos de verduras que contienen carbohidratos, lo cual se traduce en aproximadamente 8 tazas de brócoli o coliflor.

Vas a reducir los carbohidratos durante un breve período de tiempo, pero aumentarás el consumo de fibra para derrotar a tus hormonas de grasa y mejorar la pérdida de peso. Reducir los carbohidratos netos es el mejor método para restablecer tus hormonas (lo haremos mediante un ayuno y una desintoxicación suaves, y trataremos este tema en el siguiente capítulo).

Muchas verduras, pocas frutas

El protocolo requiere una infinidad de verduras preparadas con aceite de oliva, pero dado que estamos limitando los carbohidratos, en especial durante el programa de cuatro semanas del protocolo Gottfried, debes evitar aquellas que contengan almidón, incluyendo las patatas, el maíz, los guisantes, la calabaza de invierno, los nabos y las remolachas. Puedes reintroducir estos productos durante la fase de transición.

En cuanto a las demás verduras, consume las variedades crudas y cocidas (cocer las verduras hace que algunos nutrientes sean más biodisponibles, mientras que destruye otros), y prioriza las que ayuden a la desintoxicación como, por ejemplo, éstas:

- Verduras de hoja verde (rúcula, col rizada, acelga, berza, espinacas, lechuga).
- Coliflor, *bok choy*, brócoli, coles de Bruselas, espárragos, pimiento, cebolla, ajo, berenjena, pepino, apio, calabaza squash, calabacín, rábano, repollo.
- Setas.
- Verduras con almidón limitadas: jícama o nabo mexicano, calabaza, calabaza de invierno durante la fase de transición.

Los azúcares están al acecho en las frutas en forma de fructosa, así que evita la mayoría de las frutas durante el programa de cuatro semanas. Dicho esto, ciertas frutas son más bajas en carbohidratos netos que otras; las puedes incluir, pero en porciones reducidas. (Cuando empieces a comer más carbohidratos durante la transición, puedes intentar añadir porciones pequeñas de frutas con índice glucémico bajo, como, por ejemplo, frutos del bosque). Éstas son algunas de las frutas que se pueden incluir en el protocolo Gottfried:

- Limones.
- Limas.
- Aceitunas.
- Tomates.
- Aguacates (el aguacate aparece en la lista de grasas saludables, pero, sin embargo, es una fruta. Consulta «Cómo dominar el guacamole» para que la cantidad no sea excesiva. La cantidad correcta para una ración es de ¼ a ½ aguacate para la mayoría de mis pacientes hasta que alcanzan el peso deseado).

Utilizar lácteos con cautela

Aunque los lácteos pueden ser una fuente importante de grasas saludables, existen razones para limitarlos. Algunos productos lácteos son altos en azúcar de lactosa natural. En ensayos aleatorios, un mayor consumo de lácteos no está asociado a la pérdida de peso a menos que se reduzcan las calorías,[31] lo cual suele ocurrir en una dieta cetogénica porque es más saciante y suele producir una pérdida de peso. Las calorías importan, pero las hormonas todavía más. Las calorías son menos prioritarias que recuperar el equilibrio hormonal. Eso quiere decir que puedes consumir lácteos, pero no en exceso. Siempre y cuando no tengas una sensibilidad a los lácteos (es decir, que no seas intolerante a la caseína, la principal proteína en la leche) o intolerante a la lactosa, y siempre y cuando el producto lácteo sea ecológico y provenga de vacas alimentadas con pastos, puedes incluir estas fuentes de grasa saludables:

- Mantequilla.
- Quesos de pasta dura.
- Otros productos lácteos sin azúcar y sin lactosa.

Evita los lácteos con un elevado contenido en lactosa, incluidos la leche y los helados.

---

31. A. S. Abargouei *et al.*, «Effect of Dairy Consumption on Weight and Body Composition in Adults: A Systematic Review and Meta-Analysis of Randomized Controlled Clinical Trials», *International Journal of Obesity* 36, núm. 12 (2012): 1485-1493.

Cómo dominar el guacamole

Antes de preparar un batido de aguacate acompañado de láminas de aguacate sumergidas en guacamole, considera lo siguiente: cuando probé la dieta keto por primera vez para recuperar mi peso ideal, comí aguacate en exceso creyendo que era una grasa saludable que se podía comer sin límites. El aguacate es beneficioso, pero sólo si lo ingieres en las cantidades correctas. Ten en cuenta que un aguacate entero contiene una cantidad importante de grasa *y* de carbohidratos, así que debes limitar esa cantidad a de ¼ a ½ aguacate al día. Prefiero que comas una variedad de alimentos a que inviertas en un aguacate la mayor parte de los carbohidratos que te están permitidos a diario.

La información nutricional publicada en la página web de California Avocados se basa en el tamaño de porción recomendado por la FDA para este alimento (⅓ de un aguacate mediano).[32] Dado que, si no tienes cuidado, es realmente fácil comerte un aguacate entero, esta tabla nutricional del aguacate está adaptada para un aguacate entero de tamaño mediano, de manera que éste es el escenario si te excedes: según los números, si comes un aguacate entero, consumes un tercio de la cantidad de carbohidratos que se te permite ingerir en un día, lo cual no deja mucho espacio para otros carbohidratos nutritivos. Sé cautelosa con el aguacate, como mínimo hasta que hayas alcanzado tu objetivo de peso saludable, lo cual para la mayoría de mis pacientes significa alcanzar un IMC de entre 20 y 24,9.

DATOS NUTRICIONALES DEL AGUACATE

Grasa total 24 g	Carbohidratos totales 12 g
Grasas saturadas 3 g	Fibra alimentaria 9 g
Grasas trans 0 g	Azúcar total 0 g
Grasas poliinsaturadas 3 g	Azúcares añadidos 0 g
Grasa monoinsaturada 15 g	Carbohidratos netos 3 g
Colesterol 0 g	Proteínas 3 g
Sodio 0 g	Un aguacate mediano contiene 3 porciones

---

32. California Avocados, «Avocado Nutritional Information», www.californiaavocado.com/nutrition/nutrients. Consultado el 6 de mayo de 2020.

UN TOQUE DE SABOR

Se ha dicho que la variedad es el condimento de la vida, y cualquier plan alimenticio tendrá más éxito si incluye más opciones agradables al paladar. Teniendo esto en cuenta, considera las siguientes maneras de añadir variedad y sabor a tu dieta, sin dejar de hablar la lengua de las hormonas:

- Chocolate negro (90 %, o más, de cacao).
- Vinagres sin azúcar.
- Café y té sin azúcar.
- Mostazas sin azúcar.
- Especias: jengibre, ajo, pimienta de Cayena, cúrcuma, cardamomo, chile, hinojo.
- Romero, perejil, cilantro, trébol rojo, raíz de bardana.

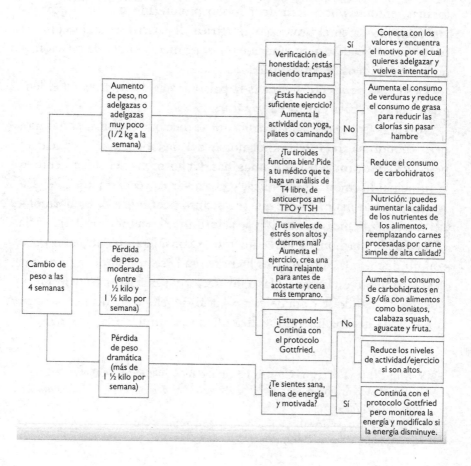

AZÚCAR: EL MENSAJE
HORMONAL EQUIVOCADO

Sabes lo inestable que puede llegar a ser la comunicación en una relación, ¿verdad? Dices lo correcto veinte veces seguidas y todo florece. Luego metes la pata, afirmas algo indebido una sola vez y todo se va al garete. Si es una relación sólida, de muchos años, puede resistir el daño. Sin embargo, si metes la pata cuando sólo llevas unos meses saliendo con alguien, puede suponer el fin de la relación.

La comunicación hormonal no es distinta. Si apoyas a tus hormonas desde hace mucho tiempo, un poco de azúcar no les hará ningún daño. Pero si eres como la mayoría de las mujeres y tus hormonas metabólicas han sido golpeadas durante décadas por un exceso de azúcares, estrés y toxinas, entonces necesitan un período prolongado de comunicación virtuosa. Piensa en el protocolo Gottfried de cuatro semanas como si fuera esos delicados, pero emocionantes, primeros meses de relación, y no envíes el mensaje equivocado.

Desde esa perspectiva, ésta es la palabra más destructiva en el lenguaje del protocolo Gottfried: ¡*azúcar!*

Sé que no soy la primera persona que te dice que el azúcar es dañino, pero cuando se trata de las hormonas del metabolismo, el azúcar es peor de lo que probablemente imaginas. La hormona del crecimiento es la principal hormona metabólica, y el azúcar es veneno para ella. ¿En realidad es tan malo? Puede que sea incluso peor que eso. La hormona del crecimiento mejora la acción de la insulina,[33] y, aunque la deficiencia clínica de la hormona del crecimiento se considera una afección poco común, incluso las alteraciones menores en la secreción de la hormona del crecimiento están asociadas a los trastornos metabólicos y del crecimiento.[34] Cuando se trata de controlar los niveles de azúcar en sangre, la hormona del crecimiento realiza una tarea similar a la del cortisol y

---

33. S. Kim *et al.*, «Effects of Growth Hormone on Glucose Metabolism and Insulin Resistance in Humans», *Annals of Pediatric Endocrinology & Metabolism* 22, núm. 3 (2017): 145.

34. L. A. Frohman, «Growth Hormone», *Encyclopedia of Neuroscience*, vol. 1 (Londres: Academic Press, 2009).

la insulina,[35] pero no produce los desequilibrios asociados a estas otras dos hormonas famosas. La insulina y el cortisol son agresivas y poderosas, y pueden rebasar fácilmente, mientras que la hormona del crecimiento es de un tipo más sensible, *New Age*, del que le gusta arrimarse. Si sobrecargas a tu organismo con azúcares y estrés, como hacemos muchas personas todos los días de nuestras vidas, el cortisol y la insulina dominan la pista de baile, mientras que la hormona del crecimiento es la chica tímida.

Esto significa que no puedes optimizar la hormona del crecimiento mientras estás deleitándote con una porción de pastel de chocolate, elevando tus niveles azúcar en sangre e invitando a la insulina a que aumente en exceso. Si bailas con la insulina durante demasiado tiempo, las otras hormonas, como la hormona del crecimiento, pierden la esperanza y se desequilibran mientras la medida de tu cintura aumenta. En las personas sanas, la insulina bloquea la liberación de la hormona del crecimiento, y la alteración hormonal puede ser aún peor en el caso de las personas con obesidad.[36] Elimina el azúcar añadido de tu dieta, limita el azúcar natural y, para las fases de preparación e implementación del protocolo Gottfried, evita incluso los alimentos aparentemente saludables con un alto contenido en azúcar, como los plátanos, las uvas y otras frutas. Si eres resistente a la insulina, considera limitar estos alimentos a largo plazo hasta que tu insulina esté reparada. Concéntrate en las grasas saludables, las proteínas antiinflamatorias y los alimentos ricos en fibra, como verduras de hoja verde y frutas con un bajo índice glucémico (aguacate, aceitunas, coco).

35. Diabetes Teaching Center en la Universidad de California, San Francisco, «Blood Sugar & Other Hormones», https://dtc.ucsf.edu/types-of-diabetes/type1/ understanding-type-1-diabetes/how-the-body-processes-sugar/blood-sugar -other-hormones/

36. R. Lanzi *et al.*, «Elevated Insulin Levels Contribute to the Reduced Growth Hormone (GH) Response to GH-Releasing Hormone in Obese Subjects», *Metabolism* 48, núm. 9 (1999): 1152-1156; J. Xu *et al.*, «Crosstalk Between Growth Hormone and Insulin Signaling», *Vitamins & Hormones* 80 (2009): 125-153; H. Qiu *et al.*, «Influence of Insulin on Growth Hormone Secretion, Level, and Growth Hormone Signaling», *Sheng Li Xue Bao* 69, núm. 5 (2017): 541-556.

El azúcar se esconde en todas partes, de manera que no es fácil evitarlo. Durante el protocolo Gottfried de cuatro semanas de duración, elimina el consumo de azúcar, incluso en sus formas supuestamente saludables, como las que aparecen en esta lista:

- Cereales integrales y refinados, y productos con harina.
- Azúcares añadidos y naturales en los alimentos y las bebidas.
- Verduras con almidón, como las patatas, el maíz y la calabaza de invierno. (Las patatas y la calabaza se pueden añadir en cantidades limitadas, como de 28 a 56 gramos en la fase de transición).
- Frutas que no sean las permitidas en la lista, a menos que se incluyan en el consumo diario total de carbohidratos.
- Todos los zumos de frutas.
- Legumbres, incluidos las judías, las lentejas y los cacahuetes.
- Alcohol.

¿QUÉ ASPECTO TIENE UNA COMIDA CON UN 70 % DE GRASA?

Antes de entrar en las posibilidades de comidas, considera lo siguiente: existen dos formas de enfocar esta pregunta. En primer lugar, ¿qué aspecto tiene en la mesa? Y, en segundo lugar, ¿qué aspecto tiene dentro de ti? La segunda parte es quizás la más importante, de manera que a continuación proporcionaré un dato objetivo destacado a partir del cual puedes observar si existe una mejoría: el peso y la circunferencia de la cintura. Y voy a empezar ofreciendo una lección sobre cómo recopilar correctamente estos datos.

INTEGRACIÓN: EMPIEZA TU DESINTOXICACIÓN

¿Por qué las etapas de preparación y transición del protocolo Gottfried incluyen una desintoxicación? Porque la desintoxicación y el adelgazamiento son inseparables, en especial en las mujeres. La desintoxicación suele ser la pieza que falta cuando se trata de crear una dieta cetogénica que equilibre las hormonas.

El organismo acumula las toxinas en la grasa (¿recuerdas a los obesógenos como el BPA, las sustancias químicas artificiales que alteran las hormonas y contribuyen a la obesidad?) cuando el sistema de desintoxicación natural excede su capacidad. Cuando el organismo quema grasa, las toxinas son liberadas al torrente sanguíneo para que se descompongan y sean eliminadas, y cuando la pérdida de peso es rápida, se acelera el ritmo en el que las toxinas son liberadas de la grasa.[37] Necesitamos disponer de una forma de continuar eliminando toxinas, sobre todo cuando se están liberando en mayor cantidad durante la pérdida de peso. (En el capítulo 6 compartiré estrategias de desintoxicación más avanzadas para las personas con un aumento de peso obstinado).

Las tres fases de la desintoxicación

El organismo lleva a cabo la desintoxicación en tres fases: en la primera, el hígado utiliza las enzimas para descomponer las sustancias dañinas transformándolas de manera que el cuerpo las pueda manejar; en la segunda, los componentes ahora separados del compuesto se vuelven solubles en agua, y en la tercera, el organismo los elimina a través de la orina, las heces o el sudor. Si deseas más información sobre las fases de desintoxicación, consulta las notas.[38] Nos centraremos en la tercera fase

---

37. M. La Merrill *et al.*, «Toxicological Function of Adipose Tissue: Focus on Persistent Organic Pollutants», *Environmental Health Perspectives* 121, núm. 2 (2013): 162-169.

38. El hígado procesa las toxinas en dos fases. En la primera, convierte a las solubles en grasa en sustancias solubles en agua. Al final de la segunda fase, el hígado excreta esas toxinas solubles en agua a través de la orina, las heces, el sudor y otros fluidos corporales. En el protocolo de desintoxicación, este proceso de dos pasos debe ser manejado en el orden opuesto: optimiza la fase dos antes de activar la fase uno. Éste es uno de los motivos por los cuales los programas de desintoxicación y «depuración» generan controversia y pueden hacer que las personas enfermen; si las toxinas son eliminadas de los tejidos a un ritmo más alto del que son eliminadas del organismo, hará que la persona se sienta muy mal, e incluso puede tener consecuencias graves. Míralo de esta manera: uno no calienta un automóvil en el garaje y luego abre la puerta para dejar salir los gases.

para que puedas deshacerte rápidamente de las toxinas que sean liberadas de la grasa.

Para conseguir este objetivo, utilizaremos alimentos que potencian la capacidad de desintoxicación. A pesar de que se promocionan como una herramienta para el adelgazamiento, algunos programas de desintoxicación con alimentos no han demostrado resultados duraderos; sin embargo, a continuación mostraré cómo proceder correctamente para que no vuelvas a recuperar el peso perdido.[39] Por este motivo, he combinado la desintoxicación con algunas recomendaciones cetogénicas en un proceso suave, por etapas. Recomiendo consumir los siguientes alimentos:

- **Proteínas magras limpias.** Sin la suficiente proteína, el hígado no puede completar la segunda fase de la desintoxicación, durante la cual las toxinas son excretadas.
- **Alimentos ricos en fibra.** Entre sus numerosos roles, la fibra se une al BPA y otras toxinas, ayudándote a excretarlos. Una buena elección de alimentos altos en fibra incluiría aguacates, aceitunas y verduras sin almidón. Puedes añadir suplementos de fibra a los batidos (*véase* Recetas). En la fase de transición del protocolo, puedes volver a añadir frutos del bosque (no más de ¼ de taza al día) y legumbres (sólo porciones pequeñas, y sólo al final de la implementación).
- **Alimentos ricos en azufre.** Las vías de desintoxicación requieren este mineral, el cual abunda en las crucíferas (el brócoli y la coliflor son algunas de ellas, en especial el brócoli), las cebollas, los huevos de granja y los ajos.
- **Grasas saludables.** La inflamación obliga a tu organismo a acumular toxinas y contribuye a casi todas las enfermedades en el planeta. El pescado capturado en su entorno y las semillas de linaza o de chía son algunos de los muchos alimentos grasos antiinflamatorios que ayudan a desintoxicar el organismo.

---

39. J. Obert *et al.*, «Popular Weight Loss Strategies: A Review of Four Weight Loss Techniques», *Current Gastroenterology Reports* 19, núm. 12 (2017): 61.

• **Agua filtrada.** Entre sus numerosos beneficios, el agua ayuda a eliminar toxinas y mejora la energía celular, la estructura de los tejidos y el procesamiento de los nutrientes. Elige el agua filtrada (utiliza un filtro de carbón simple o consigue las versiones más sofisticadas con osmosis inversa) para no inundar tu cuerpo con más contaminantes, como los metales pesados y otras sustancias potencialmente dañinas que se encuentran en el agua de grifo común. Bebe más de lo que bebías antes de comenzar la dieta, porque estamos aquí para *cambiar las cosas* en tu organismo. Además, la deshidratación es una de las dos complicaciones más comunes de la dieta keto (la otra son los trastornos gastrointestinales) durante el primer mes.[40] Deberías hidratarte como una atleta, sobre todo durante las primeras dos o tres semanas. Una mayor hidratación ayudará a la desintoxicación y reducirá los problemas asociados a las dietas cetogénicas y a otros programas de adelgazamiento, y te proporcionará la mejor oportunidad de mantener los beneficios del programa a lo largo del tiempo. Añade electrolitos a tu agua (en Recursos puedes ver mis marcas favoritas, ideales para la dieta keto). Ponte como objetivo beber un litro y medio o más de agua filtrada al día, lo cual hará que te levantes para orinar una vez cada hora.

REALIZA AJUSTES PARA TU METABOLOTIPO

Como mencionamos en el capítulo 4, tanto si tienes un metabolotipo de manzana como si tienes uno de pera, es posible personalizar el protocolo Gottfried. Las mujeres con un metabolotipo de manzana necesitan una mayor desintoxicación, una menor cantidad de carbohidratos (al menos durante cierto tiempo, unas cuatro semanas) y una cetosis más intensa (mediante la cual produces cantidades importantes de cetonas, las cuales se miden como más de 1,0 mmol/L en la sangre). (En el siguiente capítulo aprenderás a medir la cetosis). Asegúrate de

---

40. M. S. Duchowny, «Food for Thought: The Ketogenic Diet and Adverse Effects in Children», *Epilepsy Currents* 5, núm. 4 (2005): 152-154.

seguir las indicaciones básicas para la desintoxicación que aparecen en este capítulo, además de las estrategias más avanzadas que se describen en el capítulo 6. Ponte como objetivo consumir 20 gramos o menos de carbohidratos netos por día para empezar. Añade el ayuno intermitente con el objetivo de hacer un ayuno nocturno de catorce horas, comenzando dos veces por semana.

Los metabolotipos de pera pueden realizar una cetosis más ligera (en la cual el organismo produce cetonas quemando grasa en cantidades más reducidas, lo cual se mide como 0,5-1,0 mmol/L en la sangre), ya que responden bien al ayuno intermitente. Trata de consumir 25 gramos de carbohidratos netos al día o menos, y añade un ayuno intermitente cada noche durante 14 horas. Esto resulta especialmente útil en el caso de las mujeres mayores de 40 años que están en la perimenopausia o en la menopausia y sienten que toda su grasa ha migrado a las caderas y las nalgas.

Esta adaptación, junto con las sugerencias para solucionar problemas y las estrategias para evitar el estancamiento que aparecen en el siguiente capítulo, te proporcionará unas herramientas poderosas para ayudarte a avanzar hacia el bienestar.

EJEMPLO DE UN DÍA CON EL PROTOCOLO GOTTFRIED

Cocinar más en casa hará que tengas más éxito con el adelgazamiento. Comer fuera está asociado a la diabetes y al aumento de peso,[41] así que haz un esfuerzo por acabar con la costumbre de comer en restaurantes o pedir comida preparada, y sustitúyela por platos nutritivos preparados en casa. ¿No sabes cocinar? No te estreses. Te enseñaré a convertirte en una maestra en la preparación de platos.

El día 1 vas a comer un 70 % de grasas y a limitar los carbohidratos a una gran ensalada. En los siguientes dos capítulos, entraremos en

---

41. G. Zong *et al.*, «Consumption of Meals Prepared at Home and Risk of Type 2 Diabetes: An Analysis of Two Prospective Cohort Studies», *PLoS Medicine* 13, núm. 7 (2016): e1002052.

detalle en cada fase del protocolo Gottfried, pero por ahora éstos son algunos ejemplos de cómo serían los platos en casa, tanto en una comida sentada al mediodía como en un almuerzo a la carrera y en la cena, incluyendo una noche en un buen restaurante de la ciudad y una comida casera.

Desayuno

Sentada: granola keto con leche de coco (dos carbohidratos netos en total, en gramos).

A la carrera: aguacate sobre tostada keto (6 carbohidratos netos). (*Véase* receta Tostada con aguacate en la página 269).

Comida

Casera: 170 gramos de coles de Bruselas salteadas con 85 gramos de pecho de vacuno alimentado con pasto y una pequeña porción de ensalada con verduras desintoxicantes como berro y brócoli.

A la carrera: al comienzo de la fase de implementación, tendrás una sopa lista en el congelador. Cuando comiences el protocolo, trata de evitar la comida rápida, pero si no tienes otra opción, éstas son algunas sugerencias: pide una ensalada con guacamole y tu elección de proteína en el Chipotle Mexican Grill[42] (tienen una ensalada keto, pero evita las tortillas, los chips de tortilla y el maíz). O cómprate una hamburguesa envuelta en lechuga y evita las patatas fritas.

Cena

Casera: 170 gramos de puré de coliflor con albóndigas de pavo y aceite de trufa, y una guarnición de ensalada.

En la ciudad: hay una amplia gama de platos que pueden encajar en el plan si evitas los carbohidratos y las grasas de baja calidad. Pide una ensalada, una guarnición de aguacate, o unas verduras sin almidón al vapor (yo suelo pedir doble ración) como sustitutivo de los carbohidratos. Pide un poco de aceite de oliva y limón fresco para

---

42. Se trata de una cadena de comida rápida mexicana en Estados Unidos. *(N. de la T.)*

aliñar la ensalada. Evita los postres, las salsas y los glaseados, y siempre pregunta si utilizan azúcar en la preparación de los platos.

En el capítulo 9 hay más de 60 recetas del protocolo Gottfried, además de planes alimenticios de siete días para una variedad de preferencias dietéticas, incluso vegetarianos y veganos. Consulta la sección Recursos para recomendaciones de productos.

El arma secreta keto de la Dra. Sara: las sopas

Las sopas aportan diversidad, bienestar y una nutrición adecuada a la dieta keto. Las sobras de sopa se pueden tomar al día siguiente, y si las congelas, puedes disponer de una comida rápida. Cuando estás angustiada porque estás cansada y no tienes ni idea de qué cenar, te sentirás feliz de haber preparado una sopa de pollo con jengibre, una sopa de tofu Masala, una sopa cremosa de verduras de la diosa o una simple sopa de verduras. Simplemente, sácala del congelador y descongélala.

Mis otras sopas favoritas son una versión keto del sustancioso plato griego llamado *Avgolemono* (sopa de pollo con limón y coliflor), la sopa de pollo con calabacín y, en verano, el gazpacho (el mío contiene mucho pepino y aguacate). Encontrarás estas recetas y más en el capítulo 9, junto con consejos para ahorrar tiempo y algunos productos que harán que la preparación de los platos sea más manejable y que los resultados sean deliciosos.

Los domingos cocino las bases para mis sopas, y así el frigorífico y el congelador están bien surtidos durante toda la semana. Sé creativa con las verduras sin almidón a partir de una base de caldo de huesos o de verduras. Cuando recalientes la base, añádele pescado, marisco, carne, además de verduras y aceite de oliva virgen extra.

RECOMENDACIONES FINALES: ¡SON SÓLO CUATRO SEMANAS!

Llegado este punto, es posible que pienses que todo esto es demasiado (simplemente quieres comerte una magdalena y dar el asunto por terminado). No dejes de lado tu salud y tus hormonas ni un minuto más. Sí, este plan te está pidiendo que cambies tu forma de comer. Y, sí, vas a necesitar un alto nivel de precisión para hallar la proporción cetogénica correcta. Pero no permitas que eso te preocupe. Recuerda: hablándose trata de tan sólo cuatro semanas, y voy a ofrecerte todo el apoyo que necesitas para tener éxito.

Antes de que entres en pánico y empieces a pensar en todos los recuerdos de hábitos alimenticios de los que ya no vas a poder disfrutar, tengo una buena noticia: te proporciono una versión de cada uno de esos placeres repletos de carbohidratos que es beneficiosa para las hormonas. Sustituiremos las chips por galletas keto y dejaremos de lado el cruasán, pero disfrutaremos del pan keto con mantequilla de nueces y reemplazaremos la pasta por fideos *shirataki* (elaborados con raíz de *konjac* japonesa, con cero carbohidratos netos). En los últimos años he descubierto cuáles son los sustitutivos que satisfacen mis caprichos sin hacer que mis hormonas que caigan en picado, y me emociona compartirlos contigo.

Ahora entiendes que, si tus hormonas no están en equilibrio, ninguna dieta o ejercicio físico va a funcionar. Y ahora sabes lo que debes hacer para solucionarlo. Seguir los pasos y los macros de los que hablamos en este capítulo y aplicarlos a tu próxima comida es el primer gran paso que debes dar para lograr recuperar el equilibrio hormonal, teniendo en cuenta lo que comes. Hormonas equilibradas + menos hambre = adelgazamiento. ¡Hagámoslo!

Aspectos destacados

- Permite que los alimentos envíen la información correcta a tus hormonas.
- No permitas que los recuerdos de hábitos te hagan caer. Sustituye los recuerdos de hábitos poco saludables por alternativas keto, que

crearán nuevos recuerdos de hábitos que contribuirán a tu salud (para más ideas, *véase* Recursos).

- Familiarízate con los tres pasos (entiende la conexión hormonas-alimentos, conviértete en un conejillo de Indias y cuenta tus macros) antes de empezar el día 1.
- Recuerda que utilizaremos la proporción cetogénica de 2:1 (grasas en proporción a proteínas más carbohidratos, todo en gramos) durante cuatro semanas y luego llegaremos a una proporción cetogénica de 1:1.

He incluido en este libro todos los recursos que necesitas para tener éxito, como consejos para resolver problemas, recetas, planes alimenticios y recomendaciones de productos.

6

DESINTOXICACIÓN, AYUNO CIRCADIANO Y RESOLUCIÓN DE PROBLEMAS

Ahora que entiendes que la mayoría de las dietas pueden hacer que las mujeres desarrollen problemas hormonales y conoces los objetivos de los macronutrientes y la proporción cetogénica de 2:1, estamos listas para configurar tu adelgazamiento. Juntas encontraremos la combinación óptima para ti, para que te sientas saciada mientras tus hormonas se equilibran, la grasa abdominal ser reduce y pierdes peso. Todo esto crea la orquesta que toca la música de la vida para de tus 60 a 90 trillones de células. En este capítulo, compartiré contigo las lecciones que aprendí de la forma más difícil para que no tengas que pasar por el ensayo y error al acelerar el equilibrio hormonal. Con los consejos y los trucos que aparecen en este capítulo, puedes pasar al ensayo y al éxito.

Algunas de mis pacientes son como Lara, que perdió 2,5 kilos los primeros cinco días y entró en cetosis, cruzando firmemente la frontera entre el sobrepeso (IMC 25-30) y el peso normal (IMC inferior a 25,0). *¡En cinco días!* Luego perdió otros 2 kilos hacia el final de la segunda semana, pero entonces se estancó. Te enseñaré lo que funcionó en Lara y lo que puede funcionar en tu caso si encuentras resistencia a la pérdida de peso (un fenómeno que, por desgracia, es muy común entre las mujeres mayores de 35 años). Pero con soluciones basadas en la ciencia, esto se puede superar.

La experiencia de Lara es muy común en el protocolo Gottfried. Cuando reduces los carbohidratos, en un primer momento pierdes peso con rapidez porque éstos arrastran líquido con ellos. Pero luego la pérdida de peso se puede ralentizar cuando el organismo se adapta a la quema de grasa. Esto se conoce como «adaptado al keto» o «adaptado a la grasa». Lara mide 1,72 metros y comenzó el programa pesando 75 kilos, lo cual le daba un IMC de 25-1 kg/m2 (ligero sobrepeso). Nuestro primer objetivo fue que Lara perdiera 2,5 kilos, sobre todo de grasa. Y lo logró. En última instancia, su meta era pesar 65 kilos, con un IMC saludable de 22. Más tarde explicaré más sobre su progreso para salir del estancamiento y las respuestas a la pregunta «¿Y ahora qué?» que realmente ayudan cuando una necesita continuar quemando grasa a pesar de la ralentización.

Éstas son las preguntas a las que responderemos:

- ¿Qué objetivos razonables de adelgazamiento puedes alcanzar y mantener con el protocolo Gottfried?
- ¿La desintoxicación se está desarrollando con éxito?
- ¿Cómo aceleras la reparación hormonal introduciendo el ayuno intermitente basado en el ritmo circadiano?
- ¿Cuáles son los siete escollos principales que debes evitar?

Sobre todo, ten presente uno de mis lemas: la acción imperfecta vence a la inacción perfecta (algo que he parafraseado del presidente Harry Truman). Puedes empezar tarde, volver a comenzar, probar y fracasar, y, finalmente, intentarlo y tener éxito. Todas esas pequeñas decisiones que estoy pidiendo que tomes acabarán produciendo una gran transformación. Ésa ha sido mi experiencia al desarrollar y pulir el protocolo Gottfried. No busques la perfección, pues es enemiga de lo bueno. Sólo te pido que te mantengas en el camino y que te trates bien. Aguanta el tiempo suficiente para permitir que los circuitos de tus hormonas, tus intestinos y tu cerebro se recuperen.

ESTABLECER METAS REALISTAS

Mientras entras en la cetosis nutricional, ponte metas pequeñas. A mí me gusta comenzar con una pérdida de peso de 2,5 kilos, conservando la masa muscular. La mejor manera de realizar un seguimiento a este objetivo es pesándote a diario por la mañana después de evacuar (si no lo haces todas las mañanas, consulta la guía para resolver los problemas de desintoxicación que aparece más adelante en este capítulo). Mide tu cintura al nivel del ombligo todas las semanas, utilizando la técnica descrita en el capítulo anterior. Si estás perdiendo grasa y conservando la masa muscular, bajarás de peso y tu circunferencia de la cintura disminuirá. (Para más técnicas avanzadas, consulta las notas).

¿Cuál sería una pérdida de peso razonable? Hay muchos factores que se deben considerar: la edad, la tasa metabólica en reposo (cuán rápida o lentamente quemas calorías), las hormonas de referencia, el nivel de actividad, el estrés y cuánto peso tienes que perder para alcanzar tu objetivo de IMC.

Mi recomendación es tener como meta final un IMC de entre 18,5 y 24,9, pero hacerlo paso a paso. Si tu IMC es superior a 24,9, empieza con la meta de perder un 5 % de tu peso o 2,5 kilos, sobre todo de grasa. ¿Por qué? Porque ése es un objetivo manejable que se ha demostrado que tiene un efecto beneficioso en la salud, en especial en las mujeres con síndrome de ovario poliquístico (SOP), el tipo de alteración metabólica más común que experimentan las mujeres.

Lara, quien empezó el protocolo Gottfried pesando 75 kilos, perdió 2,5 kilos en cinco días. El día 12 del protocolo ya había perdido el 5 % de su peso (3,74 kilos). El día 22, había adelgazado 4,5 kilos, con un peso total de 70 kilos. Un mes después, pesaba 68 kilos.

Probablemente tú, al igual que Lara, hayas ido engordando poco a poco. La mujer promedio engorda 1 kilo cada año desde los 16 hasta los 35 años.[1] Los científicos han demostrado que este aumento de peso es sutil y que representa tan sólo unas 20 calorías adicionales al día, tal vez combinadas con una actividad caprichosa de hormonas como el cortisol y la insulina. Esto significa que también tenemos que perder peso de manera gradual por esta importante razón: la pérdida de peso rápida rara vez es sostenible. Hazlo de un modo lento. Sé que estás

---

1. M. M. Hetherington *et al.,* «Understanding the Science of Portion Control and the Art of Downsizing», Proceedings of the Nutrition Society 77, núm. 3 (2018): 347-355.

desesperada por adelgazar (yo también me he sentido así). Pero tu paladar, tus circuitos cerebrales (incluyendo tu punto de referencia, la forma en la que tu cerebro regula la grasa corporal dentro de un rango estrecho, similar a un termostato, a partir de tu ingesta de alimentos y del ejercicio que hagas), tu sistema digestivo (desde los receptores gustativos en la boca hasta los receptores de estiramiento en el estómago) y tus hormonas han estado secuestrados durante años, o décadas, de comida adulterada y un entorno que fomenta el almacenamiento de grasa (conocido como el ambiente obesogénico). Podemos solventar este problema. Si sigues mis directrices, sólo tendrás que completar este proceso una vez.

Para mejorar tus resultados, te recomiendo que sigas el protocolo Gottfried con una amiga. Sabemos que la rendición de cuentas puede mejorar los resultados. Cuando tuve éxito en mi tercer intento de seguir una dieta keto, cada mañana le mandaba un mensaje de texto a una amiga indicándole mi peso, y ella hacía lo mismo. Nos manteníamos motivadas y comprometidas mutuamente mediante la conexión diaria y nuestras palabras de apoyo.

PREGUNTAS A LA DRA. SARA

P: ¿Puedo no seguir la dieta algún día concreto?
R: No. La dieta keto no es como otras dietas que te permiten relajarte un día. Debes comer al menos una proporción cetogénica de 2:1 para conseguir los beneficios hormonales de una dieta keto. Además, a la mayoría de mis pacientes les resulta más fácil seguir una dieta estricta el 100% del tiempo, en lugar de hacerlo entre un 95 y un 98%. Yo lo he experimentado y, además, la ciencia respalda este principio. Los lácteos son un ingrediente común en las comidas fuera de la dieta y pueden hacer que salgas de la cetosis, ya que incrementan los niveles de insulina (*véase* el siguiente capítulo sobre las intolerancias alimentarias). Un día de azúcar y harina, y los caprichos de azúcar y sustancias similares a la morfina que se deriva del gluten y la caseína (unos opioides muy sedantes y adictivos llama-

dos gluteomorfinas y casomorfinas) vuelven a tomar las riendas. No lo hagas. Cuatro semanas de cumplimiento estricto, al 100%, te proporcionarán los mejores resultados.

....

CONTINÚA CON LAS MEDICIONES

Además de llevar un control de los macronutrientes (grasas, proteínas, carbohidratos totales, carbohidratos netos), de tu peso diariamente y de la circunferencia de tu cintura una vez a la semanal, añadiremos la medición de las cetonas. Esto es algo que les digo una y otra vez a mis pacientes: aquello que mides mejora. Si diriges tus intenciones y tu atención hacia la medición, eso te ayudará a alcanzar tu objetivo.

Muchas personas tardan entre dos y siete semanas en entrar en cetosis después de iniciar mi protocolo. Yo recomiendo encarecidamente que te hagas un análisis de cetonas, una medición importante, porque si te estancas en el adelgazamiento, tendrás información para averiguar el motivo.

En la época de la dieta Atkins, la gente orinaba sobre una tira reactiva para comprobar su nivel de cetonas en la orina. Esto puede funcionar en un principio, pero una vez que te adaptas a la dieta keto, es menos probable que continúes liberando cetonas en la orina. Recomiendo un monitor de cetonas en sangre que mide el betahidroxibutirato; ésta quizás sea la cetona más importante cuando estás en cetosis, y tiene muchos beneficios en lo que se refiere a mejorar el metabolismo. Cuando estás firmemente en cetosis durante la fase de implementación, tu nivel de cetonas en sangre debería situarse entre 0,5 y 3,0 milimolares (mmol/L). Un nivel de cetonas en sangre de menos de 0,5 mmol/L indica que el organismo no está en cetosis.

Ninguna otra dieta tiene un sistema de medición que te diga si la estás siguiendo de una forma efectiva. ¿No te parece genial? La mejor manera de comprobar tus niveles de cetonas y glucosa es hacerlo a la misma hora todos los días (para conocer los aparatos que miden ambas cosas, *véase* la sección Recursos). Para la mayoría de las mujeres atareadas, lo mejor es hacerlo a primera hora de la mañana, después de pesarte. Yo me peso mientras me tomo un vaso grande de agua filtrada, ya que todos tendemos a despertar deshidratados, sobre todo cuando estamos en cetosis. Adquirir el hábito de hacerte pruebas hará que la última semana, la semana de transición, sea más fácil para ti, ya que empezarás a hacerte pruebas para conocer tu límite de carbohidratos personal. Además, me gusta comprobar mis niveles de glucosa dos horas después de comer (esto también se denomina glucemia posprandial), ya que así se puede identificar mejor un tipo de problema con la insulina distinto que con la glucosa en ayunas.

PREGUNTAS A LA DRA. SARA

P: Mi nivel de cetonas era 0,3 mmol/L el día 1 y luego 0,7 mmol/L el día 3. Entonces tuve la menstruación y ahora mis cetonas se encuentran en 0,4 mmol/L el día 7. ¿Esto es normal?

R: Éste es un ejemplo de por qué necesitarías llevar un registro de lo que comes, donde puedas anotar tu peso y tus cetonas cada mañana, así como todos los alimentos y bebidas que ingieras. En el mismo registro, puedes hacer un seguimiento de los macronutrientes y los carbohidratos netos que consumas. Yo insto a mis pacientes a que lleven un registro como una hoja de cálculo *online* y que la compartan conmigo para que les ayude a resolver problemas cuando lo necesiten. La mejor manera de averiguar por qué estás fuera de cetosis es examinar tu registro y tomar nota de los patrones. Algunas de mis pacientes tienen caprichos de más carbohidratos antes de su menstruación y salen de la cetosis cuando consumen más de 20 a 25 carbohidratos netos por día. Asimismo, podemos utilizar el registro para identificar los alimentos que te ayudan a entrar en un estado de cetosis más profundo.

MONITOREA TU ÍNDICE GLUCOSA-CETONA (GKI)

Un biomarcador es una medida que te dice si en tu organismo está ocurriendo algo en particular. El GKI es un biomarcador que puede ayudarte a monitorear tu progreso en el protocolo Gottfried; es uno de los mejores indicadores de tu estado metabólico. El GKI muestra la relación entre tus niveles de cetona y tus niveles de glucosa, medidos por una simple fórmula: dividir tu nivel de glucosa en sangre (debe estar en unidades mmol (L) y tu nivel de cetonas en sangre (mmol/L).

Originalmente desarrollado como una forma de monitorear el progreso con el tratamiento para el cáncer,[2] medir el GKI puede ayudarnos a identificar si ambas variables (glucosa y cetonas) yéndose encaminan al unísono en la dirección correcta. En medicina, esta medición se utiliza también para los pacientes con diabetes, obesidad, alzhéimer, párkinson, epilepsia, resistencia a la insulina y lesión cerebral traumática. Para perder peso, el GKI es un biomarcador sumamente útil que utilizo para monitorear el éxito de mis pacientes con el protocolo Gottfried; es mucho más útil que monitorear la glucosa y las cetonas por separado, ya que la vida cotidiana, el estrés, la actividad y la alimentación pueden interferir con las medidas individuales. Lo que buscamos son tendencias.

Por lo general recomiendo un GKI de 1-3 para abordar problemas con la obesidad, la resistencia a la insulina, la salud circadiana, el sueño y el adelgazamiento. Un GKI de 3-6 sigue siendo útil para reparar el bloqueo de la insulina, y un GKI de 6-9 sigue teniendo beneficios para la pérdida de peso.

Cómo calcular tu GKI
Glucosa (mg/dL)/18, cetonas (mmol/L)

---

2. J. J. Meidenbauer *et al.*, «The Glucose Ketone Index Calculator: A Simple Tool to Monitor Therapeutic Efficacy for Metabolic Management of Brain Cancer», *Nutrition & Metabolism* 12, núm. 1 (2015): 1-7.

Si no resides en Estados Unidos, utiliza este cálculo, que es más directo: glucosa (mmol/L)/cetonas (mmol/L).

Si vives en Estados Unidos, tienes que emplear una corrección de 18,0 para convertir la lectura de la glucosa de unidades mg/dL a unidades mmol/L.

CONTINÚA LA DESINTOXICACIÓN

Para intensificar y acelerar el equilibrio de las hormonas que tiene lugar en la dieta cetogénica, debes continuar con la desintoxicación. Queremos seguir renovando la desintoxicación del hígado para que puedas eliminar las toxinas que se liberaron mientras quemabas grasas. Éstas son algunas ideas prácticas para ayudarte.

La desintoxicación y los alimentos
- Come más crucíferas. Empleas el mismo receptor en las células para las toxinas ambientales que el que usas para las crucíferas, de manera que si las ingieres, puedes desplazar las toxinas.[3]
- Consume sulforafano a diario. Este nutriente se encuentra en mayor concentración en las crucíferas (brócoli, coles de Bruselas, col, coliflor, col rizada, rábanos). Ayuda a múltiples vías de desintoxicación del hígado, y se ha descubierto que mejora los intestinos permeables.
- Continúa comiendo verduras de hojas verdes, calabacines, pepinos y berenjenas. Las verduras activan la limpieza del sistema inmunitario. La mayoría de mis pacientes puede ingerir estas verduras sin límite y no necesita tomarse la molestia de contarlas; otros investigadores de la dieta keto han informado acerca de lo mismo.[4] No

---

3. Y. Li, «Exogenous Stimuli Maintain Intraepithelial Lymphocytes Via Aryl Hydrocarbon Receptor Activation», *Cell* 147, núm. 3 (2011): 629-640.
4. A. Paoli *et al.*, «Effect of Ketogenic Mediterranean Diet with Phytoextracts and Low Carbohydrates/High-Protein Meals on Weight, Cardiovascular Risk Factors, Body Composition, and Diet Compliance in Italian Council Employees», *Nutri-*

obstante, debes continuar contando los otros macronutrientes, en especial las verduras que no aparecen en esta lista, las proteínas y las grasas.

- Monitorea todos los macros. Tengo la esperanza de que eliminarás los alimentos procesados por completo, pero si no lo haces, calcula también esos macros religiosamente.

- Siempre que sea posible, evita las toxinas, en especial los alimentos genéticamente modificados y el vino (el cual, de todos modos, no beberás durante el ciclo de cuatro semanas); contienen glifosato, el herbicida más común.[5] El glifosato inhibe la hormona del crecimiento y obstaculizará tu objetivo de perder grasa. En las notas

tion Journal 10, núm. 1 (2011): 112; A. Paoli *et al.*, «Long Term Successful Weight Loss with a Combination Biphasic Ketogenic Mediterranean Diet and Mediterranean Diet Maintenance Protocol», *Nutrients* 5, núm. 12 (2013): 5205-5217; A. Paoli *et al.*, «Ketogenic Diet and Phytoextracts», *Scientific Advisory Board* 21, núm. 4 (2010): 24-29; A. Paoli *et al.*, «Ketogenic Diet Does Not Affect Strength Performance in Elite Artistic Gymnasts», *Journal of the International Society of Sports Nutrition* 9, núm. 1 (2012): 34; A. Paoli *et al.*, «Effects of n-3 Polyunsaturated Fatty Acids (ω-3) Supplementation on Some Cardiovascular Risk Factors with a Ketogenic Mediterranean Diet», *Marine Drugs* 13, núm. 2 (2015): 996-1009; G. Bosco *et al.*, «Effects of the Ketogenic Diet in Overweight Divers Breathing Enriched Air Nitrox», *Scientific Reports* 8, núm. 1 (2018): 1-8; A. Paoli *et al.*, «Effects of a Ketogenic Diet in Overweight Women with Polycystic Ovary Syndrome», *Journal of Translational Medicine* 18, núm. 1 (2020): 1-11.

5. Y. Aitbali *et al.*, «Glyphosate Based-Herbicide Exposure Affects Gut Microbiota, Anxiety, and Depression-Like Behaviors in Mice», *Neurotoxicology and Teratology* (2018); I. Argou-Cardozo *et al.*, «Clostridium Bacteria and Autism Spectrum Conditions: A Systematic Review and Hypothetical Contribution of Environmental Glyphosate Levels», *Medical Sciences* 6, núm. 2 (2018): 29; C. E. Gallegos *et al.*, «Perinatal Glyphosate-Based Herbicide Exposure in Rats Alters Brain Antioxidant Status, Glutamate and Acetylcholine Metabolism, and Affects Recognition Memory», *Neurotoxicity Research* (2018): 1-12; P. Good, «Evidence the US Autism Epidemic Initiated by Acetaminophen (Tylenol) Is Aggravated by Oral Antibiotic Amoxicillin/Clavulanate (Augmentin) and Now Exponentially by Herbicide Glyphosate (Roundup)», *Clinical Nutrition ESPEN* 23 (2018): 171-183; L. N. Nielsen *et al.*, «Glyphosate Has Limited Short-Term Effects on Commensal Bacterial Community Composition in the Gut Environment Due to Sufficient Aromatic Amino Acid Levels», *Environmental Pollution* 233 (2018): 364-376.

puedes informarte sobre un suplemento que puede ayudar a reparar el intestino después de la exposición al glifosato.[6]

• Evita los *obesógenos*, unas sustancias químicas que pueden alterar el funcionamiento de las hormonas en tu organismo y hacer que engordes. Estas sustancias químicas ambientales creadas por el hombre pueden provocar un aumento de peso.[7] Los obesógenos incluyen algunos fármacos (por ejemplo, los inhibidores selectivos de la recaptación de serotonina o ISRS), los pesticidas y xenobióticos como el bisfenol A (BPA), un obesógeno conocido. Por desgracia, es difícil evitar estas sustancias químicas por completo. Los alteradores endocrinos existen en las botellas de plástico, los recibos impresos, las latas de metal para alimentos, los detergentes, los alimentos, los juguetes y los productos para el cuidado de la piel. Un estudio con animales descubrió que el BPA suprime la hormona del crecimiento y la secreción.[8] Altera el microbioma, el ambiente de bacterias intestinales que es crucial para nuestra salud, pues influye en la forma en que absorbemos los nutrientes y experimentamos caprichos e incluso estados de ánimo.[9] Una opción

6. J. J. Gildea *et al.*, «Protection Against Gluten-Mediated Tight Junction Injury with a Novel Lignite Extract Supplement», *Journal of Nutrition & Food Sciences* 6, núm. 547 (2016): 2; J. J. Gildea *et al.*, «Protective Effects of Lignite Extract Supplement on Intestinal Barrier Function in Glyphosate-Mediated Tight Junction Injury», *Journal of Clinical Nutrition & Dietetics* 3, núm. 1 (2017).

7. A. Di Ciaula *et al.*, «Diet and Contaminants: Driving the Rise to Obesity Epidemics?», *Current Medicinal Chemistry* 26, núm. 19 (2019): 3471-3482; L. A. Hoepner, «Bisphenol A: A Narrative Review of Prenatal Exposure Effects on Adipogenesis and Childhood Obesity Via Peroxisome Proliferator-Activated Receptor Gamma», *Environmental Research* 173 (2019): 54-68; Rubin *et al.*, «The Case for BPA as an Obesogen», *op. cit.*; R. Chamorro-Garcia *et al.*, «Current Research Approaches and Challenges in the Obesogen Field», *Frontiers in Endocrinology* 10 (2019): 167; J. J. Heindel, «History of the Obesogen Field: Looking Back to Look Forward», *Frontiers in Endocrinology* 10 (2019): 14.

8. K. Katoh *et al.*, «Suppressing Effects of Bisphenol A on the Secretory Function of Ovine Anterior Pituitary Cells», *Cell Biology International* 28, núm. 6 (2004): 463-469.

9. A. B. Javurek *et al.*, «Effects of Exposure to Bisphenol A and Ethinyl Estradiol on the Gut Microbiota of Parents and Their Offspring in a Rodent Model», *Gut Microbes* 7, núm. 6 (2016): 471-485; J. Xu *et al.*, «Developmental Bisphenol A Expo-

saludable es ingerir más alimentos probióticos y considerar tomar un suplemento de probióticos, lo cual puede reducir los efectos del BPA y otras toxinas; esto ha quedado demostrado en estudios con animales.[10]

- Examina más ampliamente el ambiente en tu hogar, tu trabajo e incluso los lugares donde pasas las vacaciones. ¿Alguno de ellos es obesogénico? Es decir, ¿favorece el aumento de peso y no es propicio para adelgazar? (*Véase* Preguntas a la Dra. Sara).

- Come estos alimentos porque son la mejor fuente de apoyo para el hígado: crucíferas (fíjate en el tema), setas *shiitake*, cúrcuma y romero. Los frutos del bosque también proporcionan importantes nutrientes para apoyar el funcionamiento del hígado, pero, cuando los comas durante las primeras cuatro semanas del protocolo Gottfried, tendrás que asegurarte de seguir la proporción cetogénica de 2:1 con tus macros. La mayoría de mis pacientes espera hasta el día 29 para comer frutos del bosque, durante la fase de transición. Es entonces cuando examinaremos con más detenimiento cómo aumentar poco a poco la ingesta de carbohidratos y veremos cómo respondes a ello.

---

sure Modulates Immune-Related Diseases», *Toxics* 4, núm. 4 (2016): 23; K. P. Lai *et al.*, «Bisphenol A Alters Gut Microbiome: Comparative Metagenomics Analysis», *Environmental Pollution* 218 (2016): 923-930; L. Reddivari *et al.*, «Perinatal Bisphenol A Exposure Induces Chronic Inflammation in Rabbit Offspring via Modulation of Gut Bacteria and Their Metabolites», *MSystems* 2, núm. 5 (2017); Y. Malaisé *et al.*, «Gut Dysbiosis and Impairment of Immune System Homeostasis in Perinatally Exposed Mice to Bisphenol A Precede Obese Phenotype Development», *Scientific Reports* 7, núm. 1 (2017): 1-12; J. A. DeLuca *et al.*, «Bisphenol-A Alters Microbiota Metabolites Derived from Aromatic Amino Acids and Worsens Disease Activity During Colitis», *Experimental Biology and Medicine* 243, núm. 10 (2018): 864-875; T. R. Catron *et al.*, «Host Developmental Toxicity of BPA and BPA Alternatives Is Inversely Related to Microbiota Disruption in Zebrafish», *Toxicological Sciences* 167, núm. 2 (2019): 468-483.

10. K. Oishi, «Effect of Probiotics, Bifidobacterium Breve, and Lactobacillus Casei on Bisphenol A Exposure in Rats», *Bioscience, Biotechnology, and Biochemistry* 72, núm. 6 (2008): 1409-1415; S. Song *et al.*, «The Anti-Allergic Activity of Lactobacillus Plantarum L67 and Its Application to Yogurt», *Journal of Dairy Science* 99, núm. 12 (2016): 9372-9382.

PREGUNTAS A LA DRA. SARA

P: ¿Qué puedo hacer para desintoxicar los ambientes obesogénicos?
A: No sólo tienes que eliminar las toxinas en tus alimentos; vivir o trabajar en un ambiente tóxico puede ser igual de dañino para tu salud y para la circunferencia de tu cintura. ¿A qué me refiero cuando hablo de un ambiente tóxico? Éste puede tener muchas formas. Podría ser una cultura de la oficina que anima a las personas a pedir comida para llevar en lugar de traer tu propia comida saludable. O pasar demasiado tiempo con personas que prefieren mirar la televisión mientras consumen una bolsa de aperitivos tentadores repletos de carbohidratos. Piensa en maneras creativas de evitar estos peligros potenciales y reclamar tu espacio. Por ejemplo, puedes salir a caminar a la hora de la comida o después de la cena, o tener siempre a mano palitos de apio en la nevera para cuando tengas un capricho de algo crujiente.

La desintoxicación y las deposiciones

- Asegúrate de vaciar totalmente los intestinos al menos una o dos veces al día. Eso quiere decir que no debes tener la sensación de que todavía quedan heces en el colon o el recto.
- Come y bebe las cosas adecuadas. Para una buena evacuación, necesitarás suficiente hidratación, verduras con mucha fibra y tal vez un suplemento de magnesio.
- Bebe abundante agua filtrada. Dicho sea de paso, su pérdida de peso mejoró cuando aumentó la cantidad. Lara le añade al agua electrolitos (sin azúcar).
- Come verduras con mucha fibra y, además, 25 gramos de lechuga cada día (en la sección Recetas encontrarás una lista de ideas, desde romana hasta la de hoja de roble).
- Añade 1 o 2 cucharadas de linaza molida a tu cuenco de batido (*véase* Recetas) o a tu batido.
- Incluye 1 o 2 cucharadas de aceite MCT en cada comida.

Considera la posibilidad de tomar un suplemento de magnesio. Más de la mitad de los adultos en Estados Unidos, por ejemplo, tienen un nivel bajo de magnesio, lo cual puede bloquear muchas vías hormonales y dañar tu salud.[11] Mi objetivo es que mis pacientes del protocolo Gottfried lleguen a tomar 800 miligramos al día, pero puedes encontrar la dosis correcta para ti si empiezas consumiendo entre 200 y 300 miligramos y vas incrementando la cantidad gradualmente. Ten en cuenta que los suplementos de magnesio pueden interactuar con ciertos fármacos, y es posible que no sean apropiados para las personas que padecen diabetes, enfermedades intestinales, cardíacas o renales. Por favor, consulta con tu médico si estás tomando medicamentos o si tienes alguna de estas afecciones.

....

PREGUNTAS A LA DRA. SARA

P: *Estoy siguiendo todas sus recomendaciones, pero aun así no defeco todos los días. ¿Qué puedo hacer?*
R: Evacuar los intestinos todos los días es saludable y desintoxicante. Tengo muchos pacientes que sufren estreñimiento y sé que puede llevar un tiempo normalizar el tránsito de los alimentos mientras se desplazan por los intestinos. Considero que esta lista de acciones (beber más agua filtrada, comer verduras sin almidón, añadir linaza y aceite de MCT a tus comidas, y tomar magnesio) es fundamental. Al igual que un champú para tu pelo, debes mantener un patrón consistente de hacer espuma, enjuagar y repetir. Algunos de mis pacientes mejoran su tránsito añadiendo la hierba ayurvédica *triphala*, ya sea en polvo (mezclada con agua) o en cápsulas, a su lista de suplementos. Otras causas comunes de estreñimiento in-

11. A. A. Ismail *et al.*, «Chronic Magnesium Deficiency and Human Disease: Time for Reappraisal?», *QJM: An International Journal of Medicine* 111, núm. 11 (2018): 759-763; M. S. Razzaque, «Magnesium: Are We Consuming Enough?», *Nutrients* 10, núm. 12 (2018): 1863; J. L. Workinger *et al.*, «Challenges in the Diagnosis of Magnesium Status», *Nutrients* 10, núm. 9 (2018): 1202.

cluyen el estrés tóxico, los problemas de tiroides y la falta de micro-nutrientes. Si llegas a los 800 miligramos de magnesio, además de realizar las otras actividades, y no has solucionado el problema, te recomiendo que consultes a un médico especialista en medicina funcional para que evalúe el funcionamiento de tus intestinos.[12]

La desintoxicación y la sudoración

- Haz ejercicio hasta sudar, ya que eso te ayudará a excretar toxinas. Estoy obsesionada con esta combinación: dos tercios de levantamiento de pesas, incluso en casa, y un tercio de cardio. Sin embargo, el ejercicio físico tiende a despertar un apetito voraz en mí, de manera que utilizo una báscula de cocina para pesar los alimentos. El ejercicio físico mueve tus vasos linfáticos, lo cual ayuda a la desintoxicación. En términos generales, el objetivo es sudar.

- Otra manera de sudar es sumergirte en una bañera de agua caliente con sales de Epsom. Empieza una hora o más antes de acostarte. Digamos que compro un bote de sales de Epsom de 14,5 kg, y esa cantidad es suficiente para el protocolo Gottfried. Añado 4 tazas de sales de Epsom, 1 o 2 tazas de bicarbonato de sodio, unas cuantas gotas de al menos dos aceites esenciales (una mezcla que suelo repetir es abeto e incienso) y luego me sumerjo en la bañera con el agua lo más caliente que puedo tolerar durante 20 minutos o más. (Mi dosis de sales de Epsom ha aumentado desde que escribí acerca de ellas en *The Hormone Reset Diet*). Después de eso, me acuesto en la cama sobre una toalla mientras continúo sudando y leo mi libro favorito. Ésta es otra manera de restaurar el magnesio y es deliciosamente relajante antes de dormir. Considéralo como una alternativa a tomar una copa. Equilibra tus hormonas y lo cierto es que te ayuda a relajarte y a dormir mejor.

12. Para encontrar una lista de médicos especialistas en medicina funcional en EE. UU., recurre al enlace *find a practitioner* en el Institute of Functional Medicine, www.ifm.org/find-a-practitioner/. Consultado el 16 de diciembre de 2020.

- Prueba una sauna. Tiene muchísimos beneficios. Es otra manera de sudar sin hacer ejercicio y sin el aumento de apetito resultante. En el mundo actual, en el cual tantas toxinas parecen ser inevitables, tomar una sauna es una manera de eliminarlas. Instalar una sauna en tu casa es una buena inversión (recuperarás el dinero cuando vendas la casa, y mantendrá a tu cerebro y a tu cuerpo libres de toxinas). La información sobre el uso de la sauna para ayudar a la desintoxicación tiene algunos vacíos, pero los hallazgos son suficientes para conseguir mi aprobación.[13]
- Explora suplementos adicionales para ayudar al hígado:
- La N-acetilcisteína (NAC) ayuda a proteger al hígado del daño, y puede regular las hormonas femeninas.[14] Para algunas mujeres con SOP, puede mejorar los niveles de insulina,[15] aunque no en todos los casos.[16] Dosis: 600 miligramos dos veces al día.
- Se ha demostrado que el cardo mariano reduce la inflamación del hígado y baja los niveles de glucosa en sangre en los pacientes diabéticos.[17] Dosis: 140 miligramos tres veces al día durante 45 días.

13. J. Hussain *et al.*, «Clinical Effects of Regular Dry Sauna Bathing: A Systematic Review», *Evidence-Based Complementary and Alternative Medicine* (2018).
14. C. P. Oliveira *et al.*, «N-Acetylcysteine and/or Ursodeoxycholic Acid Associated with Metformin in Non-Alcoholic Steatohepatitis: An Open-Label Multicenter Randomized Controlled Trial», *Arquivos de Gastroenterologia* 56, núm. 2 (2019): 184-190; D. Thakker *et al.*, «N-Acetylcysteine for Polycystic Ovary Syndrome: A Systematic Review and Meta-Analysis of Randomized Controlled Clinical Trials», *Obstetrics and Gynecology International* (2015).
15. A. M. Fulghesu *et al.*, «N-Acetyl-Cysteine Treatment Improves Insulin Sensitivity in Women with Polycystic Ovary Syndrome», *Fertility and Sterility* 77, núm. 6 (2002): 1128-1135; G. Oner *et al.*, «Clinical, Endocrine, and Metabolic Effects of Metformin vs. N-acetyl-cysteine in Women with Polycystic Ovary Syndrome», *European Journal of Obstetrics & Gynecology and Reproductive Biology* 159, núm. 1 (2011): 127-131.
16. A. Elnashar *et al.*, «N-Acetyl Cysteine vs. Metformin in Treatment of Clomiphene Citrate-Resistant Polycystic Ovary Syndrome: A Prospective Randomized Controlled Study», *Fertility and Sterility* 88, núm. 2 (2007): 406-409.
17. S. Ebrahimpour-Koujan *et al.*, «Lower Glycemic Indices and Lipid Profile Among Type 2 Diabetes Mellitus Patients Who Received Novel Dose of Silybum Marianum (L.) Gaertn. (silymarin) Extract Supplement: A Triple-Blinded Randomized Controlled Clinical Trial», *Phytomedicine* 44 (2018): 39-44.

Se ha demostrado que el extracto de cúrcuma protege contra lesiones hepáticas, ayuda a los pacientes que tienen hígado graso, mejora el colesterol total y el de baja densidad, y posiblemente reduce los niveles de glucosa en sangre y el índice de masa corporal (IMC).[18] Dosis: 500 miligramos al día.

Otros cambios en el estilo de vida

- Empieza a dormir bien. La calidad del sueño es importante para la desintoxicación, así como para la producción de la hormona del crecimiento y la testosterona. Tu organismo produce la hormona del crecimiento durante el sueño profundo, de manera que debes intentar dormir entre 7 y 8,5 horas en total cada noche, y, si lo monitoreas, entre 90 y 120 minutos de sueño profundo. Desarrolla un ritual para la hora de dormir que incluya apagar las pantallas durante la última hora y evitar comer al menos tres horas antes de acostarte.
- Elévate por encima del estrés tóxico. Estamos todos muy tensos. Mi método para relajarme y restablecerme es el yoga, incluyendo la meditación diaria. En todos mis libros escribo acerca del alivio del estrés porque las hormonas del estrés tienden a bloquear la eliminación de grasa, y sería bueno que encontraras maneras efectivas de volverte resistente al estrés. Ningún método es bueno,

18. S. Rahmani *et al.*, «Treatment of Non-Alcoholic Fatty Liver Disease with Curcumin: A Randomized Placebo-Controlled Trial», *Phytotherapy Research* 30, núm. 9 (2016): 1540-1548; Y. Panahi *et al.*, «Efficacy and Safety of Phytosomal Curcumin in Non-Alcoholic Fatty Liver Disease: A Randomized Controlled Trial», *Drug Research* 67, núm. 04 (2017): 244-251; R. Goodarzi *et al.*, «Does Turmeric/ Curcumin Supplementation Improve Serum Alanine Aminotransferase and Aspartate Aminotransferase Levels in Patients with Nonalcoholic Fatty Liver Disease? A Systematic Review and Meta-Analysis of Randomized Controlled Trials», *Phytotherapy Research* 33, núm. 3 (2019): 561-570; F. Mansour-Ghanaei *et al.*, «Efficacy of Curcumin/Turmeric on Liver Enzymes in Patients with Non-Alcoholic Fatty Liver Disease: A Systematic Review of Randomized Controlled Trials», *Integrative Medicine Research* 8, núm. 1 (2019): 57-61; A. Ghaffari *et al.*, «Turmeric and Chicory Seed Have Beneficial Effects on Obesity Markers and Lipid Profile in Non-Alcoholic Fatty Liver Disease (NAFLD)», *International Journal for Vitamin and Nutrition Research* (2019).

malo o mejor; la clave está en encontrar lo que funciona en tu caso. Te sugiero que pruebes el yoga o una aplicación de meditación como Calm, Headspace o Ten Percent Happier. A ciertas personas, el yoga o la meditación o el *mindfulness* les parece algo extraño o no consiguen permanecer quietas. No hay problema. Pruébalo de todos modos. Creo que el yoga es una llave fundamental para reiniciar la endocrinología de tu organismo, mediante la cual reemplazas las hormonas negativas por otras más positivas. Menos cortisol e insulina, y más testosterona, oxitocina y hormona del crecimiento.

....

PREGUNTAS A LA DRA. SARA

P: He estado estresada y he empezado a tener caprichos y a comer más carbohidratos otra vez. ¿Qué puedo hacer?
R: Eso nos ha ocurrido a todas. Yo lo llamo fluencia de carbohidratos. Cuando empiezas a comer un exceso de carbohidratos (es decir, superior a tu límite), es posible que también adviertas retención de líquidos, y la báscula puede marcar un incremento debido al peso de éstos. Esto lo veo habitualmente en pacientes que consumen comida para llevar o comen en restaurantes, donde los carbohidratos suelen estar ocultos en la comida. El peso puede ir aumentando con el tiempo y es posible que engordes 2,5 kilos o más antes de lograr identificar y abordar el problema. No permitas que eso ocurra.

Éstas son las preguntas que les hago a mis pacientes: ¿estás haciendo un seguimiento de todo lo que comes y bebes? ¿Estás pesándote todas las mañanas y midiendo tus cetonas y tu GKI? ¿Están mejorando tus mediciones? ¿Estás calculando los carbohidratos netos de cada comida? ¿Estás haciendo las cosas básicas, como beber grandes cantidades de agua filtrada, evitar el azúcar y el alcohol, y comer verduras sin almidón ligeramente cocidas al vapor? ¿Estás preparando platos y sopas especiales? (*Véase* Recetas). ¿Te estás moviendo, evacuando los intestinos y durmiendo bien? ¿Tienes a una persona de apoyo a quien le envías mensajes de texto o correos electrónicos todos los días indicándole tu progreso, y que te ayuda a solucionar los desafíos? En un nivel más profundo, haz una respiración abdominal y elabora una lista de cosas que puedes hacer en lugar de ingerir carbohidratos cuando te sientes estresada. Ésta es mi lista: escribirle a una amiga, llamar a una de mis hermanas, salir a dar un paseo, hacer bicicleta estática, balancear una pesa rusa doce veces, hacer diez *burpees*, hablar con mi marido, respirar profundamente o meditar durante 5 minutos, beber un vaso de agua filtrada, leer un libro o dormir la siesta.

AYUNO INTERMITENTE BASADO EN EL RITMO CIRCADIANO: UN HÁBITO FÁCIL Y SALUDABLE

Probé la dieta keto en dos ocasiones para perder grasa antes de conseguir que funcionara con mis hormonas. Cuando miro atrás para ver qué fue lo que hice mal, soy consciente de que todo parecía estar bien desde el exterior. Estaba comiendo macros en la proporción deseada: 70/20/10. Había entrado en cetosis. Pero en la primera ocasión ingerí demasiadas grasas (probablemente fueron demasiadas calorías provenientes de grasas saturadas como la mantequilla con mi café, junto con abundante beicon y queso en mi dieta). En la segunda ocasión, no comí suficientes verduras, y mi microbioma intestinal se vio afectado. No eliminé las toxinas primero. Ingería el desayuno, la comida y la cena, además de tentempiés entre comidas. Ah, y no dejé de beber alcohol (ésa es una historia más larga, ¡pero tengo varios trucos en este capítulo si no eres capaz de imaginar la vida sin una copa de vino por la noche!).

La tercera ronda de cetosis funcionó: adelgacé 9 kilos, sobre todo de grasa. Esto es lo que fue distinto: hice un ayuno intermitente basado en el ritmo circadiano, me concentré en la desintoxicación, empecé a comer de una forma que honra a las hormonas femeninas y dejé el alcohol. Optimizando esta combinación de factores, el protocolo Gottfried es un acelerador de la pérdida de peso.

El ayuno intermitente es una puerta trasera para la cetosis, porque la mayoría de las personas produce cetosis después de más o menos 16 horas de ayuno. Cuando comes dentro de un margen de tiempo que aprovecha el ritmo circadiano, tu cuerpo está más alineado con la liberación de casi todas las hormonas que produces. Esto significa que si empiezas a comer varias horas después del amanecer (sobre todo después de hacer ejercicio en ayunas) y dejas de comer unas horas antes de que se ponga el sol, estarás trabajando con, y no en contra de, la forma en que el cuerpo humano, masculino y femenino, evolucionó para comer: con períodos extendidos de descanso metabólico. Ahora trabajamos más horas y utilizamos luz artificial por las noches, de manera que nuestros patrones de alimentación se parecen cada vez menos a la forma en que evolucionaron. El peor escenario para tus hormonas del metabolismo es que comas en abundancia y luego te acuestes, y, sin embargo, eso es lo que hace la mayoría de la gente. Para el beneficio de tus hormonas, debes estar en un estado de ayuno todas las noches cuando te vayas a dormir.

De todos los programas que he utilizado con miles de pacientes en mi clínica a lo largo de veinticinco años, comer con un límite de tiempo es la modificación conductual más fácil para favorecer la pérdida de peso, sobre todo en las mujeres. En un estudio realizado en 2019 en la Universidad de Illinois en Chicago, adultos obesos perdieron un 3 % de su masa corporal siguiendo una dieta 16:8.[19] El plan era muy simple: los participantes limitaron su ingesta de alimentos a sólo 8 horas al día. Y luego ayunaron durante las 16 horas restantes.

Cuando combinas el ayuno intermitente basado en el ritmo circadiano con el consumo de alimentos cetogénicos, produces más cetonas con más rapidez, lo cual puede ayudarte a adelgazar. Puedes obtener los beneficios del protocolo Gottfried sin pasar hambre o privación simplemente cerrando tu cocina después de la cena, creando un margen de tiempo de entre 14 y 16 horas durante las cuales pasas

19. K. Gabel *et al.*, «Effects of 8-hour Time Restricted Feeding on Body Weight and Metabolic Disease Risk Factors in Obese Adults: A Pilot Study», *Nutrition and Healthy Aging* 4, núm. 4 (2018): 345-353, https://content.iospress.com/articles/nutrition-and-healthy-aging/nha170036

al modo quemar grasa y optimización de la insulina y la hormona del crecimiento. (No te preocupes: la mayor parte de ese ayuno tendrá lugar mientras duermes).

Tu esfuerzo será recompensado con unos niveles óptimos de insulina y hormona del crecimiento (además de otras hormonas), eliminación de grasa, aumento de energía y vitalidad, y otros beneficios para la salud. Alcanzar una cetosis *leve* mediante un ayuno nocturno de 16 horas aumenta la agudeza mental, reduce los niveles de azúcar en sangre, reajusta el bloqueo de insulina, desencadena la autofagia (eliminando las células dañadas), repara el ADN y regula el mTOR (el gen involucrado en la duración de una vida con salud).

La ciencia que se encuentra tras el ayuno intermitente basado en el ritmo circadiano

Los estudios con humanos y animales indican que el ayuno intermitente basado en el ritmo circadiano tiene los siguientes beneficios:
- Revierte el aumento de peso.[20]
- Restablece la expresión normal de los genes involucrados en la obesidad inducida por la dieta, especialmente en modelos de obesidad posmenopáusica.[21]

---

20. M. N. Harvie, «The Effects of Intermittent or Continuous Energy Restriction on Weight Loss and Metabolic Disease Risk Markers: A Randomized Trial in Young Overweight Women», *International Journal of Obesity* (Londres) 35 (2011): 714-727; S. Gil *et al.*, «A Smartphone App Reveals Diurnal Eating Patterns in Humans That Can Be Modulated for Health Benefits», *Cell Metabolism* 22, núm. 5 (2015): 789-798; G. M. Tinsley *et al.*, «Effects of Intermittent Fasting on Body Composition», *op. cit.*

21. A. Chaix *et al.*, «The Effects of Time-Restricted Feeding on Lipid Metabolism and Adiposity», *Adipocyte* 4, núm. 4 (2015): 319-324; H. Chung *et al.*, «Time-Restricted Feeding Improves Insulin Resistance and Hepatic Steatosis in a Mouse Model of Postmenopausal Obesity», *Metabolism-Clinical and Experimental* 65, núm. 12 (2016): 1743-1754.

- Mejora los niveles de azúcar en sangre (sana el bloqueo de la insulina).[22]
- Reduce el riesgo cardiometabólico.[23]
- Reduce el riesgo de padecer cáncer de mama y otros cánceres.[24]
- Reduce notablemente el envejecimiento.[25]
- Convierte la grasa blanca en una grasa marrón metabólicamente más favorable, de manera que puedes quemar más calorías.[26]

22. A. Chaix *et al.*, «Time-Restricted Feeding Is a Preventative and Therapeutic Intervention Against Diverse Nutritional Challenges», *Cell Metabolism* 20, núm. 6 (2014): 991-1005; R. Antoni *et al.*, «Effects of Intermittent Fasting on Glucose and Lipid Metabolism», *Proceedings of the Nutrition Society* 76, núm. 3 (2017): 361-368.

23. G. C. Melkani *et al.*, «Time Restricted Feeding for Prevention and Treatment of Cardiometabolic Disorders», *The Journal of Physiology* 595, núm. 12 (2017): 3691-3700.

24. R. E. Patterson *et al.*, «Intermittent Fasting and Human Metabolic Health», *Journal of the Academy of Nutrition and Dietetics* 115, núm. 8 (2015): 1203-1212; C. R. Marinac *et al.*, «Prolonged Nightly Fasting and Breast Cancer Prognosis», *JAMA Oncology* 2, núm. 8 (2016): 1049-1055; L. A. Smith *et al.*, «Translating Mechanism-Based Strategies to Break the Obesity–Cancer Link: A Narrative Review», *Journal of the Academy of Nutrition and Dietetics* 118, núm. 4 (2018): 652-667.

25. E. N. Manoogian *et al.*, «Circadian Rhythms, Time-Restricted Feeding, and Healthy Aging», *Ageing Research Reviews* 39 (2017): 59-67.

26. J. T. Haas *et al.*, «Fasting the Microbiota to Improve Metabolism?», *Cell Metabolism* 26, núm. 4 (2017): 584-585; R. Kivelä *et al.*, «White Adipose Tissue Coloring by Intermittent Fasting», *Cell Research* 27, núm. 11 (2017): 1300-1301; G. Li *et al.*, «Intermittent Fasting Promotes White Adipose Browning and Decreases Obesity by Shaping the Gut Microbiota», *Cell Metabolism* 26, núm. 4 (2017): 672-685.

- Restaura la microbiota intestinal en favor de las bacterias protectoras de la obesidad (por ejemplo, *Oscillibacter*, *Ruminococcaceae*), y contribuye a la diversidad en la microbiota, lo cual es un sello distintivo universal de la salud.[27]
- Mejora el reloj circadiano alterado.[28]
- Puede ayudar al cerebro a protegerse de las enfermedades neurodegenerativas como el alzhéimer, otras formas de demencia y el párkinson, al tiempo que mejora el estado de ánimo y la memoria.[29]

¡Y el ayuno intermitente hace todo esto sin limitar las calorías y sin requerir una estrategia alimenticia específica!

Algunas personas tienen éxito sumergiéndose rápidamente en el ayuno intermitente. Sin embargo, yo aconsejo a la mayoría de mis pacientes mujeres que lo hagan poco a poco, ya que puede ser estresante

27. S. Eslami *et al.*, «Annual Fasting; The Early Calories Restriction for Cancer Prevention», *BioImpacts*: BI 2, núm. 4 (2012): 213-215; A. Zarrinpar *et al.*, «Diet and Feeding Pattern Affect the Diurnal Dynamics of the Gut Microbiome», *Cell Metabolism* 20, núm. 6 (2014): 1006-1017; A. Chaix *et al.* «The Effects of Time-Restricted Feeding», *op. cit.*; J. L. Kaczmarek *et al.*, «Complex Interactions of Circadian Rhythms, Eating Behaviors, and the Gastrointestinal Microbiota and Their Potential Impact on Health», *Nutrition Reviews* 75, núm. 9 (2017): 673-682; Li *et al.*, «Intermittent Fasting Promotes White», *op. cit.*; R. E. Patterson *et al.*, «Metabolic Effects of Intermittent Fasting», *Annual Review of Nutrition* 37 (2017): 371-393; E. Beli *et al.*, «Restructuring of the Gut Microbiome by Intermittent Fasting Prevents Retinopathy and Prolongs Survival in db/db Mice», *Diabetes* (2018): db180158.
28. S. Panda, «Circadian Physiology of Metabolism», *Science* 354, núm. 6315 (2016): 1008-1015.
29. M. P. Mattson *et al.*, «Impact of Intermittent Fasting on Health and Disease Processes», *Ageing Research Reviews* 39 (2017): 46-58; B. K. Shin *et al.*, «Intermittent Fasting Protects Against the Deterioration of Cognitive Function, Energy Metabolism, and Dyslipidemia in Alzheimer's Disease-Induced Estrogen Deficient Rats», *Experimental Biology and Medicine* 234, núm. 4 (2018): 334-343.

para el organismo, y no queremos aumentar los niveles de cortisol añadiendo más estrés. A continuación explicaré cómo hacerlo.

CÓMO ENTRAR PAULATINAMENTE EN EL AYUNO INTERMITENTE

- Empieza monitoreando tu patrón alimenticio habitual, e introduce una restricción de tiempo con un ayuno nocturno de entre 12 y 14 horas en días no consecutivos (y con un intervalo de entre 12 a 10 horas para comer, respectivamente), tan sólo con *ejercicio adaptativo* (pilates, yoga, caminar) esos días. Puedes hacer esto en el día 1 o empezar en cualquier momento durante el protocolo de cuatro semanas. Cuanto antes empieces, antes verás más beneficios hormonales.
- Durante este incremento gradual, si es posible, ingiere más carbohidratos en el desayuno por la mañana, porque es entonces cuando somos más sensibles a la insulina y podemos quemarlos como combustible. Consume pocos carbohidratos en la cena; ése es un momento estupendo para comer pescado o tomar suplementos de omega-3 para ayudar a que te sientas saciada durante más tiempo. Mantente dentro de tus límites de carbohidratos totales y netos todos los días.
- Ayuna durante 3 o más horas antes de acostarte, ya que eée es el momento del día en que eres más resistente a la insulina.
- Consume sólo bebidas saludables no calóricas por la mañana. Está bien tomar café solo o té cuando te levantas; además, eso no rompe el ayuno. Existe un debate acerca de si las calorías, como una cucharada de crema en el café, acaban con el ayuno. El enfoque más conservador afirma que hay que limitarse a tomar tan sólo agua, café solo o té, sin nada añadido.
- Rompe el ayuno por la mañana con una comida densa en nutrientes. Es el momento en que me gusta comer una tostada keto con aguacate o tomar un batido de verduras, frutos secos y semillas.
- Continúa siguiendo las recomendaciones alimenticias del protocolo Gottfried que mencioné en el capítulo anterior: consume ali-

mentos integrales, mínimamente procesados y preparados en casa siempre que sea posible. Evita el azúcar añadido, la harina refinada y las grasas trans. Maximiza la ingesta de verduras. Recomiendo comer grasas saludables, junto con una ingesta moderada de proteínas.

- Durante el período de mantenimiento, sube a un modelo 16:8: un ayuno nocturno de 16 horas y un período de 8 horas para comer. Por ejemplo, puedes comer entre las diez de la mañana y las seis de la tarde, y no comer nada entre las seis de la tarde de ese día y las diez de la mañana del día siguiente.

- Puedes elegir tu propio período de alimentación, siempre y cuando permita un ayuno nocturno de 16 horas. La mayoría de mis pacientes encuentran más fácil monitorear esto con una aplicación. Las mujeres que trabajan o las que socializan mucho a la hora de cenar suelen preferir un margen de tiempo más tardío, como, por ejemplo, entre las doce del mediodía hasta las ocho de la noche. (Algunas mujeres necesitan mantener la proporción 14:10 durante una semana antes de extenderla a 16:8 cuando sienten inicialmente que un ayuno de 16 horas es muy estresante o demasiado largo. Puedes tomártelo con calma).

- Programa la ingesta de probióticos por la mañana temprano y a la hora de acostarte para ayudar a impulsar a las bacterias antiobesogénicas y reducir las obesogénicas (por ejemplo, de la familia *Lactobacillus*).

- Continúa el ayuno intermitente basado en el ritmo circadiano después de haber completado las cuatro semanas del protocolo Gottfried si tienes que perder más de siete kilos.

Lista de control diario para el protocolo Gottfried

- Evacuar los intestinos.
- Anotar el peso.
- Análisis de cetonas y glucosa en sangre para determinar el GKI.
- Ayuno intermitente basado en el ritmo circadiano.
- Sudar: mover el cuerpo a diario (el ejercicio en ayunas es lo mejor) y un baño con sales de Epsom o una sauna cinco días a la semana.
- Hidratación con electrolitos sin azúcar añadido para mejorar el funcionamiento de los riñones, reducir el riesgo de tener piedras en el riñón y prevenir la «gripe keto».
- Desintoxicación continua mediante la ingesta de verduras, evitando las toxinas, y favoreciendo un funcionamiento equilibrado del hígado.

PREGUNTAS A LA DRA. SARA

P: Tengo (llenar el espacio con un problema de salud). ¿Puedo seguir el protocolo Gottfried?

R: Por desgracia, en este libro no es posible abarcar todas las afecciones médicas y decirte si la cetosis está contraindicada en tu caso. Además, no puedo dar consejos médicos específicos fuera de una relación paciente-médico establecida. En su lugar, te animo a que consultes con un profesional de la salud, como, por ejemplo, tu médico de cabecera. Las contraindicaciones a la dieta cetogénica que mencioné en el capítulo 4, tanto en el texto como en las notas, son un comienzo. Pero para averiguar qué es lo que funcionará en tu caso, es preferible que consultes con algún profesional de la salud que te conozca.

LAS SIETE COSAS QUE INFLUYEN NEGATIVAMENTE EN EL PROTOCOLO GOTTFRIED

Dado que he estado usando este programa con mis pacientes, me he encontrado con muchos problemas comunes que pueden entorpecer el éxito. Esto es lo que tienes que vigilar y cómo responder a ello:

1. **Ingieres demasiadas calorías.** Cuando probé la dieta keto por primera vez, tuve dificultades para alcanzar mis macros, así que comencé a tomar café con mantequilla y aceite MCT. Estaba consumiendo demasiada grasa e ingiriendo más allá de mi límite metabólico. Puedes comer en exceso porque eres resistente a la leptina y no te sientes llena, incluso en cetosis. (Puedes verificar esto midiendo tu nivel de leptina en sangre. Si es superior a 8 ng/dL, es posible que la resistencia a la leptina esté haciendo que comas en exceso). La solución es consumir alimentos con una menor densidad calórica. Las verduras (como las ensaladas) tienen 100 calorías por 450 g. Las verduras, 200 calorías por 450 g. La carne tiene 800 calorías, el pan 1500 y el chocolate 2500 calorías por 450 g. Los alimentos densos en calorías activan el sistema de recompensa.[30] Come verduras y menos carne.

2. **Continúas tomando alcohol.** ¿Quieres quemar grasa, que mejore el sueño y despejar tu cerebro, o quieres beberte una copa de vino? Esperaré mientras asimilas esa realidad. Según mi experiencia, el alcohol hace que salgas de la cetosis. Y, ciertamente, altera a la mayoría de tus hormonas. Toma 1 a 2 cucharaditas de aceite de MCT durante las tardes para evitar tomar esa copa de vino. A partir de informes anecdóticos, al parecer aumenta los niveles de ácidos grasos de cadena corta saludables para el orga-

30. K. M. Pursey *et al.*, «Neural Responses to Visual Food Cues According to Weight Status: A Systematic Review of Functional Magnetic Resonance Imaging Studies», *Frontiers in Nutrition* 1 (2017): 7-18.

nismo, lo cual hace que te sientas más satisfecha cuando te preparas para cenar.[31]

3. **Tienes un metabolismo lento.** Sabemos que las mujeres con un IMC más alto y una tasa metabólica (el ritmo al cual quemas calorías en reposo) más lenta, tardan más en adelgazar y es más probable que se estanquen. Pueden tardar más en mejorar el equilibrio hormonal, pero esto puede ayudar a incrementar la tasa metabólica. Quizás quieras buscar la ayuda de un profesional para medir tu tasa metabólica en reposo y analizar tus hormonas.

4. **Padeces estreñimiento.** Éste es un efecto secundario común de la cetosis. He visto pacientes retener o aumentar entre uno y dos kilos y medio debido al estreñimiento, incluso cuando tienen una evacuación parcial de los intestinos por las mañanas. El problema puede ser una evacuación intestinal completa. Si te ocurre esto, prueba las técnicas que aparecen en la página 146.

5. **Tienes dificultad para entrar en cetosis.** O quizás entras en cetosis, pero vuelves a salir de ella. Esto puede ocurrir por diversos motivos, incluyendo el hecho de ingerir demasiadas proteínas. Es posible que la cantidad de proteínas que comías hace diez o veinte años ya no sea la adecuada para ti. Si a mis cincuenta y pico años comiera el mismo nivel de proteínas que comía a los treinta y tantos, tendría hiperglucemia. Otros alimentos comunes que pueden disparar tu nivel de azúcar en sangre y reducir tu nivel de cetosis son los productos lácteos, los endulcorantes, el alcohol y los alimentos industriales. (Hace poco he utilizado un blanqueador dental que me dio mi dentista, que me hizo salir de la cetosis y que hizo que la glucosa en ayunas subiera al rango de 110 mg/dL, que era la cifra a la que solía estar cuando tenía prediabetes). Para obtener unos beneficios terapéuticos óptimos, me gustaría que entres en cetosis y permanezcas ahí durante cuatro semanas.

---

31. Aprendí este truco de Jeffrey Becker, doctor en medicina, en una conferencia que pronunció en el Instituto de Psiquiatría Integrativa, de cuya facultad formo parte. Él recomienda tomar una cucharadita de aceite de MCT durante el trabajo, o media barrita energética por la tarde para evitar tener caprichos de alcohol.

Cuando estés en duda, hazte un análisis. La mejor manera de saber si un alimento está suprimiendo la cetosis es analizando las cetonas y la glucosa antes y después de comer ese alimento. A mí me gusta hacerme la prueba antes de comer y una hora después, y una vez más dos horas más tarde. En el siguiente capítulo explico más detalles sobre este tema y cómo identificar los alimentos que desencadenan y determinan tu límite personal de carbohidratos.

6. **Tienes un alto nivel de intolerancia a los carbohidratos.** Es posible que tengas que reducir los carbohidratos totales hasta un 5 % de calorías totales por día. Es verdad que he proporcionado todos los motivos por los cuales esto podría no ser bueno para tus hormonas, pero la hormona clave es la insulina y tenemos que equilibrar esa hormona primero.

7. **Las cosas no están yendo como esperabas.** A mí también me ha pasado. Quizás tengas hambre siempre porque la cetosis continua todavía no se ha producido (tal vez debido a los puntos 5 o 6 de esta lista). Es posible que tu metabolismo sea lento, de manera que la pérdida de peso es más gradual de lo que te gustaría. Quizás estés harta de la cultura de las dietas o te estés reprendiendo por comer en exceso. El objetivo no es adelgazar hasta el punto de no estar saludable, sino cambiar tus hormonas que se comportan mal por hormonas que optimizan tu salud y te ayudan a lograr la visión a largo plazo que tienes para ti misma. En mi caso, esto significa tener un IMC saludable, con buen tono muscular y un armario lleno de ropa que me queda bien. Vestirme es sencillo. La comida es neutra. Puedo estar entre cuatro y seis horas sin comer entre comidas, con un nivel de azúcar en sangre estable y llena de energía. He esperado la mayor parte de mi vida para tener este nivel de libertad y seguridad, y quiero lo mismo para ti también.

Nueve maneras de salir del estancamiento

Si tu peso parece estar estancado, subiendo y bajando en un rango de entre 1 y 1,5 kg, y transcurridos entre cinco y siete días no empieza a bajar, considera probar alguna de estas cosas:

1. Entrenamiento de resistencia. Ponte como meta dos tercios de entrenamiento con pesas y un tercio de cardio. Levanta pesas pesadas. Desarrollar músculos hará que tu tasa metabólica en reposo se incremente. Un consejo adicional: haz ejerció al despertarte, antes de empezar a comer.

2. Utiliza una báscula de cocina. Pesar los alimentos hará que seas sincera y te mantengas en el buen camino.

3. Apoyo mitocondrial. Te recomiendo que tomes L-carnitina tan apenas te levantes para ayudar a transportar los triglicéridos a la mitocondria, que es donde se quema la grasa.

4. Crioterapia. Se trata de una exposición al aire o al agua fríos. Yo acudo a un centro de crioterapia local. O podrías darte un baño con hielo durante 20 minutos dos veces por semana. Algunas personas prefieren las duchas frías.

5. Solucionar el problema de los carbohidratos netos. Si no estás adelgazando, reduce los carbohidratos netos hasta menos de 20 gramos al día para combatir la intolerancia a los carbohidratos o la resistencia a la insulina. Considera la posibilidad de hacerte un análisis de sangre para conocer tus niveles de insulina, glucosa y hemoglobina A1C en ayunas. La buena noticia es que, cuando utilices este plan alimenticio para revertir tu intolerancia a los carbohidratos, podrás comer más carbohidratos sin engordar.

6. Limitar las calorías. Trata de hacer esto durante uno o dos días.

7. Extender el ayuno. Procura hacer ayuno de 18:6 o incluso 20:4.

8. Añadir sensibilizadores de insulina. Estos suplementos pueden mejorar la función de la insulina y la pérdida de grasa. (*Véase* página 217 para más detalles sobre suplementos de apoyo cetogénico).

9. Incorporar péptidos potenciadores de la hormona del crecimiento. Para ello es necesaria una receta médica y pueden ayudar cuando ninguna otra funciona.

¿Y si no logras entrar en cetosis? Hay algunas buenas estrategias para hacer que tu organismo entre en cetosis si no lo has conseguido:

- Prueba la crioterapia (*véase* recuadro anterior).
- Añade grasas como el aceite de oliva virgen extra.
- Reduce las calorías o ayuna entre 14 y 16 horas para encender el interruptor metabólico y pasar al modo «quema de grasa».
- Incorpora el aceite MCT (40 gramos al día pueden inducir la cetosis).
- Prueba una ayuda adicional para tener unos niveles adecuados de azúcar en sangre (*véase* el recuadro a continuación para más detalles sobre los suplementos que ayudan a la cetosis).

¿Y si estás estreñida? La evacuación intestinal regular es clave para el éxito. Éstos son algunos trucos para ayudarte a evitar o acabar con el estreñimiento, un problema común en las mujeres que siguen un plan keto:

- Hidrátate adecuadamente.
- Ingiere verduras con mucha fibra, además de 25 gramos de lechuga a diario (cualquier tipo de lechuga; para ideas, *véase* Recetas).
- Consume un cuarto de un aguacate.
- Ingiere linaza molida.
- Prepara aceite MCT.
- Toma un suplemento de magnesio.

Suplementos que ayudan a la cetosis

La evidencia de los estudios científicos muestra que estos suplementos ayudan a resolver la inflamación. Considéralos además de los suplementos que ya he mencionado para ayudar al hígado.

- **El ácido alfa lipoico** es un ácido graso que tu organismo fabrica. Recomiendo que lo tomes como suplemento para ayudarte a adelgazar y para mejorar la sensibilidad a la insulina; hay evidencias sólidas que apuntan a su efectividad para prevenir el daño celular en el organismo.[32] Yo prescribo estos suplementos para la prediabetes, la diabetes, el envejecimiento, los problemas de lípidos, las cataratas, el glaucoma y otros problemas de salud. Mejora la sensibilidad a la insulina, reduce la glucosa y los productos finales de glicación avanzada (AGEs, sustancias dañinas que se forman cuando la proteína o la grasa se mezclan con el azúcar en el organismo).[33] Puede ayudarte con la pérdida de glutatión, un importante antioxidante, relacionada con la edad. El ácido alfa lipoico mejora las mitocondrias. (*Véase* Recursos; hay dos formas, o isómeros, que tienen diferentes propiedades; yo recomiendo el ácido R-lipoico porque es más activo biológicamente que el áciso S-lipoico. Los suplementos de ácido alfa lipoico tienden a incluir las formas

32. M. C. Houston, «Treatment of Hypertension with Nutraceuticals, Vitamins, Antioxidants, and Minerals», *Expert Review of Cardiovascular Therapy* 5, núm. 4 (2007): 681-691; S. T. Sinatra *et al.*, *Nutritional and Integrative Strategies in Cardiovascular Medicine* (Boca Raton, FL: CRC Press, 2015); L. Rochette *et al.*, «Alpha-Lipoic Acid: Molecular Mechanisms and Therapeutic Potential in Diabetes», *Canadian Journal of Physiology and Pharmacology* 93, núm. 12 (2015): 1021-1027; S. Kucukgoncu *et al.*, «Alpha-Lipoic Acid (ALA) as a Supplementation for Weight Loss: Results from a Meta-Analysis of Randomized Controlled Trials», *Obesity Reviews* 18, núm. 5 (2017): 594-601.
33. Rochette *et al.*, «Alpha-Lipoic Acid», *op. cit.*

«R» y «S» en una proporción 50:50). La dosis diaria de ácido R-lipoico es entre 100 y 200 miligramos, con de 2 a 4 miligramos de biotina al día para impedir la depleción de biotina que puede ocurrir con el uso a largo plazo del ácido lipoico.

- **Omegas equilibrados.** Debes estar adecuadamente surtida de esta grasa para resolver la inflamación.[34] Yo recomiendo tomar una combinación de diferentes omegas, incluyendo el ácido alfa linolénico, el ácido eicosapentaenoico (AEP), el ácido docosahexaenoico (DHA), que son omega-3, y el ácido gamma linoleico, un omega-6 saludable. La terapia con tan sólo uno de estos omegas puede crear un desequilibrio en la vía de los ácidos grasos. Para mis pacientes, monitoreo la proporción de omega-3 con omega-6, porque los coeficientes más elevados están asociados a un riesgo más bajo de padecer enfermedades (o, al revés, buscamos coeficientes más bajos si estamos examinando la proporción de omega-6 con omega-3), incluido el cáncer de mama.[35] Para más información, *véase* Recursos.

- **La berberina** ha demostrado que reduce los niveles de azúcar en sangre y la inflamación, y también ligeramente el peso.[36] Dosis: 500 miligramos tres veces al día.

---

34. K. H. Weylandt *et al.*, «Omega-3 Fatty Acids and Their Lipid Mediators: Towards an Understanding of Resolvin and Protectin Formation», *Prostaglandins & Other Lipid Mediators* 97, núms. 3-4 (2012): 73-82; R. Ramaswami *et al.*, «Fish Oil Supplementation in Pregnancy», *New England Journal ofMedicine* 375, núm. 26 (2016): 2599-25601.
35. Yang *et al.*, «Ratio of N-3/N-6 PUFAs», *op. cit.*; C. J. Fabian *et al.*, «Omega-3 Fatty Acids for Breast Cancer Prevention and Survivorship», *Breast Cancer Research* 17, núm. 1 (2015): 1-11.
36. M. Houston, *Personalized and Precision Integrative Cardiovascular Medicine* (Filadelfia: Lippincott Williams & Wilkins, 2019); Z. Ilyas *et al.*, «The Effect of Berberine on Weight Loss in Order to Prevent Obesity: A Systematic Review», *Biomedicine & Pharmacotherapy* 127 (2020): 110137; M. Rondanelli *et al.*, «Polycystic Ovary Syndrome Management: A Review of the Possible Amazing Role of Berberine», *Archives of Gynecology and Obstetrics* (2020): 1-8.

- Los **mediadores prorresolutivos especializados (SPMs)** son un descubrimiento reciente que podría ayudar en los casos de inflamación crónica por resistencia a la insulina y obesidad, aunque todavía no se han realizado estudios aleatorios.[37] Para más información sobre su administración, *véase* Recursos.
- La **espirulina** es un tipo de alga de color verde azulado que suelo añadir a mis batidos, como comprobarás en la sección Recetas. Una dosis de 500 miligramos dos veces al día (o el equivalente aproximado en tu batido diario) está asociada un menor peso y apetito. La espirulina es antiinflamatoria y desintoxicante.

37. C. N. Serhan, «Pro-Resolving Lipid Mediators Are Leads for Resolution Physiology», *Nature* 510, núm. 7503 (2014): 92-101; C. N. Serhan *et al.*, «Resolvins in Inflammation: Emergence of the Pro-Resolving Superfamily of Mediators», *The Journal of Clinical Investigation* 128, núm. 7 (2018): 2657-2669; P. C. Norris *et al.*, «Identification of Specialized Pro-Resolving Mediator Clusters from Healthy Adults After Intravenous Low-Dose Endotoxin and Omega-3 Supplementation: A Methodological Validation», *Scientific Reports* 8, núm. 1 (2018): 1-13.

Desequilibrios hormonales comunes:
SOP y cáncer de mama

El desequilibrio hormonal más común que veo en mi consulta médica es el síndrome de ovario poliquístico (SOP), que afecta a entre el 20 y el 30 % de mis pacientes. Las mujeres con SOP son más resistentes a la pérdida de peso porque están batallando con múltiples problemas hormonales al mismo tiempo: bloqueo de la insulina, resistencia a la leptina, concentraciones bajas de adiponectina (una hormona derivada de la grasa que protege contra la resistencia a la insulina, la diabetes y la arterioesclerosis), niveles altos de testosterona, DHEA cortisol y aromatasa, y, en consecuencia, disestrogenismo (conocido coloquialmente como «dominancia estrogénica»). Tienen señales de inflamación no resuelta, como grasa abdominal, y los análisis de sangre muestran unos niveles altos de cRP, interleucina-6 y TNF-alfa, los cuales elevan la aromatasa y hacen que la pérdida de peso sea aún más difícil de alcanzar.

En 2013, ya recomendaba una dieta baja en carbohidratos con muchos alimentos integrales y polifenoles para tratar el SOP, ya que ése era el enfoque más ampliamente probado en aquel momento, y esto se validó aún más desde la publicación de mi libro *The Hormone Cure*.[38] Por suerte, en la actualidad disponemos de más datos que apoyan una dieta cetogénica que equilibra las hormonas en el caso de las mujeres que padecen del SOP, y los estudios

---

38. C. C. Douglas *et al.*, «Role of Diet in the Treatment of Polycystic Ovary Syndrome», *Fertility and Sterility* 85, núm. 3 (2006): 679-688; Gottfried, *The Hormone Cure, op. cit.*; M. McGrice *et al.*, «The Effect of Low Carbohydrate Diets on Fertility Hormones and Outcomes in Overweight and Obese Women: A Systematic Review», *Nutrients* 9, núm. 3 (2017): 204; L. Barrea *et al.*, «Source and Amount of Carbohydrate in the Diet and Inflammation in Women with Polycystic Ovary Syndrome», *Nutrition Research Reviews* 31, núm. 2 (2018): 291-301; L. Barrea *et al.*, «Adherence to the Mediterranean Diet, Dietary Patterns, and Body Composition in Women with Polycystic Ovary Syndrome (PCOS)», *Nutrients* 11, núm. 10 (2019): 2278.

muestran que se produce una pérdida de peso y una mejora en los niveles de las hormonas, desde la insulina hasta la testosterona.[39]

¿Y qué sucede con el cáncer de mama, esa enfermedad tan temida que afecta a una de cada ocho mujeres a lo largo de la vida? El SOP tiene muchos factores de riesgo que se superponen a los del cáncer de mama, y el patrón hormonal en el SOP puede estar implicado en el desarrollo de cáncer de mama: en especial la insulina imprevisible.[40] (Los estudios que intentan establecer una relación entre el SOP y el cáncer de mama son variados; algunos son positivos[41]

39. Mavropoulos *et al.*, «The Effects of a Low-Carbohydrate», *op. cit.*; Gottfried, *The Hormone Cure, op. cit*; D. Kulak *et al.*, «Should the Ketogenic Diet Be Considered for Enhancing Fertility?», *Maturitas* 74, núm. 1 (2013): 10-13; Muscogiuri *et al.*, «Current Insights into Inositol Isoforms», *op. cit.*; M. Melanie *et al.*, «The Effect of Low Carbohydrate Diets on Fertility Hormones and Outcomes in Overweight and Obese Women: A Systematic Review», *Nutrients* 9, núm. 3 (2017): 204; M. Caprio *et al.*, «Very-Low-Calorie Ketogenic Diet (VLCKD) in the Management of Metabolic Diseases: Systematic Review and Consensus Statement from the Italian Society of Endocrinology (SIE)», *Journal of Endocrinological Investigation* 42, núm. 11 (2019): 1365-1386; Paoli *et al.*, «Effects of a Ketogenic Diet in Overweight Women», *op. cit.*

40. Gottfried, *The Hormone Cure, op. cit.*; M. J. Carvalho *et al.*, «Controversial Association Between Polycystic Ovary Syndrome and Breast Cancer», *European Journal of Obstetrics & Gynecology and Reproductive Biology* 243 (2019): 125-132.

41. A. Balen, «Polycystic Ovary Syndrome and Cancer», *Human Reproduction Update* 7, núm. 6 (2001): 522-525; Gottfried, *The Hormone Cure, op. cit.*; C. C. Shen *et al.*, «A Nationwide Population-Based Retrospective Cohort Study of the Risk of Uterine, Ovarian, and Breast Cancer in Women with Polycystic Ovary Syndrome», *The Oncologist* 20, núm. 1 (2015): 45; F. Shobeiri *et al.*, «The Association Between Polycystic Ovary Syndrome and Breast Cancer: A Meta-Analysis», *Obstetrics & Gynecology Science* 59, núm. 5 (2016): 367-372.

y otros negativos,[42] aunque estos últimos no lograron hacer los ajustes estadísticos apropiados). Los metanálisis mostraron una relación definitiva entre el SOP y el cáncer de endometrio, otro tipo de cáncer asociado a las hormonas.[43] La conclusión es que el restablecimiento keto equilibrador de las hormonas es una manera bien documentada de abordar la disfunción metabólica, la causa tanto del SOP como del cáncer de mama.

Aspectos destacados

- En este capítulo has aprendido a combinar la desintoxicación profunda y los períodos de descanso metabólico ayunando cada noche entre 14 y 16 horas.
- Juntas podemos solucionar los problemas más comunes que surgen durante la dieta cetogénica equilibradora de las hormonas para mantener el pulso de cuatro semanas y hacer que continúes quemando grasas y adelgazando.
- De la misma manera que fuiste engordando gradualmente, vas a ir perdiendo peso poco a poco. Actúa de forma lenta. Mantén la vi-

42. Gottfried, *The Hormone Cure, op. cit.*; J. Barry *et al.*, «Risk of Endometrial, Ovarian, and Breast Cancer in Women with Polycystic Ovary Syndrome: A Systematic Review and Meta-Analysis», *Human Reproduction Update* 20, núm. 5 (2014): 748-758; M. Gottschau *et al.*, «Risk of Cancer Among Women with Polycystic Ovary Syndrome: A Danish Cohort Study», *Gynecologic Oncology* 136, núm. 1 (2015): 99-103; H. R. Harris *et al.*, «Polycystic Ovary Syndrome and Risk of Endometrial, Ovarian, and Breast Cancer: A Systematic Review», *Fertility Research and Practice* 2, núm. 1 (2016): 14; D. C. Ding *et al.*, «Association Between Polycystic Ovarian Syndrome and Endometrial, Ovarian, and Breast Cancer: A Population-Based Cohort Study in Taiwan», *Medicine* 97, núm. 39 (2018).
43. Gottfried, *The Hormone Cure, op. cit.*; Barry *et al.*, «Risk of Endometrial, Ovarian, and Breast Cancer»; Shen *et al.*, «A Nationwide Population-Based Retrospective», *op. cit.*; Gottschau *et al.*, «Risk of Cancer Among Women», *op. cit.*; Harris *et al.*, «Polycystic Ovary Syndrome», *op. cit.*; Ding *et al.*, «Association Between Polycystic Ovarian Syndrome», *op. cit.*

sión a largo plazo. Aspira a una pérdida de peso y un mantenimiento a largo plazo. Si lo haces bien, tendrás que hacer esto sólo
una vez.

- No tienes que ser perfecta (el estrés provocado por el perfeccionis-
mo aumenta el cortisol y la insulina, y puede bloquear la pérdida
de peso), pero no puedes tirar la toalla. No por ahora, no hasta que
recibas todos los beneficios demostrados de una dieta cetogénica
bien formulada que equilibra tus hormonas y hace que te sientas
más viva.

- Vuelve a leer el capítulo 5 y este capítulo para obtener el apoyo
que necesitas. Entra en mi Instagram (Instagram.com/saragott-
friedmd) para hacerme preguntas y formar parte de la comuni-
dad de guerreras del protocolo Gottfried.

7

TRANSICIÓN

¡Lo has logrado! Has estado cuatro semanas reorganizando, recuperando y restaurando tus hormonas para crear una juventud metabólica. Has seguido las reglas y has llegado hasta el día 29. Yo he pasado por eso y sé que el camino puede ser un desafío. Tus niveles hormonales, tus receptores hormonales y el transporte de las hormonas en tu organismo han mejorado y, en consecuencia, has adelgazado y te sientes bien otra vez. Éste es un proceso de deconstruir la antigua versión de tu cuerpo y reconstruirla de una forma superior. ¡Felicidades!

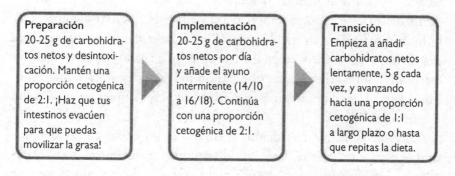

Preparación
20-25 g de carbohidratos netos y desintoxicación. Mantén una proporción cetogénica de 2:1. ¡Haz que tus intestinos evacúen para que puedas movilizar la grasa!

Implementación
20-25 g de carbohidratos netos por día y añade el ayuno intermitente (14/10 a 16/18). Continúa con una proporción cetogénica de 2:1.

Transición
Empieza a añadir carbohidratos netos lentamente, 5 g cada vez, y avanzando hacia una proporción cetogénica de 1:1 a largo plazo o hasta que repitas la dieta.

Secuencia del protocolo Gottfried

En mi consulta, a lo largo de los años he visto que recuperar el equilibrio hormonal es una de las mejores cosas que puedes hacer para promover una salud a largo plazo y sentirte increíblemente bien. Aun así, la mayoría de las personas no se da cuenta de que hacer un cambio significativo en el estilo de vida, incluso durante un período de cuatro semanas, presenta un gran desafío psicosocial. Tu pareja tal vez se quejara o hiciera un gesto de desaprobación. Quizás estés cansada de tener que preparar la comida para otras personas en casa y, además, la tuya. Es posible que no quieras tener que cocinar los domingos. A estas alturas del programa, espero que te hayas dado cuenta de que los kilos perdidos no son tan importantes como tu estado mental: tu actitud y pensamientos autónomos. Lo más importante es cómo te sientes. En el día 29, espero que te sientas triunfante, con independencia de si tu progreso con el adelgazamiento fue grande o pequeño. Estoy de acuerdo: fueron los pequeños pasos que diste cada día los que se fueron sumando a lo largo de cuatro semanas para lograr una importante transformación.

La intención del protocolo Gottfried es cambiar la conversación entre la comida y las hormonas. Al llegar el día 29, ya has comenzado una nueva conversación entre tus hormonas y la grasa para hacer que estés más delgada y más sana. Estás creando una flexibilidad metabólica, la capacidad de tu organismo de alternar en el uso carbohidratos y grasas de un modo eficiente como combustible a partir de tus necesidades y de los alimentos disponibles. La idea es que no te quedes atrapada en el estado metabólico inflexible de quemar siempre carbohidratos. Quizás tu niebla mental ya se haya disipado, tus sudores nocturnos y tus sofocos estén disminuyendo, o tus síntomas de SOP se estén aliviando. Ahora estás quemando más grasa y sintiéndote esperanzada y animada respecto a la pérdida de peso. Entonces, ¿qué viene a continuación?

Durante la fase de transición, quemarás tanto grasas como carbohidratos para satisfacer la demanda de energía de tu cuerpo, y definiremos los límites superior e inferior de la cantidad de carbohidratos que funciona mejor en tu caso para que continúes quemando grasa. La transición dura entre una y dos semanas, y te proporcionará beneficios para toda la vida.

TE PRESENTO A LOTUS, DE 51 AÑOS

Lotus es una doctora muy ocupada que siguió el protocolo Gottfried para lidiar con el aumento de su cintura, su metabolismo cada vez más lento y sus niveles de colesterol cada vez peores. Antes de conocernos, ella llevaba meses sintiendo que sus hormonas estaban hechas un desastre. Antes, había sufrido endometriosis y le habían practicado una histerectomía y una extirpación de ovarios en 2019. Lotus tenía todos los síntomas de la perimenopausia: aumento de peso, sofocos, sudores nocturnos, niebla mental y cambios de humor. Su función tiroidea era lenta y tenía prediabetes. Con una altura de 1,62 metros y un peso de 74 kilos, tenía un índice de masa corporal de 28, el cual indicaba que existía sobrepeso. Esto, junto con una tasa metabólica baja (una tasa metabólica basal calculada de 1406 calorías/día), significaba un progreso más lento con el protocolo Gottfried, pero Lotus persistió. Había probado una dieta cetogénica antes, pero no había funcionado (creía que no le habían orientado de una forma efectiva y que no tuvo el estado mental adecuado). Cuando le expliqué el protocolo y las directrices que aparecen en este libro, consideró que estaba preparada.

Tres semanas más tarde, Lotus estaba haciendo grandes progresos. Todos sus síntomas perimenopáusicos habían desaparecido, lo cual es un resultado que veo con frecuencia, porque esos síntomas son fruto de las hormonas (no sólo de los estrógenos y la progesterona, sino también de la insulina).[1]

Después de cuatro semanas, Lotus pesaba 69 kilos (su IMC había descendido a 26) y tenía una renovada sensación de gracia, como si la vida le estuviera dando una nueva oportunidad. Mantuvo su proporción cetogénica de 2:1, sobre todo con comida india vegetariana. (He

---

1. R. R. Wing *et al.*, «Weight Gain at the Time of Menopause», *Archives of Internal Medicine* 151, núm. 1 (1991): 97-102; G. M. Van Dijk *et al.*, «The Association Between Vasomotor Symptoms and Metabolic Health in Peri- and Postmenopausal Women: A Systematic Review», *Maturitas* 80, núm. 2 (2015): 140-147; P. Tuomikoski *et al.*, «Vasomotor Symptoms and Metabolic Syndrome», *Maturitas* 97 (2017): 61-65; S. Sayan *et al.*, «Relationship Between Vasomotor Symptoms and Metabolic Syndrome in Postmenopausal Women», *Journal of International Medical Research* 46, núm. 10 (2018): 4157-4166.

incluido varias de sus recetas en el capítulo 9). Cuando Lotus vio los resultados de sus análisis antes y después del protocolo Gottfried, observó que la leptina y la testosterona se situaban en niveles normales, los índices de azúcar en sangre habían mejorado, el colesterol total había descendido y el colesterol bueno no tenía unas cifras tan satisfactorias desde hacía 12 años. ¡Un progreso!

Todavía tenemos que trabajar en su condición física, su masa muscular y en la hormona del crecimiento para seguir mejorando a partir de sus increíbles logros. Nuestra nueva meta fue conseguir que su IMC fuera inferior a 24,9 y aumentar la hormona del crecimiento con un entrenamiento con pesas. En el momento de escribir este libro, Lotus ha perdido 17 kilos, su peso es de 56 kilos, su IMC es de 21,3 y su GKI es consistentemente 2-3. Ahora nuestro objetivo es el mantenimiento, añadiendo carbohidratos y más ejercicio. Lotus ha recuperado su energía y ha descubierto un nuevo equilibrio y alegría.

GESTIONA TU TRANSICIÓN CON CUIDADO

Al igual que Lotus, realizarás la última tarea en el protocolo Gottfried, que consiste en proteger tus nuevas hormonas llevando a cabo una transición lenta hacia un plan alimenticio más equilibrado. Como he comentado en la introducción, el protocolo Gottfried es un pulso terapéutico para equilibrar tus hormonas, pero no es una dieta a largo plazo. Simplemente no tenemos la información suficiente relacionada con las mujeres como para recomendarlo durante un período prolongado.

Sé que estás ansiosa por terminar, pero te ruego que pases por esta etapa final con mucha paciencia y gracia. En este capítulo te mostraré cómo aumentar poco a poco los carbohidratos, al mismo tiempo que permaneces en el borde de la cetosis. El protocolo Gottfried es un plan alimenticio diseñado para ser seguido durante cuatro semanas y un máximo de seis meses de manera continua antes de pasar a un plan de alimentación antiinflamatorio, equilibrado y basado en la evidencia, como por ejemplo la dieta mediterránea. (Explicaré esta transición en este capítulo).

Si terminas tus cuatro semanas del protocolo Gottfried y luego, el día 29, consumes 200 gramos de carbohidratos, perderás la oportunidad sagrada de saber cuál es el límite superior e inferior del umbral de carbohidratos que funciona en tu caso. Vuelve a introducir carbohidratos adicionales poco a poco y ten paciencia. Si vuelves a comer todos los carbohidratos que solías ingerir, perderás esta oportunidad y volverás a recuperar los kilos que perdiste.

La fase de transición de volver a añadir carbohidratos puede llevarte nueve días o más. Cada persona es distinta. No escatimes. No pases a toda velocidad por esta fase con un plato de nachos y múltiples rondas de margaritas. Tómate el tiempo que necesites para recopilar información sobre ti y luego integrarla. Te llevaré de la mano y te mostraré cómo hacerlo metódicamente, basándome en mi experiencia de varios años con la transición al salir de un plan alimenticio cetogénico. El objetivo es ser como Lotus, quien ha hecho la transición a una dieta equilibrada, sobre todo vegetariana, con más carbohidratos y menos grasas, pero continúa permaneciendo en una cetosis leve y perdiendo peso. A pesar de tener muchos problemas de salud, como un metabolismo lento y un IMC que indicaba sobrepeso, Lotus ha adelgazado 17 kilos desde que empezó. Se siente optimista por primera vez en años, lo que la empodera para continuar trabajando por una mejor salud.

REGLAS DE COMPROMISO PARA LA TRANSICIÓN

Nuestro principal objetivo de la transición es definir tu límite de carbohidratos para que puedas determinar un límite superior en cuanto a los carbohidratos que puedes consumir al día sin engordar. En el proceso dispondrás de información acerca de la digestión, la absorción, la concentración, los estados de ánimo, la energía, el trabajo, el sueño, el cuidado personal y la salud frente a la enfermedad. Todos tenemos nuestro propio umbral de carbohidratos para adelgazar. Cuando más sana estés, mayor será el número. Estas reglas de compromiso te ayudarán a definir tu límite personal de carbohidratos para que puedas mantener unas hormonas sanas y continuar adelgazando.

- **Define tu límite de carbohidratos.** Éste será el número de carbo- hidratos netos diarios por debajo de los cuales continuarás per- diendo peso y por encima de los cuales podrías engordar.
- **Continúa controlando las cetonas.** Mantente en una cetosis leve, ya sea con los alimentos que ingieres o con el ayuno circadiano o, idealmente, con ambas cosas. Mantén la desintoxicación: se ha demostrado que esto mejora la flexibilidad metabólica al apoyarse menos en la glucosa y más en las cetonas. A largo plazo, la cetosis leve es una de las mejores maneras de mejorar la salud, el período de tiempo en el que estás libre de enfermedades y te sientes más sana que nunca.[2]
- **Sigue una dieta antiinflamatoria.** Te recomiendo una versión de la dieta mediterránea con un ajuste de carbohidratos (proporcio- naré más detalles más adelante en este capítulo). Podrás controlar tu peso con éxito porque conocerás tu límite personal de carbohi- dratos. Y si necesitas seguir adelgazando, repetirás el pulso de cua- tro semanas del protocolo Gottfried cuando hayas terminado la etapa de transición. Una vez que conozcas tu límite de carbohidra- tos, podrás continuar perdiendo peso manteniéndote por debajo de ese límite.
- **Si sales de la cetosis, vuelve a entrar lo antes posible.** Si todavía tienes caprichos de más carbohidratos o alimentos procesados, puede llevarte más de 28 días adaptarte a la cetosis y deshacerte de los antojos. Sólo porque estés en cetosis no significa que todos los caprichos vayan a desaparecer. A algunas de mis pacientes les lleva unos cuantos días, pero a otras incluso meses. Ciertamente, el nú- mero que aparece en la báscula o la talla de tu vestido no te defi- nen. Lo que te define son tus elecciones diarias, en especial lo que haces cuando te enfrentas a un desafío. Piensa en satisfacer un capricho como si fuera un desafío, ni más ni menos. A mí me gusta tener un plan para cuando caigo en la tentación (explicaré cuáles son mis mejores estrategias más adelante en este capítulo).

2. V. D. Longo *et al.*, «Fasting, Circadian Rhythms, and Time-Restricted Feeding in Healthy Lifespan», *Cell Metabolism* 23, núm. 6 (2016): 1048-1059.

- **Ten presente tu motivación.** Recuerda por qué te embarcaste en el protocolo Gottfried: para cambiar tu relación con los carbohidratos y para reparar tus hormonas. Todos conocemos el atractivo de los carbohidratos. Un bocado puede resultar relajante, pero la verdad es que la mayoría de las formas de carbohidratos (ya sean palomitas de maíz, los alimentos con almidón como el arroz, las patatas, o los tubérculos; la fructosa, es decir el azúcar de las frutas; la lactosa, o el azúcar de la leche; o el azúcar en sí mismo en todas sus formas, como la miel, el jarabe de arce e incluso algunos sustitutivos del azúcar) se convierten en glucosa en los intestinos. El exceso de carbohidratos es la causa de los desequilibrios hormonales en muchas personas. Por desgracia, cuantos más consumes, más quieres. Ponte firme mientras pruebas tus límites de carbohidratos y sigue el plan que describo en este capítulo. Ten presente que, cuando comes un exceso de carbohidratos, conviertes a tu cuerpo en una máquina de almacenar grasa. Evita el desastre hormonal que conduce a la diabetes y el síndrome metabólico ajustando con cuidado tu propio límite personal de carbohidratos.

DEFINE TU LÍMITE DE CARBOHIDRATOS

El protocolo Gottfried comienza con un límite de carbohidratos de entre 20 y 25 carbohidratos netos al día. Durante los tres primeros días de la transición, aumenta los carbohidratos netos en 5 gramos. Es posible que tardes hasta 3 días en advertir un cambio en tu peso o en otras mediciones (mencionadas más adelante). Si tu peso se mantiene igual o se reduce, añade otros 5 gramos tres días más tarde y monitorea cómo responde tu cuerpo en los tres días siguientes.

Por ejemplo, si has consumido 20 gramos de carbohidratos netos al día durante las cuatro semanas del protocolo Gottfried, entonces, desde el día 29 hasta el día 31, ingiere 25 gramos de carbohidratos netos. Si permaneces en cetosis y tu peso se mantiene estable o continúa descendiendo, entonces, del día 32 al día 35, come 30 gramos de carbohidratos netos. Monitorea tu peso, tus niveles de azúcar en sangre y tus cetonas todos los días. Cuando tu peso aumente, habrás llegado a tu límite de carbohidratos.

Tus cetonas en sangre probablemente disminuirán cuando llegues a tu límite de carbohidratos. Cuando sales de la cetosis (nivel de cetonas en sangre inferior a 0,5 mmol/L) y tu pérdida de peso se detiene, has llegado a tu límite de carbohidratos. Marca tu límite diario de carbohidratos por debajo de este umbral.

¿Qué carbohidratos deberías añadir primero? Te recomiendo que incluyas los carbohidratos con más almidón primero, luego frutas con poco azúcar, como frutos del bosque, además de legumbres y hummus. Ten mucho cuidado con las patatas, los cereales y los lácteos hasta que tu límite de carbohidratos esté bien definido.

¿Qué es lo que determina tu límite de carbohidratos?
- El peso actual.
- El género.
- La salud y el estilo de vida.
- La genética y la epigenética (cómo los genes les hablan a tus células).
- La glucosa y las cetonas.
- Hormonas como la insulina, el cortisol, la hormona del crecimiento y la leptina.
- La edad.
- La flexibilidad metabólica.
- Los alimentos que ingieres (antes y después del protocolo Gottfried).
- El nivel de estrés.
- El funcionamiento de los intestinos.
- El nivel de actividad física.
- Los fármacos.

Señales de que has excedido tu límite de carbohidratos
- **Aumento de peso.** Por lo general, el peso fluctúa aproximadamente medio kilo por día cuando las hormonas están estables. Si evacúas los intestinos cada día y tu peso aumenta un kilo o más en las siguientes 72 horas, has superado tu límite de carbohidratos actual.

- **Aumento de los niveles de glucosa (glucosa en ayunas superior a 85 mg/dL) y reducción de cetonas (inferior a 0,5 mmol/L).** Esto representa un índice de glucosa-cetona en ayunas superior a 10.
- **Fatiga.** Cuando excedas tu límite de carbohidratos, es posible que te sientas agotada, como si necesitaras una siesta. Dependiendo de cuándo consumes esos carbohidratos adicionales, la fatiga puede presentarse por la mañana, por la tarde o por la noche, o durante todo el día. Normalmente, la fatiga aparece después de la comida con el exceso de carbohidratos.
- **Niebla mental.** El consumo excesivo de carbohidratos puede provocar dificultad de concentración. Éste es uno de los síntomas más comunes de la resistencia a la insulina.
- **Cambios de humor.** El exceso de carbohidratos puede hacer que te sientas deprimida o cansada.
- **Distensión abdominal.** Comer por encima de tu límite de carbohidratos puede provocar meteorismo.

¿A qué equivalen 5 carbohidratos netos?

Ahora que ya conoces el plan, así es como se verían 5 carbohidratos netos en tu plato:

- Un poco más de 50 gramos de puré de calabaza *butternut*. Personalmente, corto la calabaza fresca en dados y la conservo en el congelador para poder cocer al vapor una pequeña cantidad cada vez.
- ½ batata (50 gramos) tiene aproximadamente 8 carbohidratos netos; procura que sean sólo 28 gramos.
- ¼ de taza de arándanos contiene entre 4 y 5 carbohidratos netos.
- ¼ de taza de frijoles negros o alubias negras contiene 5,8 carbohidratos netos, así que come un poco menos (aproximadamente 28 gramos).
- 28 gramos de anacardos, o aproximadamente 18, los cuales contienen 7,7 gramos de carbohidratos netos. Haré el cálculo matemático por ti: come 11 anacardos para que sean 5 carbohidratos netos.
- 1 rebanada de pan keto (mi favorito tiene 4 carbohidratos netos; *véase* Recursos).

COMPRUEBA SI TIENES INTOLERANCIAS ALIMENTARIAS

Considera probar ciertos alimentos para ver si eres intolerante a ellos; para ello, comprueba si bloquean tus niveles de cetona. Muchos alimentos desencadenan descensos en la cetona o aumentos de glucosa en algunas personas, pero no en todas. Éstos son los culpables habituales:

- Productos lácteos.
- Cereales.
- Gluten.
- Huevo.
- Alcohol.
- Edulcorantes artificiales.
- Legumbres.
- Harina de almendras o de coco.
- Arroz.
- Alimentos envasados.

Una de las mejores maneras de saber si estás reaccionando a un alimento específico es medir tu nivel de cetonas y glucosa, antes y después de comerlo. Se trata de un proceso de tres pruebas (descrito en la siguiente sección), pero vale la pena el esfuerzo adicional, porque una vez que sabes qué alimento te está causando problemas, puedes eliminarlo de tu dieta. ¿Por qué es importante? Porque las intolerancias alimentarias pueden provocar resistencia a la pérdida de peso y enfermedades autoinmunes. Las intolerancias alimentarias más frecuentes halladas en un estudio reciente realizado a cien personas con enfermedades autoinmunes fueron a la caseína, a la leche de vaca, al trigo, a la gliadina (un tipo de proteína contenida en el gluten), a la clara de huevo y al arroz.[3]

Sé lo que estás pensando: ¿y qué ocurre con tus huesos? Es posible que los lácteos no sean buenos para tu cuerpo, a pesar de los mensajes de marketing de los productores de leche. Un nuevo estudio halló que

---

3. F. Coucke, «Food Intolerance in Patients with Manifest Autoimmunity: Observational Study», *Autoimmunity Reviews* 17, núm. 11 (2018): 1078-1080.

los lácteos no previenen la pérdida de masa ósea vinculada a la edad o las fracturas en las mujeres mayores de cuarenta años.[4] Hay fuentes de calcio estupendas, como muchos de los alimentos del protocolo Gottfried, como las crucíferas (col rizada, brócoli y berza), los huevos, las verduras (como las espinacas) y las semillas de sésamo. Además, les digo a mis pacientes que mantengan unos niveles saludables de vitamina D (niveles séricos de 50-90 ng/mL) para asegurarse de tener los huesos fuertes y dejar que esta vitamina se encargue de las aproximadamente 399 tareas que hace por nosotros, como, por ejemplo, la modulación del sistema inmunitario.

Una nota acerca del alcohol: cuando llevas tres semanas o más sin beber alcohol, tu hígado está limpio y sano. Beber te afectará más que antes. Si decides reintroducir el alcohol, empieza por media ración: por ejemplo, un poco más de 58 mililitros de vino.

CONTINÚA MIDIENDO LAS CETONAS

Cuando estés mejor adaptada a la dieta keto, continuarás mejorando tu flexibilidad metabólica y serás más eficiente quemando carbohidratos y grasas. En la etapa de transición, monitorea los macronutrientes (grasas, proteínas, carbohidratos totales, carbohidratos netos), tu peso a diario, la circunferencia de tu cintura semanalmente, las cetonas y el índice glucosa-cetona (GKI).

Podemos usar el GKI para monitorear la respuesta de tu organismo a un aumento en la ingesta de carbohidratos. Queremos que tus cetonas continúen situándose entre 0,5 y 3,0 milimolares por litro (mmol/L). Un nivel de cetonas en sangre de menos de 0-5 mmol/L significa que el organismo no está en cetosis.

Durante la transición, yo mido mis niveles de cetonas y glucosa nada más levantarme, después de pesarme, y otra vez después de degus-

4. T. C. Wallace *et al.*, «Dairy Intake Is Not Associated with Improvements in Bone Mineral Density or Risk of Fractures Across the Menopause Transition: Data from the Study of Women's Health Across the Nation», *Menopause* 27, núm. 8 (2020): 879-886.

tar una comida de prueba de carbohidratos netos adicionales. Tú también puedes comprobar tu GKI posprandial una y dos horas después de comer para verificar si tienes intolerancias alimenticias (para más información, continúa leyendo).

Como ya dijimos, el GKI es uno de los mejores indicadores de tu estado metabólico. Continúa aspirando a un GKI de 1-3 para la combatir la obesidad y la resistencia a la insulina (bloqueo), así como para adelgazar. Un GKI de 3-6 ayuda a reparar la resistencia a la insulina, y un GKI de 6-9 tiene beneficios para la pérdida de peso.

MEDICIÓN PARA LAS INTOLERANCIAS ALIMENTICIAS

Para saber si reaccionas a un alimento específico con una intolerancia o sensibilidad, realiza el siguiente proceso de tres pasos:

1. Mide tu glucosa y cetonas en ayunas (o preprandial, «antes de las comidas»). Deberías hacerlo al menos tres horas después de tu última comida. A continuación, determina tu GKI. Ésta es tu línea de base.
2. Come o bebe el alimento en cuestión. Es preferible ingerir sólo ese alimento, como, por ejemplo, una ración de yogur, de queso o de judías.
3. Mide tu glucosa y tus cetonas otra vez 60 minutos más tarde, y luego 120 minutos después. Calcula el GKI.

Cómo interpretar los resultados: evita los alimentos que hacen que tu nivel de glucosa en sangre aumente más de 30 mg/dL desde la línea base del resultado de los 60 minutos o que impidan que recupere la línea base después de 2 horas. Idealmente, la glucosa debería situarse entre 90 y 115 mg/dL. Limita o evita los alimentos que provoquen un descenso de las cetonas de 0,5-1,0 mmol/L, o inferior a 0,5 mmol/L, o un GKI superior a 10, o alguna combinación de estos resultados.

BENEFICIOS DE LA DIETA MEDITERRÁNEA

La dieta mediterránea es una antigua forma de comer que se desarrolló en la región del mar Mediterráneo, especialmente en Italia y Grecia, que se enorgullecen de tener las poblaciones más sanas y más longevas del mundo. Cuando hagas la transición del protocolo Gottfried de cuatro semanas a la dieta mediterránea, tendrás muchas más opciones de alimentos y podrás ajustar la cantidad de carbohidratos que ingieres cada día (dado que conoces tu límite personal de carbohidratos) simplemente comiendo por debajo de tu límite.

Éstos son los alimentos destacados de la dieta mediterránea:

- Alimentos integrales de origen vegetal (frutos secos, semillas, verduras, frutas, legumbres, cereales).
- Consumo moderado de pescado, mariscos y lácteos.
- Consumo limitado de carne roja y otros productos cárnicos.
- Aceite de oliva como principal fuente de grasa y para cocinar.
- Consumo de bajo a moderado de alcohol, sobre todo vino tinto (como mis pacientes se apresuran a señalar).

Las plantas y hierbas autóctonas comestibles de la región incluyen las aceitunas, la borraja, las acelgas, las alcaparras, los altramuces, los espárragos, los berros, la malva, el cardo, las uvas, la remolacha, las chufas, el perejil, el comino, el cilantro, el hinojo, el orégano, el romero, la salvia, la melisa, la ajedrea, el fenogreco, el laurel, el azafrán y las setas. Otras plantas se originaron en Asia (el arroz, frutas como las manzanas, las frambuesas, las ciruelas y los membrillos), en África (las alcachofas, el mijo, el quimbombó, los melones) y en América (el maíz, los cacahuetes, los tomates, los pimientos, las berenjenas).[5]

---

5. A. Trichopoulou *et al.*, «Healthy Traditional Mediterranean Diet: An Expression of Culture, History, and Lifestyle», *Nutrition Reviews* 55, núm. 11 (1997): 383-389; S. Dernini, «The Erosion and the Renaissance of the Mediterranean Diet: A sustainable Cultural Resource», *Quaderns de la Mediterrania* 16 (2011): 75-82; T. I. Gonzàlez, «The Mediterranean Diet: Consumption, Cuisine, and Food Habits», *MediTERRA* 2012: The Mediterranean Diet for Sustainable Regional Development, ed. F. Mombiela (París: CIHEAM Sciences/Presses de Sciences Po, 2012),

Múltiples ensayos aleatorizados han demostrado los beneficios de la dieta mediterránea para reducir el riesgo de sufrir enfermedades cardiovasculares,[6] síndrome metabólico,[7] diabetes tipo 2,[8] obesidad,[9] cán-

115-132; N. R. Sahyoun *et al.*, *Historical Origins of the Mediterranean Diet, Regional Dietary Profiles, and the Development of the Dietary Guidelines* (Totowa, NJ: Humana Press, 2016), 43-56; C. M. Lăcătușu *et al.*, «The Mediterranean Diet: From an Environment-Driven Food Culture to an Emerging Medical Prescription», *International Journal of Environmental Research and Public Health* 16, núm. 6 (2019): 942.

6. M. De Lorgeril *et al.*, «Mediterranean Alpha-Linolenic Acid–Rich Diet in Secondary Prevention of Coronary Heart Disease», *The Lancet* 343, núm. 8911 (1994): 1454-1459; M. De Lorgeril *et al.*, «Mediterranean Diet, Traditional Risk Factors, and the Rate of Cardiovascular Complications After Myocardial Infarction: Final Report of the Lyon Diet Heart Study», *Circulation* 99, núm. 6 (1999): 779-785; R. Estruch *et al.*, «Retraction and Republication: Primary Prevention of Cardiovascular Disease with a Mediterranean Diet», *New England Journal of Medicine* 368 (2013): 1279-1290; M. Sotos-Prieto *et al.*, «Assessing Validity of Self-Reported Dietary Intake Within a Mediterranean Diet Cluster Randomized Controlled Trial among US Firefighters», *Nutrients* 11, núm. 9 (2019): 2250.

7. J. Salas-Salvado *et al.*, «Effect of a Mediterranean Diet Supplemented with Nuts on Metabolic Syndrome Status: One-Year Results of the PREDIMED Randomized Trial», *Archives of Internal Medicine* 168, núm. 22 (2008): 2449-2458; M. T. Mitjavila *et al.*, «The Mediterranean Diet Improves the Systemic Lipid and DNA Oxidative Damage in Metabolic Syndrome Individuals: A Randomized, Controlled Trial», *Clinical Nutrition* 32, núm. 2 (2013): 172-178; N. Di Daniele *et al.*, «Impact of Mediterranean Diet on Metabolic Syndrome, Cancer, and Longevity», *Oncotarget* 8, núm. 5 (2017): 8947-8979; M. Finicelli *et al.*, «Metabolic Syndrome, Mediterranean Diet, and Polyphenols: Evidence and Perspectives», *Journal of Cell Physiology* 234, núm. 5 (2019): 5807-5826.

8. O. Ajala *et al.*, «Systematic Review and Meta-Analysis of Different Dietary Approaches to the Management of Type 2 Diabetes», *American Journal of Clinical Nutrition* 97, núm. 3 (2013): 505-516; J. Salas-Salvadó *et al.*, «Prevention of Diabetes with Mediterranean Diets: A Subgroup Analysis of a Randomized Trial», *Annals of Internal Medicine* 160, núm. 1 (2014): 1-10; corrección publicada aparece en 169, núm. 4 (2018): 271-272.

9. Shai *et al.*, «Weight Loss with a Low-Carbohydrate», *op. cit.*; F. M. Sacks *et al.*, «Comparison of Weight-Loss Diets with Different Compositions of Fat, Protein, and Carbohydrates», *New England Journal of Medicine* 360, núm. 9 (2009): 859-873; C. Haro *et al.*, «Two Healthy Diets Modulate Gut Microbial Community Improving Insulin Sensitivity in a Human Obese Population», *Journal of Clinical Endocrinology Metabolism* 101, núm. 1 (2016): 233-242.

cer[10] (incluido el cáncer de mama),[11] deterioro cognitivo[12] y otras pato-
logías neurodegenerativas como el alzhéimer[13] y la esclerosis múltiple.[14]
Específicamente, para el mejor control del azúcar en sangre en la diabetes, la dieta mediterránea y la dieta baja en carbohidratos son asimismo eficaces a la hora de reducir la hemoglobina glicosilada (conocida
como un análisis de sangre llamado hemoglobina A1C) y el peso, además de proporcionar el máximo beneficio en las lipoproteínas de alta
densidad (el llamado colesterol «bueno»).[15]

En mi caso, engordo con la dieta mediterránea clásica porque mi
límite personal de carbohidratos es bajo. Si ése es tu caso, durante la
transición, concéntrate en una dieta mediterránea baja en carbohidratos, limitando los cereales y la fruta, y aumentando la cantidad de hortalizas, frutos secos, semillas, pescado y marisco.

10. N. Di Daniele *et al.*, «Impact of Mediterranean Diet on Metabolic Syndrome,
Cancer, and Longevity», *Oncotarget* 8, núm. 5 (2017): 8947-8979.
11. E. Toledo *et al.*, «Mediterranean Diet and Invasive Breast Cancer Risk Among
Women at High Cardiovascular Risk in the PREDIMED Trial: A Randomized
Clinical Trial», *JAMA Internal Medicine* 175, núm. 11 (2015): 1752-1760.
12. E. H. Martínez-Lapiscina *et al.*, «Mediterranean Diet Improves Cognition: The
PREDIMED-NAVARRA Randomised Trial», *Journal of Neurology and l Neuro-
surgery Psychiatry* 84, núm. 12 (2013): 1318-1325; A. Knight *et al.*, «A Randomised Controlled Intervention Trial Evaluating the Efficacy of a Mediterranean
Dietary Pattern on Cognitive Function and Psychological Wellbeing in Healthy
Older Adults: The MedLey Study», *BMC Geriatrics* (2015): 15: 55; C. Valls-Pe-
dret *et al.*, «Mediterranean Diet and Age-Related Cognitive Decline: A Randomized Clinical Trial», *JAMA Internal Medicine* 175, núm. 7 (2015): 1094-1103.
13. J. E. de la Rubia Ortí *et al.*, «Improvement of Main Cognitive Functions in
Patients with Alzheimer's Disease After Treatment with Coconut Oil Enriched
Mediterranean Diet: A Pilot Study», *Journal of Alzheimer's Disease* 65, núm. 2
(2018): 577-587.
14. S. I. Katz *et al.*, «Randomized-Controlled Trial of a Modified Mediterranean
Dietary Program for Multiple Sclerosis: A Pilot Study», *Multiple Sclerosis Related
Disorders* 36 (2019): 101403.
15. O. Ajala *et al.*, «Systematic Review and Meta-Analysis», *op. cit.*

Mi opinión sobre el alcohol

Mi opinión sobre el alcohol no es muy popular, pero lo cierto es que precisamente lo que esperamos obtener del alcohol (relajación, alivio del estrés tras un día ajetreado) nos está siendo robado. La mayoría de las pacientes a las que guío a través del protocolo Gottfried están ansiosas por volver a tomar alcohol. La mayoría de las pacientes con las que hablo acerca de la transición hacia la dieta mediterránea me interrumpen para recitar las alabanzas del vino tinto. Yo las insto a que sean cautelosas, porque ese entusiasmo puede estar indicando una relación problemática con el alcohol, la cual puede ralentizar, e incluso detener, el progreso en el equilibrio de las hormonas y la cetosis.

¿Qué le hace el alcohol al organismo? Dos copas de chardonnay contienen más de 6 gramos de carbohidratos y, después de estar cuatro semanas sin beber, cuando tu hígado está más limpio, el alcohol puede afectarle y embriagarte con mayor rapidez. El alcohol eleva los niveles de cortisol, lo cual puede provocar problemas de sueño. Esto tiene un efecto dominó en la insulina. Sabemos que una noche de poco sueño hace que seas más resistente a la insulina al día siguiente. Un nivel más alto de cortisol puede alterar la señal de insulina normal. Si la alteras continuamente debido a un consumo moderado de alcohol, eso provocará una mayor resistencia a la insulina. Si a esto le añades un estrés elevado y no hacer suficiente ejercicio para que tus músculos pidan más glucosa, empezarás a tener un problema con la insulina que se verá agravado.

Dicho de una manera sencilla, el alcohol puede dañar a tus hormonas.[16] El alcohol es una neurotoxina. Después de los 35 a 40 años,

---

16. J. L. Steiner *et al.*, «Impact of Alcohol on Glycemic Control and Insulin Action», *Biomolecules* 5, núm. 4 (2015): 2223-2246; M. B. Esser *et al.*, «Peer Reviewed: Prevalence of Alcohol Dependence Among US Adult Drinkers, 2009-2011», *Preventing Chronic Disease* 11 (2014); R. W. Wilsnack *et al.*, «Gender Differences in Binge Drinking: Prevalence, Predictors, and Consequences», *Alcohol Research: Current Reviews* 39, núm. 1 (2018): 57-76.

la barrera hematoencefálica (BBB) se vuelve más delgada, de manera que el alcohol te golpea con más fuerza y las resacas duran más. Asimismo, el alcohol puede alterar la BBB cambiando el funcionamiento normal de las uniones ocluyentes. Una barrera hematoencefálica permeable está relacionada con múltiples problemas, como problemas de memoria, esclerosis múltiple, accidentes cerebrovasculares y alzhéimer. Además, el alcohol es un carcinógeno que aumenta el riesgo de padecer cáncer de mama en las mujeres, incluso con la modesta dosis de tres copas por semana.

El alcohol hace estragos en el hígado, tu principal órgano de desintoxicación. Es la toxina que está en primera línea en el metabolismo del hígado. Es como un sistema de triaje. Eliminar el alcohol de tu organismo es la prioridad del hígado. Esto significa que, cuando hay alcohol, todas las demás toxinas están expuestas a lo que no podemos evitar (como los contaminantes en el aire y los pesticidas) son empujadas hasta la parte posterior de la fila de desintoxicación.

La mitad de los adultos en Estados Unidos, por ejemplo, bebe alcohol y un 10 % tiene un trastorno por consumo de alcohol (TCA). Las mujeres se embriagan más rápido que los hombres, incluso cuando el alcohol se ajusta al peso corporal, porque nosotras tenemos más grasa y menos líquido; además, hay otras variables que dependen del ciclo menstrual. Históricamente, el abuso del alcohol y el TCA han sido más comunes en los hombres que en las mujeres. Sin embargo, datos de los últimos diez años muestran que los estamos alcanzando. La industria del alcohol apunta a las mujeres en sus campañas de marketing y quiere normalizar el consumo del alcohol para que sientas que es una parte central de sentirte bien y conectar con los demás.

Comer compulsivamente está asociado al TCA,[17] de manera que, si deseas corregir tus hormonas y sentirte mejor que nunca, debes limitar o eliminar el alcohol. Te animo a que evalúes tu relación con el alcohol con honestidad y reconsideres si es bueno para tu salud, en especial si tienes más de 35 años. No te creas la mentira que te está diciendo el Gran Alcohol y que tal vez tus amigas han interiorizado.

CONTINÚA DESINTOXICÁNDOTE

Llegado el día 29, habrás eliminado muchas grasas tóxicas con el protocolo Gottfried. Consumir grasas saludables como aceite de oliva, aceite de aguacate, frutos secos y semillas (además de fibra) te ayudará a depurar el hígado y la vesícula biliar, y a eliminar las grasas tóxicas (de las grasas trans, los alimentos fritos y el exceso de grasas saturadas) de tu organismo. El trabajo de la vesícula biliar consiste en descomponer las grasas después de las comidas. Comer grasas saludables activará la hormona colecistoquinina para empujar a la vesícula biliar a recoger la bilis y liberarla en los intestinos para mejorar la digestión de las grasas. Si te han extirpado la vesícula biliar o si no funciona bien, es posible que te resulte más fácil digerir el aceite MCT porque se descompone con más facilidad.

Algunas de mis pacientes continúan sufriendo estreñimiento ocasional, y les repito las mismas recomendaciones:

- Procura evacuar los intestinos completamente al menos una vez (o dos) al día.
- Bebe mucha agua y añade electrolitos sin azúcar.
- Come verduras con mucha fibra, como lechugas y crucíferas.

---

17. K. Bogusz *et al.*, «Prevalence of Alcohol Use Disorder Among Individuals Who Binge Eat: A Systematic Review and Meta-Analysis», *Addiction* (2020). doi: 10.1111/add.15155.

- Añade linaza molida y/o aceite MCT a cada comida.
- Toma magnesio: la mayoría de las personas tienen unos niveles bajos de magnesio, así que intento convencer a las mujeres que siguen el protocolo Gottfried para que tomen hasta 800 miligramos al día.
- Continúa haciendo ejercicio y sudando, ya que te ayudará a no recuperar los kilos que has perdido.

CONTINÚA CON EL AYUNO INTERMITENTE BASADO EN EL RITMO CIRCADIANO

Ahora ya tienes experiencia de primera mano de cuán efectivo es el ayuno intermitente, y si eres como la mayoría de mis pacientes, probablemente advertirás que se trata de un cambio de estilo de vida más o menos fácil de llevar a cabo. Ésa debería ser motivación suficiente para continuar realizando el ayuno intermitente durante la etapa de transición e incluso más adelante. Tu compromiso será correspondido con una mejora en los niveles de insulina, la hormona del crecimiento y otras hormonas, la eliminación de grasa y un aumento de energía, vitalidad y concentración.

A lo largo de la transición, continúa con el ayuno nocturno de 16 horas durante entre 2 y 5 días a la semana. Algunos de los participantes en el protocolo Gottfried lo hacen todas las noches para mantener el azúcar en sangre, la insulina y la cetosis en los niveles óptimos. Las hormonas son liberadas en un ritmo circadiano, y puedes lograr que el tuyo siga liberándolas correctamente recibiendo 10 minutos de luz matinal antes de las diez de la mañana, lo cual ayuda a que aumente la melatonina durante la noche y fortalece tu ritmo hormonal. Yo lo hago mientras paseo a mi perro la mayoría de las mañanas. Continúa con el ayuno intermitente basado en el ritmo circadiano después de las cuatro semanas del protocolo Gottfired si necesitas perder más de 7 kilos.

Árbol de decisión para la transición

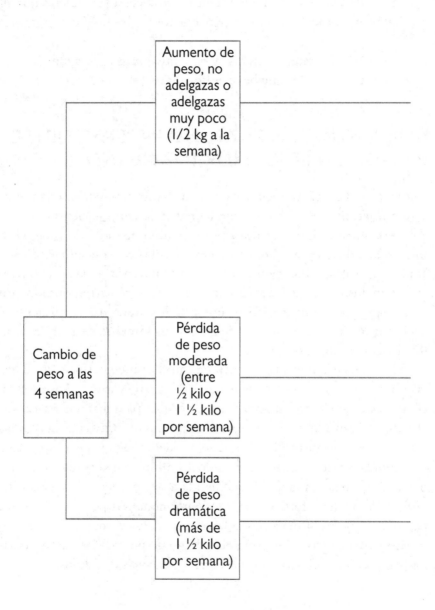

Aumento de peso, no adelgazas o adelgazas muy poco (1/2 kg a la semana)

Cambio de peso a las 4 semanas

Pérdida de peso moderada (entre ½ kilo y 1 ½ kilo por semana)

Pérdida de peso dramática (más de 1 ½ kilo por semana)

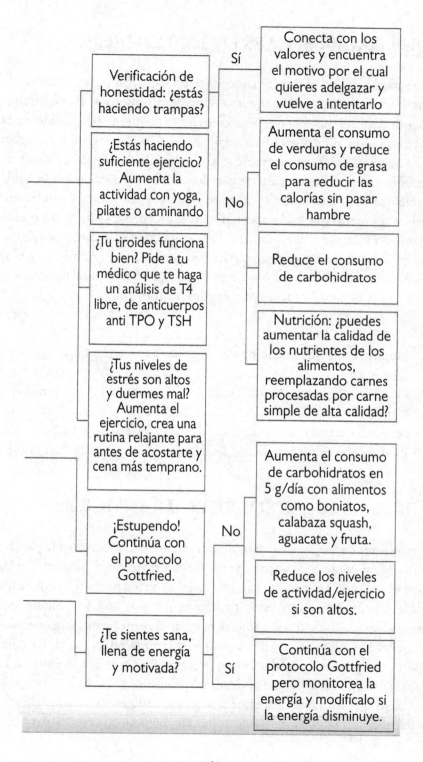

Verificación de honestidad: ¿estás haciendo trampas?

Sí → Conecta con los valores y encuentra el motivo por el cual quieres adelgazar y vuelve a intentarlo

¿Estás haciendo suficiente ejercicio? Aumenta la actividad con yoga, pilates o caminando

No → Aumenta el consumo de verduras y reduce el consumo de grasa para reducir las calorías sin pasar hambre

¿Tu tiroides funciona bien? Pide a tu médico que te haga un análisis de T4 libre, de anticuerpos anti TPO y TSH

Reduce el consumo de carbohidratos

¿Tus niveles de estrés son altos y duermes mal? Aumenta el ejercicio, crea una rutina relajante para antes de acostarte y cena más temprano.

Nutrición: ¿puedes aumentar la calidad de los nutrientes de los alimentos, reemplazando carnes procesadas por carne simple de alta calidad?

¡Estupendo! Continúa con el protocolo Gottfried.

No → Aumenta el consumo de carbohidratos en 5 g/día con alimentos como boniatos, calabaza squash, aguacate y fruta.

Reduce los niveles de actividad/ejercicio si son altos.

¿Te sientes sana, llena de energía y motivada?

Sí → Continúa con el protocolo Gottfried pero monitorea la energía y modifícalo si la energía disminuye.

QUÉ HACER SI CAES EN LA TENTACIÓN

Nos pasa a todos. Quizás te concediste un capricho porque estabas de vacaciones o porque asististe a una fiesta de cumpleaños. En algún momento dado, es posible que seas consciente de que te has pasado de la raya con alimentos que te hacen salir de la cetosis y engordar. Cuando esto ocurra, vuelve a encarrilarte lo antes posible. Recupera tu límite de carbohidratos e intenta situarte por debajo de él. Yo recomiendo a mis pacientes que planifiquen sus comidas de recuperación con antelación: deben ser platos que estén aceptados en el protocolo Gottfried y que te ayuden a recuperar el equilibrio. Para evitar volver a caer en la tentación y para rectificar el rumbo, haz un contrato contigo misma y empieza a implementarlo el día después de haber cometido los excesos. Éste es un esquema sencillo que puedes utilizar:

Límite de carbohidratos ....

Horario en el que puedo comer ....

Desayuno ....

Comida ....

Cena ....

Meta de ejercicio ....

Peso del día siguiente ....

ÚLTIMAS IDEAS SOBRE LA TRANSICIÓN

Un último consejo: acuérdate de alimentarte y cuidarte. ¿Has hecho caso de mi consejo de encontrar tus formas favoritas de relajarte? ¿Has hallado alguna aplicación que te ayude? A veces necesito recordarme cada día que tengo que permitirme este proceso otra vez. Siento que estoy demasiado ocupada como para bajar el ritmo, pero para que pueda tener lugar la sanación tenemos que reducir la velocidad. Toda sanación ocurre en el sistema nervioso parasimpático, donde el enfoque es la relajación, la respiración abdominal profunda y la calma.

Creo que un Poder Superior nos ha prestado el organismo, de manera que, ¿no te gustaría tomar todas las medidas necesarias para cuidar de él? Yo lo hago, y espero que mis pacientes y mi gente lo hagan también. Esto incluye la flexibilidad metabólica: la capacidad de adaptarte a la quema de carbohidratos o grasa a partir de la disponibilidad de combustible.

Continúa aspirando a un IMC de entre 18,5 y 24,9 kg/m2, pero recuerda dividirlo en módulos. En el último capítulo hablamos de los módulos de Lara para adelgazar: su objetivo, o módulo inicial, fue perder 2,5 kilos, principalmente de grasa, para lograr que su IMC fuera inferior a 24,9 kg/m2.

En el caso de Lotus, el primer módulo fue idéntico al de Lara: perder 2,5 kilos, sobre todo de grasa. El segundo módulo fue completar las cuatro semanas del protocolo Gottfried, en las cuales perdió un total de 5,5 kilos. El tercer módulo fue lograr que su IMC fuera inferior a 24,9 durante la fase de transición, mientras pasaba poco a poco a una dieta mediterránea más baja en carbohidratos. En la transición, Lotus comenzó a salir de la proporción cetogénica de 2:1 para que pudiéramos ver cómo respondía su cuerpo (y su peso) a un aumento paulatino de los niveles de carbohidratos; esto la puso en alguna ocasión en una proporción cetogénica de 1:1. Ella incluso disfrutó de una pequeña porción de pastel de chocolate en la celebración del cumpleaños de su hija, pero recuperó de inmediato el plan en su siguiente comida, y adelgazó un total de 15 kilos. Una meta razonable es ser como Lotus y continuar perdiendo entre 1 y 2,5 kilos al mes, principalmente de grasa, después de haber completado el protocolo Gottfried.

¿Por qué vale la pena tener la versión más sana de tu cuerpo? Para mí tiene un gran valor, un valor mayor que la ligera incomodidad de rechazar una comida que no entra en el plan o una bebida alcohólica cuando estoy con amigos, o caer en la tentación cuando mi hija pide una pizza. No te sentirás bien si estás crónicamente inflamada, abrumada, agotada o estresada. Tómate tu tiempo para realizar la transición de un modo cuidadoso y metódico para alcanzar un nivel de salud y vitalidad que quizás no creías posible en ti.

Aspectos destacados

- En este capítulo hablamos de reintroducir pequeñas dosis de carbohidratos con la finalidad de definir tu límite personal. Hazlo paso a paso, o 5 gramos de carbohidratos netos cada vez, para determinar tu umbral para adelgazar de ahora en adelante.
- También puedes decidir reintroducir el alcohol y ver cómo respondes a él, pero sé cautelosa y reduce tu dosis (ahora tus vías del hígado están limpias y el alcohol tendrá un efecto mayor).
- Permanece atenta a los alimentos que hacen que tu nivel de azúcar en sangre suba o que te hacen salir de la cetosis monitoreando tu índice glucosa-cetonas. Cuando identificas a los alimentos problemáticos y los eliminas, estás lista para tener un equilibrio hormonal a largo plazo, para quemar grasa de una forma saludable y para la mejor sinfonía para tus células.
- Continúa solucionando los problemas más habituales para solidificar el progreso que has logrado en el pulso del protocolo Gottfried.
- Recuerda que, del mismo modo que engordaste gradualmente, también adelgazarás gradualmente. Tómate la transición con calma. Mantén la mirada centrada en la pérdida de peso a largo plazo y el mantenimiento.
- Si necesitas un apoyo continuo o una revisión diaria, lee de nuevo los capítulos 5 y 6, así como este capítulo. Reléelos con tanta frecuencia como sea necesario.
- El protocolo Gottfried no es una dieta más. Es una herramienta con la que puedes llegar a conocerte a un nivel más profundo, incluidas tus hormonas, si lo permites. Te enseñará muchas cosas sobre la forma en que la comida habla a tus hormonas y viceversa. Este aumento de la consciencia de ti misma, de la intimidad y el conocimiento te servirá en los próximos años y décadas.

8

INTEGRACIÓN

¡Lo has hecho! *¡Bravo!* En poco más de cuatro semanas has resuelto un enorme problema, uno que quizás ni siquiera sabías que tenías. Has cambiado los alimentos que ponías en tu plato, las hormonas en tus tejidos y, como resultado de ello, has cambiado tu vida para mejor. Estoy encantada, porque la inversión que has hecho en tu sinfonía hormonal te pagará dividendos durante el resto de tu vida. Con independencia de los síntomas que tuvieras cuando iniciaste este programa (sobrepasando un límite con tu peso, energía, infertilidad, grasa abdominal, prediabetes, sofocos, sudores nocturnos, cambios de humor, ansiedad, insomnio, poca vitalidad), ahora puedes avanzar porque sabes cómo impactan los alimentos en tus hormonas y en tu cuerpo. En consecuencia, ahora estás experimentando los beneficios de una orquesta bien afinada y una mayor flexibilidad metabólica.

Ha llegado el momento de crear un plan para el resto de tu vida que integre el equilibrio hormonal. Estoy aquí para darte ánimos y para guiarte. A lo largo de los años he aprendido que no existe una fórmula mágica que haga que tu peso se mantenga exactamente donde tú quieras que esté. En su lugar, es la repetición de los pequeños pasos que se presentan en este libro lo que se va sumando con el tiempo hasta producir una gran transformación. Comprométete con esos pasos, porque los pasos pequeños que se dan una y otra vez son los que tienen más impacto. Repite el protocolo Gottfried si los síntomas de desequilibrio hormonal regresan (repasa los cuestionarios de las páginas 26-28), cuando empieces a tener problemas otra vez con los caprichos de azúcar o si engordas más de 2 kilos.

Como ya sabes, el objetivo es la flexibilidad metabólica, el estado metabólico saludable en el cual el cuerpo alterna de manera eficiente entre dos combustibles principales: glucosa y grasa. Cuando haces un ayuno intermitente o limitas los carbohidratos, tu organismo quema grasa. Cuando comes más que tu límite de carbohidratos (definido en el capítulo 7), tu cuerpo quema glucosa, lo cual hace que quieras más y desencadena el almacenamiento de grasa. La insulina dirige el cotarro, pero ahora que ésta se encuentra más equilibrada, puedes cambiar con facilidad y rapidez, dependiendo de cuánto combustible haya disponible y sea apropiado. Cuando la insulina está en el rango saludable después de haber terminado el protocolo Gottfried, el organismo puede alternar con más facilidad entre la grasa y la glucosa como combustibles. Lo repetiré: *el objetivo de todo esto es la flexibilidad metabólica.*

Es posible que, antes del protocolo Gottfried, hayas estado estancada en un patrón de quema de glucosa debido al consumo de azúcar o a un exceso de calorías, un nivel elevado de insulina, e incluso una resistencia a la insulina. Como ya he explicado, con el tiempo, esto puede provocar otros desequilibrios hormonales y problemas de salud serios.

Cuando los alimentos y las hormonas están fuera de sintonía, la vida nos parece difícil, incluso cruel e inhumana. Esto puede convertirnos en unos autómatas insensibles que se mueven a través de las vivencias cotidianas. Puede hacernos vulnerables a las enfermedades. Esto es en especial cierto durante las épocas de crisis. Puede hacer que sientas que los momentos difíciles son abrumadores y aterradores, o que no sientas absolutamente nada. Es posible que hayas experimentado una gran tristeza. Quizás enfermaras durante la pandemia o te enfrentaras a otro diagnóstico médico angustioso. Tal vez hayas engordado durante la cuarentena o porque tu trabajo es estresante. Es posible que perdieras a un ser querido o un empleo. Tomar una pastilla prescrita por un médico puede parecer la respuesta correcta, o al menos la más fácil.

Esto es lo que puedo decir después de unas décadas estudiando la forma en que los fármacos se comparan con los cambios en el estilo de vida: los cambios en el estilo de vida son más eficaces que casi cualquier medicamento recetado. El truco es asegurarte de que tus valores están en el lugar correcto y tener claro lo que es verdaderamente importante para ti. No más autosabotaje o debates internos, porque tú tienes el voto decisivo con tus próximas decisiones, desde lo que pones en el carrito del supermercado hasta lo que sirves en el plato. Cuando puedes establecer con claridad cuáles son tus valores, tu comportamiento se alinea con ellos. El proceso se vuelve simple y empoderador.

Recuerda lo que es importante para ti.

En este último capítulo, me gustaría que te tomaras un instante para conectar con tu propio deseo de cambiar. Ese deseo es como una brújula interna que te guía hacia tus nuevas acciones; tu conexión con personas, lugares e ideas; y tus códigos personales de conducta. Ese deseo o impulso imperioso sólo puede provenir de ti. Cuando pienses en tu deseo de mejorar tu salud metabólica, quiero que elogies el éxito que has tenido hasta el momento y aceptes tus debilidades, tus falsos comienzos, tus retrocesos o estancamientos (todo en un ambiente de colaboración y no de confrontación, crítica o menosprecio).

A estas alturas del libro, ya tienes bastante claro cuáles son tus prioridades y tus valores en relación con los alimentos, las hormonas y la salud. Sabes cuáles deberían ser tu masa grasa y tu peso ideales, y cómo quieres que te quede la ropa. Vamos a hacer que estas ideas sean más explícitas y a integrarlas de un modo más amplio en nuestras vidas. ¿Por qué? Porque cuando eliminas la ambigüedad a lo que más valoras y actúas de acuerdo con esos valores, la vida se vuelve más sencilla, más divertida y, definitivamente, más satisfactoria. Créeme, la vida en congruencia con tus valores más elevados es como unas vacaciones. Eres impulsada hacia adelante por una visión fuerte e innegable para ti. En la vida no es tan importante el control, o la ilusión de control, que muchos de nosotros utilizamos para lidiar con el miedo. ¿Alguna vez has sentido que adelgazar es una cuestión de control? Pues no lo es. Ésa es una ilusión. El miedo y el control no son efectivos para la pérdida de peso y la salud a largo plazo. En su lugar, para tener éxito a largo plazo debes valorar a tus hormonas del metabolismo, tu flexibilidad metabólica y tu salud por encima de todo lo demás, y comer de una forma que sea congruente con tus valores.

Vuelve a leer la declaración de valores personales que anotaste en el capítulo 5. De la misma manera que tu metabolotipo puede cambiar de manzana a pera (¡incluso apio!), tu declaración de valores puede evolucionar para integrar ideas y comprensiones nuevas basadas en tu experiencia. Fíjate si tu declaración de valores personales necesita ser modificada. (Si te saltaste el ejercicio la primera vez, no hay problema; vuelve al capítulo 5 y escríbelo por primera vez. Todavía puede servirte de brújula para avanzar y ayudarte a continuar con tu progreso). Quizás quieras modificarla añadiendo ciertos números, como el peso máximo que vas a permitir antes de repetir el protocolo Gottfried o el mínimo de masa muscular que imaginas a medida que vayas envejeciendo.

NUNCA ES DEMASIADO TARDE PARA EQUILIBRAR TUS HORMONAS

Al principio de este libro expliqué que nunca es demasiado tarde para poner en orden tus hormonas metabólicas. Ahora estás en una situación envidiable: estás en una homeostasis hormonal. Mientras seguías el protocolo Gottfried, invertiste en desintoxicación, de manera que tu hígado ya no está al límite. Puedes ayunar y sanar tu cuerpo con facilidad con de 14 a 16 horas de descanso metabólico para inducir una cetosis suave. Con suerte, te he empoderado para que apliques lo que sabes acerca de la conexión entre los alimentos y las hormonas, de manera que puedas resolver o evitar los problemas que son tan prevalentes en las mujeres mayores de 35 años, desde la resistencia a la insulina hasta la diabetes, el cáncer de mama y las enfermedades cardíacas.

No te tienes que conformar con las hormonas que tienes, incluso si tu médico no ha dado importancia a tus preocupaciones o te ha dicho que no hay nada que puedas hacer al respecto. El sistema endocrino, como todas las partes del cuerpo, es maleable: puede continuar creciendo, aprendiendo, almacenando nuevos recuerdos y modificándose y cambiando el funcionamiento del organismo, a menudo con independencia de la edad y de los problemas previos. Siempre puedes volver a encarrilar a la orquesta. Ésa es la promesa y el beneficio de la medicina de precisión. Quieres que tu sistema endocrino continúe interactuando

con tu mundo interior y exterior, así como con tus sistemas gastrointestinal, neurológico e inmunitario. Debes crear equilibrio en la totalidad
de tu cuerpo, ya que la comida es la gran integradora. Este nivel de
atención a los alimentos y a tus hormonas hará que continúes teniendo
un cuerpo y una mente sanos durante todos los años que están por venir.

MANTENERTE EN EQUILIBRIO

Tu tarea de ahora en adelante es continuar con las mediciones (es decir,
la evaluación periódica de tu peso, las medidas de tu cintura y tus caderas, y quizás tu masa grasa). Decide ahora y añade a tu declaración
de valores personales este nuevo límite. Si lo cruzas porque un día te
sales de la dieta o celebras un cumpleaños, sigue el protocolo Gottfried
otra vez durante entre 1 y 4 semanas. Por ejemplo, después de unas
vacaciones, a veces sigo la fase de implementación durante una semana
para volver a encarrilarme. O quizás, si tienes un evento especial dentro
de seis semanas, puedes seguir el programa durante el período de tiempo que consideres necesario. Sin embargo, yo no recomiendo permanecer en cetosis más de seis meses debido a que hay información limitada
sobre su seguridad, en especial en el caso de las mujeres.

Escoge tus platos favoritos de las últimas semanas e incorpóralos a
tu repertorio habitual. Continúa realizando ejercicio y deja que trabaje
para ti.

Sin duda, encontrarás desafíos. Los desafíos son inevitables, pero los
desequilibrios hormonales, no. Desarrolla tu resiliencia: continúa ali-
mentando a tus microorganismos intestinales saludables consumiendo
muchas verduras (como mínimo 450 gramos al día). Continúa monitoreando tus niveles de azúcar en sangre y cetonas después de haber
completado el protocolo Gottfried, quizás cada dos días durante unas
semanas, y luego una vez por semana cuando estés estable y en los niveles deseados. Mantén o desarrolla la masa muscular de tu cuerpo
monitoreándolo al menos cada trimestre o cada año (y con más frecuencia si estás engordando) y realizando la combinación de ejercicio
físico (dos tercios de levantamiento de pesas y un tercio de cardio) que
ha demostrado ser la mejor para la salud cardiovascular. Suda más:

camina en el bosque, practica yoga o visita una sauna. Cultiva la amistad con personas que coman de manera consciente para que puedas mejorar tus hábitos y tu salud.

Ya has dado grandes pasos para equilibrar tus hormonas; ahora debes mantener tu progreso. Con el tiempo, el compromiso que establezcas con tus prácticas favoritas del protocolo Gottfried se convertirán en un hábito y, más adelante, en una sensación de integridad y libertad.

Iniciamos este libro con la analogía de una brisa fresca de verano para el equilibrio hormonal basado en los alimentos. Tengo la esperanza de que este último capítulo aporte más motivación, como un viento que sopla sobre tu espalda mientras avanzas hacia la salud y la sanación. A lo largo de los años, he aprendido que mantenerte motivada es un proceso. Si lo permites, la pérdida de peso, la claridad, la paz, la ecuanimidad, la felicidad y la concentración mental del protocolo Gottfried te van a llenar de energía y te mantendrán motivada, incluso más que cuando comenzaste.

VIVE TUS VALORES

Cuando se trata de hormonas y masa corporal, sé lo que quiero. Deseo ser esa mujer con ojos centelleantes, rebosante de energía, que está cambiando la conversación sobre las hormonas, que aboga por otras personas y que practica lo que predica con integridad. Quiero continuar siendo líder en el nuevo paradigma de la medicina, el cual incluye hacer inventario de los prejuicios implícitos, las disparidades raciales y las desigualdades de salud, y promover las políticas antirracistas y a los responsables de formular políticas. En mi vida privada, quiero estar conectada emocionalmente con mi familia y mis amigos, sin dejarme distraer por pensamientos sobre mis muslos, la báscula o qué me pongo. No puedo estar completa si estoy pensando en si tengo espacio entre los muslos. Quiero cuidar de los demás. Mis valores son una brújula de lo que quiero ser en el mundo y cómo integro la investigación, los estudios, la síntesis, la escritura y la enseñanza. Esta combinación singular de valores y roles me alimenta, desde las células hasta el alma.

James Baldwin, el novelista, dramaturgo, ensayista, poeta y activista estadounidense, escribió lo siguiente: «Siempre me ha chocado, en Estados Unidos, esa pobreza emocional tan insondable y ese terror a la vida humana, al contacto humano, que es tan intenso que prácticamente ningún estadounidense parece ser capaz de lograr una conexión viable, orgánica, entre su postura pública y su vida privada». Estoy de acuerdo. Por eso necesitamos ir más allá de las fronteras de nuestras vidas y actuar de una forma muy intencionada en lo que respecta a nuestros valores más elevados y la forma en que pueden definir nuestros roles en la vida. Y espero que esto incluya a tu biología única como mujer, en particular a tus hormonas.

Ahora es tu turno. ¿Cómo puedes continuar refinando tus valores y viviendo de acuerdo con ellos para que puedas evitar la pobreza emocional? Esa afección altera a las hormonas de una forma que es posible que los alimentos no ayuden. Por otro lado, hace poco he aprendido de una amiga que los vacíos que experimentamos en la vida pueden señalar a nuestros valores más esenciales. Cualquier cosa que falte, como un cuidado emocional de nosotros mismos y de los demás, puede dirigirnos hacia el valor complementario que crea la realización. En lo personal, hace poco tiempo he dejado un trabajo porque limitaba mi libertad de enseñar el contenido que más me importa y, además, me alejaba de mi familia. Esto me demostró cuánto valoro la libertad, la autonomía y la vida familiar. Los vacíos crean valores. ¿Qué vacíos estás experimentando? Piensa en la salud, el tamaño de tu cuerpo, tu vida emocional, tu sensación de seguridad y la congruencia entre tu vida pública y tu vida privada. El equilibrio requiere muchas aportaciones, y la recomendación para el resto de tu vida de mantener tu mente, tu corazón y tus hormonas en equilibrio.

POR FAVOR, AYUDA A DIFUNDIRLO

Las elecciones sobre el estilo de vida, empezando por los alimentos, tienen un papel muy importante en la salud hormonal y, por extensión, en la salud total de la persona. Juntas, tenemos que subir el listón. Tenemos un largo camino por recorrer, así que, por favor, difunde el mensaje hablando con tu médico y con otros profesionales de la salud sobre los temas tratados en este libro y sobre el protocolo Gottfried basado en la evidencia.

Contadles a vuestros seres queridos, y sobre todo a vuestras madres, hermanas e hijas, que existe otra manera de tratar los síntomas de la locura hormonal, la acumulación de grasa y el aumento de peso. Habla con tus amigas y con tu peluquera acerca de lo que has descubierto sobre tu propio cuerpo mientras seguías estos postulados. En muchos sentidos, tú eres tu mejor médico. Comparte tu historia de desafíos y éxitos conmigo y con otras personas en las redes sociales. Ayúdame a difundir esta información. Servir a los demás es bueno para las hormonas. Por favor, ayúdame a hacer que la mejor información llegue a las personas que todavía sufren y desean un cambio.

EL CIERRE

A la mayoría de vosotras, el protocolo Gottfried os proporcionará un marco alimentos-hormonas que os permitirá reclamar vuestra salud y vuestro cuerpo, logrando un progreso significativo a lo largo de cuatro semanas.

Aunque en ocasiones las hormonas pueden ser vulnerables, proclives a salir del equilibrio debido al estilo de vida moderno, el protocolo Gottfried te ayudará a vivir en un estado de felicidad, energía y alto rendimiento en el que los alimentos y las hormonas actúan como aliados. Esto significa que hay conversaciones continuas, ricas y profundas que están teniendo lugar una y otra vez entre los alimentos, las hormonas metabólicas, la salud intestinal (incluyendo el revestimiento intestinal, el hígado, el microbioma y su microbiota, y el sistema inmunológico), el corazón y la salud del sistema vascular, la salud cerebral, la salud mitocondrial y la grasa (subcutánea y visceral). Sin estas conversaciones, podemos volver fácilmente al estado en el que nos encontrábamos antes, y no queremos eso. Evítalo.

Recuerda también que ahora tienes un plan de alimentación completo en el bolsillo: no es un medio restrictivo a corto plazo para llegar a un fin, sino un régimen alimenticio personalizado que acabas de probar en ti misma. Además, has adquirido importantes hábitos cotidianos que te ayudarán a dirigir tu vida; en resumidas cuentas, el protocolo más amplio de medicina de precisión que mantendrá a tus hormonas en homeostasis para que tengas éxito. Todas estas nuevas técnicas y estos nuevos hábitos, combinados con lo que has aprendido al seguir el protocolo Gottfried, te proporcionan un cierre de la disfunción pasada y nueva información para apoyar un nuevo comienzo.

La medicina del estilo de vida es la solución más efectiva para la disfunción hormonal a la que podemos enfrentarnos como mujeres. Permite que tus elecciones de estilo de vida te eleven en lugar de echarte abajo. Encontramos nuestro propio camino entre el ruido de la cultura de las dietas y la cultura antidietas. Al final, somos nosotras las que tomamos la decisión de lo que hacemos con nuestros alimentos y nuestros cuerpos. Te apoyo en tus decisiones. Puedes estar en paz con tus hormonas y con tu peso mientras continúas dando pasos para convertirte en la versión más sana de ti misma. Recuerda que tus hormonas son una orquesta y no hay solistas. Sólo hay un todo integrado.

Por último, espero que vayas más allá de reparar tus hormonas metabólicas para crear una existencia equilibrada y llena de sentimiento. Al crear un equilibrio entre los sistemas nerviosos simpático (luchar-huir-estar inmóvil) y parasimpático (descansar-y-digerir), el eje hipotálamo-hipófiso-adrenal y las glándulas endocrinas, y favoreciendo los pensamientos y sentimientos positivos acerca del cuerpo, restableces la homeostasis. La única manera de lograrlo que yo conozco es con la medicina de estilo de vida integral y no con una pastilla. Son las pequeñas elecciones diarias las que influirán en tu capacidad de recuperar el equilibrio. Los factores de estilo de vida afectan en gran medida a las hormonas, y viceversa. Aprovecha la maleabilidad de tu sistema endocrino y vuélvete más fuerte en las áreas quebrantadas. Tu organismo estará en armonía consigo mismo. Estarás más sana y quizás reviertas las enfermedades. Tu cuerpo aprenderá a reprogramarse para servirte ti y a tus valores más altos.

9

RECETAS Y PLANES ALIMENTICIOS

Ahora llega la parte divertida ¡y deliciosa! En este capítulo encontrarás mis recetas y platos favoritos, que te ayudarán a tener éxito con el protocolo Gottfried. He puesto el énfasis en los verdaderos alimentos integrales y las porciones generosas de grasas saludables para restablecer unos niveles hormonales óptimos. Siempre que sea posible, utiliza ingredientes ecológicos.

Sugiero que emplees pequeñas cantidades de sal marina o sal kosher como condimento mientras estás en cetosis, siempre y cuando evites los alimentos procesados, que son altos en sodio, y no tengas una afección que requiera una restricción de sodio (los ejemplos incluyen la hipertensión con sensibilidad al sodio, el deterioro de la función renal y la pérdida de calcio en la orina, pero si no estás segura, consulta con tu médico). Cuando limitas los carbohidratos, tu organismo excreta el exceso de fluidos y el sodio se va con ellos. Para asegurarte de tener unos niveles suficientes de sodio, añade un poco de sal marina a tus comidas (aproximadamente ⅛ de cucharadita).

Como verás, he aprendido a modificar muchos platos populares para que resulten aceptables para la dieta keto, de manera que no te sentirás privada y tampoco echarás de menos tus sabores y platos favoritos. Puedes ver lo que he hecho y luego aplicar el mismo proceso a los platos que más te gustan.

BATIDOS

Casi todas las mañanas me preparo un batido después de haber ayunado entre 14 y 16 horas, y, además, hago ejercicio (estando en ayunas). Mi entrenamiento típico es el siguiente: dos tercios de levantamiento de pesas y un tercio de cardio, pero en ocasiones tan sólo hago un yoga *flow* lento o restaurativo. Consumir un batido funcional es una manera estupenda de romper el ayuno con muchos nutrientes, suficiente proteína y una pequeña cantidad de carbohidratos para que el organismo se recupere. Éstos son mis batidos favoritos del protocolo Gottfried, pero, sinceramente, existe un número infinito de combinaciones que puedes hacer a partir de las siguientes recetas, que son meras guías. La primera receta es un modelo que puedes modificar según tus gustos particulares y tus requerimientos según las hormonas. Por lo general, procuro que sean entre 7 y 10 carbohidratos netos por comida para mantenerme por debajo de mi límite de 25 carbohidratos netos al día. Te recomiendo que utilices agua filtrada para todas las recetas de batidos. (Para más información acerca del motivo por el cual el agua filtrada es importante, *véase* página 130).

Batido básico del protocolo Gottfried para la cetosis
Este batido es perfecto para romper el ayuno.

Para 1 persona

Líquido: 177-236 ml de agua filtrada o de tu líquido favorito (por ejemplo, leche de almendras, de coco o de anacardo sin azúcares añadidos).

Verduras: ½-1 taza de col rizada, espinacas, mezcla de lechugas y/o 1 cucharada de Reset360 Super Greens u otro polvo vegetal ecológico.

Batido en polvo (opcional): 1-2 medidas de un batido en polvo que tenga una proporción cetogénica de 1:1

Grasa: ¼ de aguacate, 1-3 cucharadas de linaza, 1-3 cucharadas de semillas de chía en remojo (u otros frutos secos o semillas), ½-1 cucharada de aceite de triglicéridos de cadena media (MCT) o de aceite de aguacate, mantequilla de frutos secos o virutas de cacao

Refuerzo: 1-2 medidas de un suplemento de fibra como Reset360DailyFiber u otra fuente de fibra, espirulina o chlorella, cacao negro en polvo o canela

Hielo: 6+ cubitos de hielo

1. En el vaso de una batidora o licuadora de alta velocidad, mezcla los ingredientes y licúa hasta que adquiera la consistencia deseada.

Batido verde cremoso de chía

Me gusta conservar verduras en recipientes de vidrio en el congelador para poder añadirlos fácilmente a los batidos cuando lo desee. Este batido es una forma deliciosa y nutritiva de aportar más verduras a tu dieta. Fíjate que remojo las semillas de chía la mañana anterior a mi entrenamiento, de manera que hay mucho tiempo para que la fibra soluble aumente entre diez y doce veces su peso en el agua, creando una consistencia similar a un gel que hace que el batido resulte más cremoso. Beber un batido que contiene esta agua de chía aumenta la saciedad y puede ayudarte a recuperar el equilibrio hormonal.

Para 1 persona

110 ml de agua filtrada
2-3 cucharadas de semillas de chía, según el espesor que se desee
60-85 g de col rizada congelada
⅓-¼ de aguacate, sin hueso ni piel
½ taza de leche de coco sin azúcares añadidos (o la leche de algún fruto seco sin azúcares añadidos)
1 medida o ½ ración de polvo de vegetal Reset360 KetoThrive sabor a vainilla

½-1 cucharada de aceite de MCT

6+ cubitos de hielo

Opcional: 1 medida de polvo de verduras ecológicas

Opcional: 1-2 medidas de un suplemento de fibra prebiótica

1. En el vaso de una licuadora o batidora de alta velocidad, pon en remojo las semillas de chía en agua filtrada durante aproximadamente 20 minutos antes de añadir el resto de ingredientes. Licúa hasta conseguir la consistencia deseada.

Batido de calabaza y especias

La calabaza fresca tiene más carbohidratos que otras hortalizas, pero proporciona muchos nutrientes, incluidas la vitamina A, la luteína y la zeaxantina, las cuales pueden ayudar a proteger tu vista. Para esta receta, puedes hornear una calabaza pequeña (de entre 2 y 3 kg) a 200 °C durante 30 a 45 minutos. Corta la calabaza por la mitad y espolvoréala con sal marina. Déjala enfriar. Puedes conservarla en el frigorífico hasta 3 días o en el congelador hasta 3 meses.

Para 1 persona

110-170 ml de agua filtrada

¼ de taza de puré de calabaza

½ cucharadita de canela

½ cucharadita de pimienta de Jamaica

½ cucharadita de nuez moscada

¼ de cucharadita de clavos de olor

Una pizca de jengibre fresco

½ taza de leche de coco sin azúcares añadidos (u otra leche de algún fruto seco sin azúcares añadidos)

1-2 medidas de polvo de batido cetogénico sabor a vainilla

½-1 cucharada de aceite de MCT

6+ cubitos de hielo

Opcional: 1-2 medidas de un suplemento de fibra prebiótica

1. En el vaso de una batidora o licuadora de alta velocidad, mezcla los ingredientes y licúa hasta adquieran la consistencia deseada.

Batido postentrenamiento

Durante la pandemia de la COVID-19 empecé a usar arándanos en los batidos cuando el resto de frutas congeladas se habían agotado. Los arándanos tienden a ser los olvidados, pero están repletos de nutrientes, y sólo tienen 4 carbohidratos netos por ½ taza. Añaden un toque de acidez y color a los batidos, y es una buena idea tratar de tener una variedad de colores en tu dieta para ayudar a estimular la resiliencia inmunológica. Los estudios muestran que las frutas y verduras de colores vivos son superiores a la mayoría de suplementos en la modulación de la función inmunológica.

Para 1 persona

¼-½ taza de arándanos
½ taza de leche de coco sin azúcares añadidos (u otra leche de algún fruto seco sin azúcares añadidos)
1 medida o ½ ración de polvo de batido cetogénico sabor vainilla
½-1 cucharada de aceite de MCT
Un puñado de frutos secos (como nueces de macadamia u otros de los que aparecen en la lista de la página 168, pero no más de 28 g).
6+ cubitos de hielo
Opcional: 1-2 medidas de un suplemento de fibra prebiótica

1. Pon todos los ingredientes en el vaso de una batidora o licuadora de alta velocidad y licúa hasta obtener la consistencia deseada.

Batido de café helado con colágeno

Este batido es una buena manera de empezar la mañana, incluso si lo preparas con café descafeinado. Considéralo una versión más nutritiva de un café con leche.

Para 1 persona

110 ml de café normal o descafeinado, sin azúcar, congelado en cubitos de hielo

¼-⅓ de un aguacate, sin hueso y sin piel

1 taza de leche de coco sin azúcares añadidos (u otra leche de algún fruto seco)

1 medida o ración de colágeno o polvo de batido cetogénico sabor vainilla

½ cucharadita de canela de Ceilán

½-1 cucharada de aceite de MTC

Un puñado de frutos secos (como nueces de macadamia u otros de los que aparecen en la lista de la página 168, pero no más de 28 a 30 g).

6+ cubitos de hielo

Opcional: 1-2 medidas de un suplemento de fibra prebiótica

1. Pon todos los ingredientes en el vaso de una batidora o licuadora de alta velocidad y licúa hasta obtener la consistencia deseada.

Batido de mantequilla de almendras con virutas de cacao

Este batido es una versión líquida de una tableta de chocolate con almendras.

Para 1 persona

170 ml de leche de almendras sin azúcares añadidos

2 cucharadas de semillas de chía

1-2 medidas de polvo de batido cetogénico

1 a 2 cucharadas de mantequilla de almendras

½-1 cucharada de aceite de MCT

Un puñado de frutos secos (como unas nueces de macadamia u otros de los que aparecen en la lista de la página 168, pero no más de 28 a 30 g)

6+ cubitos de hielo

Opcional: 1-2 medidas de un suplemento de fibra prebiótica

Opcional: espolvorea almendras picadas (1 cucharadita) y virutas de cacao (1 cucharadita)

1. Remoja las semillas de chía en leche de almendras durante 20 minutos. Pon las semillas, la leche y los demás ingredientes en el vaso de una licuadora o batidora de alta velocidad y licúa hasta obtener la consistencia deseada.

Batido de pitaya

He estado experimentando con frutas bajas en carbohidratos como la pitaya (fruta del dragón). La cantidad en este batido no hace que oscilen mis niveles de azúcar en sangre y representa 5 carbohidratos netos.

Para 1 persona

1 taza de leche de coco sin azúcares añadidos (o la leche de otros frutos secos)
2 cucharadas de semillas de chía
2 medidas de polvo de batido cetogénico sabor vainilla
1 medida de polvo de verduras orgánicas Reset360 o ½ taza de verduras congeladas, como espinacas o col rizada
½-1 cucharada de aceite de MCT
6+ cubitos de hielo
Opcional: 50 g de pitaya (fruta del dragón) u otra fruta baja en carbohidratos
Opcional: 1-2 medidas de algún suplemento de fibra prebiótica

1. Remoja las semillas de chía en la leche durante entre 5 y 10 minutos. Pon todos los ingredientes en el vaso de una licuadora o batidora de alta velocidad y licúa hasta obtener la consistencia deseada.

Batido de leche dorada

La leche dorada, o leche de cúrcuma, es una bebida antiinflamatoria que lleva varios siglos formando parte de la cultura de India. Absorberás los beneficios antiinflamatorios de la cúrcuma más rápidamente si la mezclas con grasa.

Para 1 persona

1 taza de leche de coco sin azúcares añadidos (o la leche de algún otro fruto seco sin azúcares añadidos)
1 medida de polvo de batido cetogénico sabor vainilla
½-1 cucharada de aceite de MCT
Mezcla dorada: 1 cucharadita de cúrcuma en polvo, ½ cucharadita de canela de Ceilán, 13 mm de jengibre rallado o ½ cucharadita de jengibre en polvo y ¼ de cucharadita de cardamomo en polvo
6+ cubitos de hielo
Opcional: 1-2 medidas de un suplemento de fibra prebiótica

1. Pon todos los ingredientes en el vaso de una licuadora o batidora de alta velocidad y licúa hasta obtener la consistencia deseada.

Batido de chocolate negro y sal marina
¡Para los amantes del chocolate!

Para 1 persona

1 taza de agua filtrada o leche de coco sin azúcares añadidos (u otra leche de algún fruto seco, sin azúcares añadidos)
Un puñado de frutos secos (como nueces de macadamia u otros de los que aparecen en la lista de la página 168, pero no más de 28 g)
2 medidas de polvo de batido cetogénico sabor chocolate
1-2 medidas de un suplemento de fibra prebiótica
1 cucharada de linaza
¼ de cucharadita de esencia de vainilla
1 cucharada de aceite de MCT
6+ cubitos de hielo
Opcional: 1-2 medidas de un suplemento de fibra prebiótica
Opcional: 1/8 de cucharadita de sal marina gruesa

1. Pon todos los ingredientes en el vaso de una licuadora o batidora de alta velocidad y licúa hasta obtener la consistencia deseada. Opcional: espolvorea con sal marina.

Batido de zanahoria

Esta receta está adaptada de una creada por mi amiga Kelly LeVeque, una famosa nutricionista y autora de éxito.

Para 1 persona

1 taza de leche de almendras sin azúcares añadidos
1-2 medidas de polvo de batido cetogénico sabor vainilla
1 ½ cucharadita de canela en polvo
1 cucharada de mantequilla de almendras
1 cucharada de linaza
½ taza de zanahoria cruda picada (aprox. 4 carbohidratos netos)
½ taza de arroz de coliflor congelada (aprox. 1,5 carbohidratos netos)
Opcional: un puñado de espinacas

1. Pon todos los ingredientes en el vaso de una licuadora o batidora de alta velocidad y licúa hasta obtener la consistencia deseada.

Batido verde

Este batido está repleto de verduras desintoxicantes.

Para 1 persona

1 taza de agua filtrada o leche de coco sin azúcares añadidos (u otra leche de algún fruto seco, sin azúcares añadidos)
½ taza de verduras de hoja de color verde oscuro congeladas (espinacas, col rizada u otras similares)
Un puñado de frutos secos (como nueces de macadamia u otros de los que aparecen en la lista de la página 168, pero no más de 28 g)
2 medidas de polvo de batido cetogénico sabor vainilla

1 cucharada de linaza

½ cucharadita de canela

¼ de cucharadita de esencia de vainilla

½-1 cucharada de aceite de MCT

6+ cubitos de hielo

Opcional: 1 medida de polvo de verduras ecológicas

Opcional: 1 cucharadita de espirulina

Opcional: 1-2 medidas de un suplemento de fibra prebiótica

1. Pon todos los ingredientes en el vaso de una licuadora o batidora de alta velocidad y licúa hasta obtener la consistencia deseada.

DESAYUNOS

Huevos revueltos verdes

Tengo bolsas de verduras en mi congelador para añadirlas en los batidos o los salteados. Ten a mano bolsas de coles de Bruselas, espinacas, achicoria, col rizada y col picadas. Te hará la vida más fácil.

Para 1 persona

2 cucharadas de aceite de oliva virgen extra

1 taza de verduras picadas, como coles de Bruselas, espinacas, achicoria, col rizada o col

2 huevos de granja, batidos

1-2 cucharadas de hierbas frescas, como albahaca, perejil o tomillo

¼ de aguacate, pelado y picado

1. Saltea las verduras con el aceite de oliva a temperatura media hasta que se ablanden. Coloca una capa de verduras en un plato. Cocina los huevos revueltos en el aceite que queda y añade las hierbas en el último momento. Cubre las verduras con los huevos y el aguacate, y sírvelo inmediatamente.

Tostada con aguacate

Un aguacate cremoso y saciante aplastado sobre una rebanada de pan keto bien tostado es una comida rápida maravillosa. Yo suelo verter primero un chorrito de aceite de oliva virgen extra y ajo pelado y majado antes de añadirle el aguacate, pero existen innumerables variaciones.

Para 1 persona

1 rebanada de pan keto (aprox. 4 carbohidratos netos); *véase* receta de pan de *tahini* (página 271) y Recursos
1 diente de ajo, pelado
1 cucharada de aceite de oliva virgen extra
¼ de aguacate, sin piel ni hueso
Zumo de limón recién exprimido
Sal marina
Cobertura opcional: hierbas picadas (cilantro, eneldo, perejil), rábano picado, tomate en rodajas, pesto (*véase* receta de la página 287), chimichurri, un huevo ecológico escalfado o frito, cebolla roja en vinagre, semillas (de calabaza o girasol), pimiento rojo en escamas

1. Tuesta el pan. Frótalo con el diente de ajo y rócialo con aceite de oliva. Tritura el aguacate en un cuenco y extiéndelo sobre la tostada. Vierte zumo de limón y espolvorea con sal marina al gusto. Si lo deseas, puedes añadir otro ingrediente opcional.

Bizcocho

¡Me encanta este pan! Tienes que comprometerte a comer sólo una porción, ya que el aroma que desprende mientras se está horneando es muy tentador. En mi opinión, ciertos sustitutivos del azúcar, como la estevia, suelen hacer que coma más, así que mido mi porción y luego me alejo del resto del bizcocho. Ten en cuenta que creé esta receta cuando estaba en una cetosis profunda. Si tus papilas gustativas están acostumbradas a una dieta dominada por los carbohidratos basura, es posible que este bizcocho no te guste demasiado. Pero si estás en cetosis, te sabrá a gloria. La harina de linaza, rica en omega-3, te ayudará a equilibrar los omegas.

Para 12-15 porciones

1 taza de agua filtrada
½ taza de harina de linaza
½ taza de harina de coco (puede sustituirse por harina de almendras)
½ cucharadita de sal rosa del Himalaya fina
1 cucharadita de bicarbonato de sodio
½ taza de mantequilla ecológica y un poco más para engrasar el molde
(se puede sustituir por *ghee* o aceite de coco)
1 cucharadita de extracto de almendra
1 cucharadita de canela en polvo
3 huevos de granja
1 cucharada de vinagre de manzana
3-4 gotas de estevia líquida (utiliza la normal o la inglesa con sabor a
toffee)
⅓ de taza de chips de chocolate con estevia (3 carbohidratos netos en
total)
Opcional: ralladura de limón

1. Precalienta el horno a 180°C. Engrasa un molde para pan con mantequilla, *ghee* o aceite de coco.
2. Mezcla el agua con la linaza en un cuenco pequeño y resérvalo.
3. En un recipiente mediano, mezcla o tamiza la harina de coco, la sal y
   el bicarbonato de sodio. Incorpora la mantequilla derretida, luego
   añade los huevos y la mezcla de harina de linaza y agua. Agrega el
   vinagre, la estevia y los chips de chocolate. Si lo deseas, puedes incorporar ralladura de limón para darle sabor.
4. Vierte la preparación en el molde engrasado y hornea de 40 a 45 minutos, hasta que la parte superior adquiera un tono marrón. Retira
   el bizcocho del horno y déjalo enfriar sobre una rejilla de 15 a 30 minutos. Para servir, córtalo en de 12 a 15 porciones. Consérvalo en
   el frigorífico o en el congelador.

Pan de tahini

El *tahini* (pasta de sésamo) es una excelente elección en el protocolo Gottfried, ya que la proporción de macronutrientes de grasa, proteínas y carbohidratos es 76:10:14. El *tahini* es bajo en carbohidratos netos (aprox. 1,8 carbohidratos netos por cucharada).

Para 1 barra

1 ½ taza de *tahini*
4 huevos
1 ½ cucharada de vinagre de manzana
¾ de cucharadita de bicarbonato de sodio
½ cucharadita de sal
1 cucharada de semillas de girasol y 1 cucharadita más para verter por encima
1 cucharada de semillas de sésamo y 1 cucharadita más para verter por encima
1 cucharada de semillas de chía y 1 cucharadita más para verter por encima
1 cucharada de semillas de calabaza y 1 cucharadita más para verter por encima

1. Precalienta el horno a 180 °C y forra un molde rectangular con papel sulfurizado.
2. Mezcla bien todos los ingredientes y vierte en el molde.
3. Esparce la cucharadita de semillas que has reservado y hornea hasta que el pan esté ligeramente dorado en la parte superior y firme.

Cortesía de Nathalie Hadi

Frittata con espinacas, berenjena y piñones

Yo cocino esta *frittata* en una sartén de hierro fundido para obtener una pequeña dosis de hierro junto con el perfil estelar de aminoácidos de los huevos de granja. Si no ingieres lácteos, puedes preparar este plato sin la crema de leche o nata.

Para 4 personas

1 taza de berenjena japonesa, cortada en rodajas y luego en dados
Sal marina
2 cucharadas de aceite de oliva virgen extra
1 taza de espinacas
6-8 huevos de granja
¼ de taza de nata o crema de leche espesa
2 cucharadas de perejil picado
2 cucharadas de piñones tostados

1. Precalienta el horno a 180°C. Espolvorea la berenjena con sal marina. Saltéala en aceite de oliva a temperatura media (no dejes que humee) durante aproximadamente 15 minutos. Añade las espinacas y saltea durante un minuto más. Bate los huevos con la crema de leche espesa y vierte en una sartén. Introduce la sartén en el horno durante 20 minutos o hasta que los huevos estén listos. Esparce el perejil y los piñones tostados.

Shakshuka

Este plato de Oriente Medio se suele servir en el desayuno, pero puedes degustarlo en cualquier momento del día. Se puede servir con una pequeña cantidad de yogur, kéfir o *tahini*, que es el que contiene menos carbohidratos netos. Tradicionalmente, la *shakshuka* contiene pasta de tomate, pero la he empleado por su contenido en azúcar.

Para 1-4 personas

2 cucharadas de aceite de semilla de uva
1 cebolla grande, picada
1 pimiento rojo o verde, picado
1 guindilla pequeña, picada, sin semillas
4 dientes de ajo, picados
2-3 tazas de tomates maduros picados
2 cucharaditas de comino

1 cucharadita de sal
1 cucharadita de pimienta molida
2 tazas de espinacas
4 huevos de granja grandes
Opcional: ½ taza de queso feta
Opcional: ¼ de taza de perejil picado

1. En una sartén grande y honda, calienta el aceite a fuego medio y saltea la cebolla hasta que adquiera un tono marrón. Añade los pimientos, la guindilla y el ajo. Rehoga durante 5 minutos aproximadamente, hasta que se ablanden, y luego agrega los tomates, el comino, la sal y la pimienta. Cubre la sartén y prosigue la cocción a fuego lento durante otros 5 a 10 minutos, removiendo con frecuencia.

2. Incorpora las espinacas y deja cocer las verduras durante otros 10 a 15 minutos, hasta obtener una salsa espesa. Comprueba la sazón.

3. Una vez que la salsa se haya espesado, haz 4 huecos en ella. Casca cada uno de los huevos con cuidado y colócalos en los huecos (es más fácil si cascas los huevos de uno en uno en un vaso y luego lo viertes con cuidado en la salsa). Asegúrate de que no se rompan las yemas. Las claras deberían extenderse sobre la salsa; si es necesario, utiliza un tenedor para remover.

4. Cuando hayas añadido todos los huevos, tapa la *shakshuka* y caliéntala de 5 a 10 minutos, hasta que las claras se cuezan. Las yemas deberían quedar ligeramente blandas. Retira la sartén del fuego y, si lo deseas, esparce un poco de queso feta y perejil fresco por encima. ¡Disfruta de este plato mientras esté caliente!

Adaptada del libro Brain Body Diet *de Sara Gottfried.*

Huevos al horno con aguacate

Los aguacates son uno de los alimentos cetogénicos de origen vegetal por excelencia. Los aguacates partidos por la mitad son un gran recipiente para otros alimentos ricos en nutrientes como el huevo o la carne de cangrejo. Como los aguacates son de varios tamaños, puedes adaptar la receta al tamaño de los aguacates más frescos que puedas encontrar cada día. Un consejo profesional: vierte un par de gotas de salsa picante o cualquier otro condimento de tu agrado en el hueco que hagas antes de añadir el huevo.

Para 2 personas por aguacate

Aguacates cortados por la mitad, sin piel ni hueso
Huevos (1 huevo por cada mitad de aguacate; es decir, 2 por aguacate)
Opcional: salsa picante, pesto (*véase* receta en la página 287), chimichurri
Sal y pimienta al gusto
Opcional: cilantro, cebollinos, chiles, verduras para coronar el plato

1. Saca con una cuchara un poco de pulpa de ½ aguacate (aproximadamente una cucharada) para que el hueco creado sea suficientemente grande para que quepa un huevo. Repite la operación con el resto de aguacates.
2. Coloca las mitades de aguacates en una fuente pequeña para horno. Deben estar bien juntos para que no se den la vuelta. Resulta de gran ayuda colocar alubias secas o sal gruesa alrededor para mantenerlos rectos. Casca un huevo a la vez y ve vertiendo cada uno en las mitades de aguacate. Salpimienta las mitades de aguacates, y rocía sobre ellas cualquier condimento que desees. A mí me gusta utilizar un poco de pesto o chimichurri en esta receta. Hornéalas a 230 °C durante de 10 a 12 minutos, o hasta que las claras de los huevos estén cocidas pero las yemas estén todavía un poco líquidas.
3. Esparce unas cuantas verduras u otras opciones (¡con cilantro, cebollino y chiles quedan deliciosos!).

Adaptada del libro Younger *de Sara Gottfried.*

ENSALADAS

Ensalada verde básica

Cuando prepares ensaladas, utiliza distintos tipos de lechuga y verduras de hoja (romana, hoja de roble, francesa, Lollo Rosa, mesclum, endivias, achicoria roja, espinacas, col rizada, berro, col, acelga, col silvestre, etc.). Añade cualquier hortaliza cruda o al vapor, como, por ejemplo, pimiento, brócoli o coliflor. Sabemos que el aceite de oliva virgen extra es cardiosaludable, de manera que considera las ensaladas como un vehículo prebiótico para este aceite. Yo procuro consumir de 4 a 5 cucharadas de aceite de oliva virgen extra al día en ensaladas, hortalizas al vapor, pan keto y fideos *shirataki*.

Para 2-4 personas

1 cucharada de chalota, pelada y picada
1 cucharada de vinagre de vino tinto (u otro vinagre bajo en Carbohidratos, como el vinagre de cava o de manzana)
2 tazas de verduras en trozos o picadas, como lechuga romana o trocadero)
1 pepino picado (yo no lo pelo si es ecológico)
½ taza de pimiento picado
½ taza de ramitos de brócoli (o cualquier tipo de germinados: alfalfa, girasol, judías mungo, rábanos, berro, fenogreco, etc.)
¼ de taza de zanahoria rallada
½ taza de tomates cherry, cortados por la mitad
2-3 cucharadas de aceite de oliva virgen extra
1 cucharada de semillas de girasol
2 cucharadas de tomillo fresco picado
Opcional: ¼ de taza de queso rallado (por ejemplo, parmesano o asiago, o queso vegano), otra proteína saludable (como frutos secos, camarones, salmón silvestre) o mezcla de algunos de ellos

1. En un cuenco pequeño, remoja las chalotas picadas en vinagre de vino tinto. En un recipiente grande, mezcla el resto de verduras.

2. Incorpora bien el vinagre y las chalotas con aceite de oliva. Vierte este aderezo sobre las verduras, mezclando hasta cubrirlas bien. Esparce semillas de girasol, tomillo fresco y cualquier ingrediente opcional.

Ensalada «pequeña joya»

La lechuga «pequeña joya» tiene un sabor que a medio camino entre la lechuga romana y la lechuga trocadero. Si no encuentras esta variedad, utiliza cogollos de lechuga romana.

Para 2-4 personas

2 tazas de lechuga «pequeña joya», troceada
½ taza de nabo mexiacano, troceado
¼ de taza de cebolla roja, en rodajas
¼ de taza de chile poblano, picado
½ aguacate, sin hueso o piel, cortado en rodajas
1-2 cucharadas de almendras, picadas
2 cucharadas de aceite de oliva virgen extra
1 cucharada de vinagre de cava
2 cucharadas de semillas de calabaza
2 cucharadas de cilantro picado
Opcional: una pequeña cantidad de queso tierno (normalmente, una mezcla de queso de vaca y de cabra)
Opcional: una cantidad moderada de proteínas (de 60 a 85 gramos); como por ejemplo, muslo de pollo, salmón, atún bajo en mercurio o camarón

1. En un cuenco grande, mezcla todos los ingredientes hasta las almendras. Por separado, incorpora el aceite de oliva y el vinagre de cava, luego adereza mezcla todo bien. Esparce semillas de calabaza, cilantro y alguna proteína opcional.

Ensalada de verduras y almendras Marcona

La almendra Marcona, conocida como la reina de las almendras, procede de España. Estas almendras son menos alargadas y más redondas que la variedad de California. Yo las compro peladas, tostadas en aceite de oliva y espolvoreadas con sal marina en el supermercado o por Internet.

Para 2-4 personas

2 tazas de verduras (por ejemplo, lechuga romana, mesclum, endivias, achicoria roja, espinacas, col rizada u otras semejantes), troceadas
½ taza de nabo mexicano, troceado
¼ de taza de queso manchego, troceado
2-3 cucharadas de almendras Marcona, picadas
2-3 cucharadas de aceite de oliva virgen extra
1 cucharada de vinagre de cava (o de vino tinto o blanco, o de manzana)

1. Mezcla todos los ingredientes hasta las almendras. Incorpora el aceite de oliva y el vinagre de cava y viértelo en la ensalada. Mezcla bien.

Ensalada de hojas de té

Puedes comprar hojas de té *Lahpet* fermentado en Internet o en algunas tiendas de comestibles. O simplemente puedes omitirlas de la receta.

Para 2-4 personas

1 taza de lechuga romana, cortada en juliana
1 taza de col verde o morada, cortada en juliana
½ taza de tomates cherry, cortados por la mitad
1 pimiento rojo, cortado en rodajas
Aliño de ensalada de hojas de té (receta a continuación)
1-2 cucharadas de semillas de girasol
1-2 cucharadas de semillas de sésamo
Opcional: cacahuetes, guisantes amarillos cocidos

1. Pon la lechuga romana en un recipiente poco hondo y cúbrela con las verduras. Mezcla todo con el aliño de hojas de té y luego esparce semillas de girasol y sésamo.

Aliño de hojas de té

¼ de taza de vinagre blanco
¼ de taza de hojas de té sueltas (como *sencha*) u hojas de té fermentado *laphet* envasadas con aceite de oliva
¼ de taza de aceite de sésamo
¼ de taza de aceite de aguacate
½ cucharada de aceite de pescado
El zumo de ½ limón
1 cucharada de jengibre fresco, picado
1 diente de ajo, picado

1. Pon todos los ingredientes en el vaso de una batidora o licuadora de alta velocidad y licúa hasta que el aliño adquiera textura homogénea.

Ensalada crujiente de pepino con aliño de *tahini*

El colinabo, o nabo alemán, es otra crucífera que ayuda a la desintoxicación. Se puede comer crudo o ligeramente cocido.

Para 2-4 personas

2-4 pepinos Kirby, ingleses o persas, cortados en rodajas finas (si son ecológicos, yo no los pelo)
2 colinabos cortados en rodajas finas
1 bulbo de hinojo cortado en rodajas finas
½ nabo mexicano, picado
½ taza de cebolla roja, finamente picada
1 taza de cilantro fresco, picado
3-4 cucharadas de aliño de *tahini* (receta a continuación)
2 cucharadas de semillas de calabaza

1. En un cuenco grande, mezcla el pepino, el colinabo, el hinojo, el nabo mexicano y la cebolla. Añade el cilantro e incorpora todo bien con el aliño de *tahini*. Esparce las semillas de calabaza por encima.

Adaptada del libro Brain Body Diet *de Sara Gottfried.*

Aliño de *tahini*

El *tahini* se elabora con semillas de sésamo con o sin cáscara. Las semillas con cáscara tienen un sabor más pronunciado y amargo, mientras que las que no conservan la cáscara tienen un sabor más a fruto seco y con ellas se prepara un *tahini* más cremoso. Las semillas de sésamo con cáscara contienen más calcio, aunque las otras siguen siendo ricas en calcio y en otros nutrientes. Es una cuestión de preferencia personal. Puedes usar este aliño con la ensalada crujiente de pepino o como condimento para el pollo a la parrilla o para las verduras asadas.

1 taza de *tahini* molido 100 % puro (elaborado únicamente con semillas de sésamo)
½ taza de agua filtrada, a temperatura ambiente o tibia
¼ de taza de aceite de oliva virgen extra
¼-½ taza de zumo de limón
3-4 dientes de ajo, finamente picados
Una pizca de sal
Una pizca de pimienta negra

1. Pon los ingredientes hasta el ajo en un recipiente con tapa y agítalo bien hasta que todo esté bien mezclado. Esta preparación debería dejar de ser una pasta y convertirse en una salsa de color blanco. Vierte más agua o zumo de limón hasta que el aliño adquiera la consistencia y el sabor deseados. Salpimienta.

Adaptada del libro Brain Body Diet *de Sara Gottfried.*

Ensalada de «taco»

Esta versión de la ensalada de taco es rica en nutrientes, sin dejar de ser deliciosa. La cebolla en la carne picada y el pico de gallo (receta a continuación) aporta fibra prebiótica para favorecer a los microorganismos saludables del intestino. Prefiero el pico de gallo a la salsa en esta ensalada porque hace que tenga más cuerpo, y sea más crujiente y menos acuosa.

Para 4-6 personas

450 g de carne picada de vacuno de pastoreo (puede sustituirse por carne picada de pollo o pavo de granja, o de cerdo en libertad)
1 cebolla mediana, picada
1 cucharada de aceite de oliva virgen extra
1 cucharadita de comino molido
1-2 lechugas romanas, cortadas en trozos pequeños
1 col morada, en dados
1 aguacate sin hueso, pelado y troceado
2 pepinos persas, picados en trozos grandes (si son ecológicos, yo no los pelo)
230 g de queso cheddar rallado (a mí me gusta el cheddar de leche cruda, semicurado; se puede sustituir por queso vegano)
Pico de gallo (receta a continuación)
Aliño taco keto (receta a continuación)
Opcional: ½ taza de crema agria (se puede sustituir por *Crème fraiche* o yogur natural), hierbas frescas, aguacate picado

1. En primer lugar, prepara la carne. En una sartén mediana, vierte el aceite de oliva y añade la mayor parte de la cebolla picada (reserva 2 cucharadas para el pico de gallo). Cuando la cebolla se haya ablandado, incorpora la carne picada y remueve con una cuchara de madera para que se desmenuce. Cocina hasta que esté dorada y luego añade el comino.
2. Prepara el pico de gallo.
3. Crea una base de lechuga con col morada (aprox. entre 100-220 g por persona). Cúbrela con carne picada (80-110 g para las mujeres, 140-170 g para los hombres). Añade los ingredientes restantes en

capas; espolvorea con el queso rallado por encima y, si lo deseas, una porción de crema agria u otra de las opciones. Agrega pico de gallo y aliño taco keto al gusto.

Pico de gallo

¼ de taza de tomate, picado
3 cebollinos, picados
Chiles frescos, picados (o ½ cucharadita de chipotle en polvo)
El zumo de 1 lima
1 cucharada de cilantro fresco picado

1. Mezcla los ingredientes en un cuenco pequeño.

Aliño taco keto

1-2 chipotles frescos o ½ cucharadita de chipotle en polvo
El zumo de 1 limón
cucharadas de aceite de oliva virgen extra

1. Bate los ingredientes en el vaso de una batidora o licuadora de alta velocidad hasta que el aliño adquiera una textura homogénea.

Verduras con aderezo ranchero

A mi familia le encanta verter este delicioso aderezo ranchero sobre cogollos de lechuga romana a la plancha o utilizarlo para mojar en él rodajas de pepino. Dicho sea de paso, ¿por qué es mejor romper con las manos las hojas verdes para la ensalada? Porque aumenta su densidad nutricional.

Para 2-4 personas

2-8 tazas de lechuga romana, col rizada, espinacas u otras hojas verdes, cortadas con las manos

1 taza de mayonesa (receta a continuación; también puedes comprar alguna marca que esté elaborada con aceite de oliva)
Aliño ranchero (receta a continuación)

Mayonesa

1 taza de aceite de aguacate, aceite de oliva virgen extra o una mezcla de los dos
1 yema de huevo de granja
1 cucharada de mostaza de Dijon
El zumo de ½ limón
½ cucharadita de sal

1. Pon todos los ingredientes en un recipiente o frasco pequeño. Yo utilizo el vaso de la batidora de mano, pero un frasco de 300 ml también es válido. Introduce la base de la batidora en el fondo del vaso y enciende la batidora. La mezcla se debería emulsionar rápidamente (verás que se torna blanca y espesa). Mueve muy lentamente la batidora de mano hacia la parte superior del vaso mientras la preparación se emulsiona. Si parte del aceite se vuelve a ir al fondo del vaso, mueve de nuevo la base hacia abajo para que se mezcle y luego continúa levantando la batidora hacia la superficie hasta que todo el aceite se haya incorporado y la preparación esté espesa. Este proceso lleva 1 o 2 minutos.
2. Esta mayonesa puede conservarse hasta 1 semana en el frigorífico en un recipiente tapado, dependiendo de cuán frescos estuvieran los huevos.

Del libro Younger *de Sara Gottfried.*

Aderezo ranchero

¼ de taza de leche de coco
1 cucharadita de vinagre de manzana
1 cucharadita de cebolla en polvo
1 diente de ajo, finamente picado
1 cucharadita de eneldo seco o 1 cucharada de eneldo fresco picado
2 cucharaditas de perejil seco o 2 cucharadas de perejil fresco, picado
1 cucharada de cebollino seco o 3 cucharadas de cebollino fresco, picado
Sal y pimienta al gusto

1. Añade 1 taza de mayonesa a estos ingredientes. Mezcla todo bien. Vierte la leche de coco que sea necesaria para aligerar la preparación. Salpimienta al gusto. Vierte el aliño sobre las hojas verdes y mezcla todo bien.
2. El aliño ranchero se puede conservar durante una semana, tapado, en el frigorífico. Cuando se enfríe se espesará.

Adaptada del libro Younger *de Sara Gottfried.*

Ensalada de algas

Las algas tienen un alto contenido en minerales esenciales como yodo, calcio, hierro, cobre, magnesio, manganeso, molibdeno, fósforo, potasio, selenio, vanadio y zinc. Algunas ensaladas de algas que se pueden comprar preparadas contienen azúcar y algunos aceites y vinagres no muy saludables. Ésta es una ensalada limpia, lista para mejorar el funcionamiento de la tiroides.

Para 2-4 personas

56 g de *wakame* seca (o una mezcla de algas)
1 rábano *daikon* cortado en juliana
½ pepino inglés cortado en juliana (si es ecológico, no lo pelo)
1 cucharada de aceite de oliva virgen extra

1 cucharadita de aceite de sésamo

El zumo de ½ lima o limón

2 cucharaditas de jugo de jengibre

1 cucharada de *tamari* (salsa de soja sin gluten)

4 cucharadas de aceite de nuez o de aguacate

½ cucharadita de estevia, o al gusto

Una pizca de sal

Opcional: semillas de sésamo tostadas, *nori* tostado triturado, aguacate cortado en dados

1. Remoja las algas en agua fría durante aproximadamente 5 minutos, hasta que se rehidraten y se ablanden. Enjuágalas y escúrrelas. Si hay trozos grandes, córtalos. Mezcla las algas, el *daikon* y el pepino en un cuenco mediano.
2. Para preparar el aliño, incorpora bien los ingredientes restantes en un cuenco pequeño. Añade el aliño a la mezcla de algas y déjalo reposar durante unos minutos para que se absorba. Si lo deseas, puedes agregar los ingredientes opcionales por encima y degustar la ensalada con palillos.

Adaptada del libro Younger *de Sara Gottfried.*

Ensalada César con col rizada y «parmesano» crudo

Se trata de una versión sin lácteos de la ensalada César clásica. Si no deseas perder tiempo con la preparación de esta ensalada, elabora el aliño con antelación. Se conservará bien durante 24 horas en el frigorífico.

Para 4-6 personas

1 col rizada

2 lechugas romanas

1 taza de tomates cherry cortados por la mitad

½ taza de anacardos, remojados durante 2 o más horas

¼ de taza de semillas de cáñamo

¼ de taza de levadura nutricional

El zumo de 2 limones

1 diente de ajo machacado

½ cucharadita de sal marina o sal rosa del Himalaya

⅓ de taza de agua filtrada

⅓ de taza de aceite de oliva virgen extra

Opcional: «parmesano» crudo (receta a continuación)

1. Retira los tallos de la col rizada y luego pica finamente las hojas. En-juágalas y escúrrelas bien. Pon la col rizada en un cuenco extragran-de. Rompe las hojas de lechuga romana en trozos pequeños. Enjuá-galas y escúrrelas bien. Añade la lechuga al cuenco de la col rizada. Deberías obtener aproximadamente de 2 o 3 tazas de col rizada y de 4 a 6 tazas de hojas de lechuga en trozos pequeños. Agrega los tomates cherry.

2. Para preparar el aliño, enjuaga y escurre los anacardos. En una bati-dora o en un procesador de alimentos, mezcla los anacardos con los ingredientes restantes. Licúa hasta que la textura sea homogénea. Incorpora este aliño a las hojas verdes y mezcla hasta que estén bien cubiertas. Si es necesario, añade sal al gusto y vuelve a incorporar. Si lo deseas, puedes completar la ensalada con «parmesano» crudo y servir.

«Parmesano» crudo

½ taza de nueces de macadamia o anacardos (sin remojar)

1 cucharadita de levadura nutricional (o más, para un sabor más in-tenso)

Opcional: una pizca de ajo en polvo

1. Ralla las nueces de macadamia o los anacardos en un procesador de alimentos. Añade los ingredientes restantes y mezcla bien.

Adaptado del libro Younger *de Sara Gottfried.*

Ceviche de coliflor

La coliflor es probablemente la hortaliza más versátil en el protocolo Gottfried.

Para 2-4 personas

1 coliflor
1 cebolla roja pequeña, groseramente picada
3 tomates, cortados en dados
2 chiles rojos, groseramente picados
½ taza de cilantro picado
El zumo de 5 limones
Sal marina y pimienta
1 cucharada de aceite de oliva virgen extra

1. Cocina la coliflor entera al vapor durante 5 minutos. Córtala en trozos pequeños.
2. Mezcla la coliflor, las verduras y el cilantro en un cuenco grande. Añade el zumo de limón, sal y pimienta al gusto, e incorpora todo bien. Déjalo marinar en el frigorífico durante 30 minutos. Rocíalo con aceite de oliva y sírvelo.

Adaptada de Nathalie Hadi.

SALSAS

¡Mantén a raya el aburrimiento del keto! Estas salsas son maravillosas para tenerlas a mano en el frigorífico para que puedas darle un toque de sabor a tus comidas, junto con el saludable aceite de oliva virgen extra y otros fitonutrientes.

Chermoula (salsa verde marroquí)

2 dientes de ajo, picados
¼ de taza de aceite de oliva virgen extra

¼ de taza de perejil picado
½ taza de cilantro picado
1 cucharadita de pimentón
½ cucharadita de comino
El zumo de 1 limón
Sal marina al gusto

1. Maja el ajo en un mortero. Añade las hierbas y el resto de ingredientes. Luego mezcla todo bien.

Pesto

Me encanta el pesto elaborado con una amplia gama de verduras. Ciertamente, la albahaca y los piñones son la base clásica, pero puedes usar mi modelo en esta receta y añadir acelga, col rizada, rúcula y cualquier otra verdura de hoja verde, y combinarlas con tus frutos secos favoritos. ¡Queda riquísimo con los fideos *shirataki* o con la tostada keto!

2 dientes de ajo, picados
2 cucharadas de frutos secos, como piñones, nueces o almendras
2 tazas de verduras, como la albahaca, o col rizada o acelga sin tallos
½ taza de queso parmesano rallado
¼ de taza de aceite de oliva virgen extra

1. Mezcla el ajo y los frutos secos en un procesador de alimentos. Añade las verduras de hoja verde y el aceite de oliva, luego el queso, y vuelve a mezclar todo en el procesador de alimentos.

Salsa Pepita

Me encanta cómo queda esta salsa con galletas de linaza (puedes encontrarla en el supermercado o en Internet) o con pan keto.

½ taza de semillas de calabaza tostadas
½ taza de aceite de oliva virgen extra

¼ de taza de cilantro

1 cucharada de vinagre de vino blanco

1. Mezcla los ingredientes en el vaso de una batidora o licuadora de alta velocidad y bátelos hasta que obtengas una salsa con una textura homogénea.

SOPAS Y CALDOS

Caldo alcalino con colágeno

Hazte un estiramiento facial sin cirugía con este refuerzo de colágeno. Este caldo es delicioso para tomarlo caliente o frío cuando sientas que necesitas algo adicional.

Para 2-12 personas

1-2 tazas de tres de las siguientes hortalizas finamente picadas: apio, hinojo, judías verdes, calabacín, espinacas, col rizada (sin tallos), acelga (sin tallos), zanahoria, cebolla, ajo, calabaza

½-1 cucharadita de una especia (como comino o cúrcuma)

Agua filtrada (suficiente para cubrir las hortalizas)

Opcional: 1 cucharada de proteína de colágeno en polvo (Bulletproof y Great Lakes son buenas marcas)

1. Pon las hortalizas y las especias en una olla grande y cubre con agua filtrada. Llévalo a ebullición y cuece a fuego lento de 30 a 45 minutos. Cuela el caldo y reserva las hortalizas para otro uso. Incorpora la proteína de colágeno en polvo, si lo deseas.

Adaptada del libro Younger *de Sara Gottfried.*

Avgolemono (sopa de pollo con limón y arroz de coliflor)

En la universidad, el *avgolemono* era mi sopa griega favorita. He adaptado esta versión con arroz de coliflor, pero he visto otras recetas que utilizan semillas de sésamo. Ésta contiene aproximadamente 5 o 6 carbohidratos netos por ración.

Para 4 personas

4 cucharadas de aceite de oliva virgen extra
I cebolla amarilla, finamente picada
6 tallos de apio, picados
3 tazas de arroz de coliflor
4 tazas de caldo de huesos de pollo (*véase* receta en la página siguiente)
2 huevos de corral, a temperatura ambiente y batidos
4 muslos de pollo de corral, cocidos y desmenuzados
El zumo de I limón
Sal y pimienta al gusto
Opcional: ralladura de limón, perejil picado

1. En una olla de hierro o en una cacerola, calienta el aceite de oliva a temperatura media. Añade la cebolla y el apio, y rehoga sin dejar de remover hasta que estén traslúcidos. Incorpora el arroz de coliflor y el caldo de pollo, y mezcla todo bien. Retira la sopa del fuego y déjala enfriar durante al menos 10 minutos.
2. Vierte ¼ de taza de caldo en un cuenco e incorpora los huevos batiendo enérgicamente para que las claras no cuajen. Poco a poco, incorpora esta preparación al resto del caldo, sin dejar de remover. Añade el pollo, remueve y vuelve a calentar suavemente. Salpimienta. Sirve de inmediato con un chorrito de zumo de limón recién exprimido; si lo deseas, puedes agregar ralladura de limón y perejil. Esta sopa se puede conservar durante 3 o 4 días en el frigorífico o en el congelador en un recipiente hermético, en el último caso durante 3 meses.

CALDOS DE HUESOS

El caldo de huesos es rico en colágeno, una proteína necesaria para tener la piel, los dientes y las uñas sanos. La producción de colágeno de tu organismo disminuye con la edad, motivo por el que acabamos teniendo arrugas, papada y poco cartílago en las articulaciones. Para nuestra familia, preparar caldo de huesos es la manera más conveniente de incorporar el colágeno en nuestro plan alimenticio. Si el proceso te parece desagradable, simplemente empieza con huesos de pollo, agua filtrada y una olla de cocción lenta (la cocción lenta convierte el colágeno en gelatina). Te sorprenderás. Puedes usar las recetas de caldo cuando necesites disponer de caldo para otros platos que aparecen en este capítulo. Ten en cuenta que preparar tu propio caldo te llevará varias horas. También puedes comprar caldo de huesos en polvo en algunas tiendas o por Internet.

Caldo de huesos de pollo

Para 2-12 personas

Los huesos, los muslos y el cuello de 1 pollo
2 cebollas pequeñas o cebolletas, picadas en trozos grandes
1 cabeza de ajo
1 cucharadita de pimienta en grano
1-2 hojas de laurel
2 cucharadas de sal marina
2 cucharadas de vinagre de manzana
4 litros de agua filtrada
1 puñado de hierbas frescas, como estragón, por ración

1. Pon todos los ingredientes, excepto las hierbas frescas, en una olla grande y deja reposar durante una hora. Lleva el caldo a ebullición y retira la espuma que ascienda a la superficie. Cocina a fuego muy bajo de 8 a 12 horas. Deja enfriar y luego separa la carne (si es que la hay) de los huesos. Cuela el caldo. Déjalo enfriar y consérvalo en frascos de vidrio, dejando un espacio de 2,5 a 5 cm en la parte supe-

rior para evitar que el vidrio se rompa. Se puede conservar en el frigorífico hasta 4 días o congelarlo.

2. Para servirlo, calienta una ración de caldo colado hasta que alcance la temperatura deseada (sin que llegue a hervir). Lava las hierbas frescas y añade un puñado grande para obtener más minerales y más sabor.

Adaptada del libro Younger *de Sara Gottfried*

Caldo de huesos de res

Para 2-12 personas

900 g (o más) de huesos de fémur de res alimentada con pasto, u otros huesos de alguna fuente saludable
Opcional: 2 muslos de pollo de corral, para obtener más gelatina
Agua filtrada (suficiente para cubrir el contenido)
2 cucharadas de vinagre de manzana
1 cebolla, cortada en trozos grandes
2 zanahorias, cortadas en trozos grandes
2 tallos de apio, cortados en trozos grandes
1 cucharada (o más) de sal marina
1 cucharadita de pimienta en grano
Opcional: hierbas o especias para dar sabor
2 dientes de ajo, cortados en trozos grandes
1 manojo de perejil, picado en trozos grandes

1. Si usas huesos crudos, en especial huesos de res crudos, es preferible asarlos en el horno antes de preparar el caldo, ya que potencia el sabor. Colócalos en una bandeja para horno y hornéalos durante 30 minutos a 180°C. Luego ponlos, así como los muslos de pollo, si los usas, en una olla grande. Vierte el agua filtrada sobre los huesos y añade el vinagre. Déjalo reposar durante de 20 a 30 minutos. El ácido del vinagre ayuda a que los nutrientes que hay en los huesos sean más biodisponibles.

2. Añade la cebolla, la zanahoria y el apio. Sazona con sal, la pimienta en grano y las especias o hierbas que desees utilizar. Lleva el caldo a ebullición. Una vez que hierva, baja la temperatura y continúa cocinando el caldo a fuego lento hasta que esté listo.
3. Durante las primeras horas de cocción a fuego lento, debes ir retirando las impurezas que asciendan a la superficie. Se formará una capa de espuma que puedes retirar fácilmente con una cuchara grande. Yo suelo observar el caldo cada 20 minutos durante las primeras 2 horas para proceder de este modo. Los huesos de los animales grandes alimentados con pastos producen muchas menos impurezas que los de los animales criados de la forma convencional.
4. Añade el ajo y el perejil en los últimos 30 minutos de cocción.
5. Retira el caldo del fuego y déjalo enfriar. Cuela el caldo usando un colador de malla fina para retirar todos los pedacitos de hueso y de verduras. Puedes conservarlo en frascos de vidrio de un litro (deja de 3 a 5 cm de espacio en la parte superior para evitar que el vidrio se rompa) hasta 4 días en el frigorífico, o puedes congelarlo para consumirlo más adelante.

Adaptada del libro Younger *de Sara Gottfried.*

Caldo de espinas de pescado

Según la medicina tradicional china, el caldo de espinas desintoxica y nutre los riñones. El caldo de pescado elaborado a base de cabezas de pescado tiene propiedades fortalecedoras de la tiroides. Para esta receta no utilizo espinas de pescados grasos como el salmón, ¡porque toda la casa apestaría! Empleo pescados no grasos, como lenguado, rodaballo, pez piedra, o mi favorito, el pargo. Luego uso el caldo como base para los fideos *shirataki* y verduras como col morada, brócoli y pimientos.

Para 2-12 personas

3 litros de agua filtrada
1 kg de cabezas y espinas de pescado (o sólo cabezas)

¼ de taza de vinagre ecológico de manzana sin procesar
Sal del Himalaya o celta al gusto

1. Pon el agua y las cabezas de pescado en una olla con capacidad para 4 litros. Añade el vinagre, sin dejar de remover, mientras llevas el agua a una ebullición suave. Mientras el agua se agita y burbujea, retira la espuma que se vaya formando en la superficie. Es importante hacer esto porque la espuma contiene impurezas y sabores desagradables. Baja la temperatura y cocina a fuego lento durante al menos 4 horas, pero no más de 24 horas. Añade sal al gusto al final de la cocción. Deja enfriar el caldo, luego cuélalo y consérvalo en recipientes para refrigeración. Congela lo que no vayas a consumir en una semana.

Sopa de pollo y jengibre con «pasta» de col

Sé creativa sustituyendo la pasta por verduras. Unas buenas candidatas son la col (como en esta receta), los corazones de palmito y los calabacines cortados en espiral (también conocidos como pasta de calabaguetis).

Para 4 personas

2 cucharadas de aceite de oliva virgen extra (o aceite de coco)
1 trozo de jengibre de 2,5 cm (o más, si te gusta muy sazonado), lavado, pelado y cortado en dados
1 cebolla mediana, picada
2-4 dientes de ajo, cortados en láminas
2 litros de agua filtrada
4 muslos de pollo ecológico con hueso
¼ de col verde cortada en tiras (estilo *chiffonade*)
2 cucharadas de aceite MCT
Sal marina y pimienta
Opcional: cilantro o estragón fresco, roto con las manos, como aderezo

1. Prepara la base. Calienta el aceite de oliva en una olla grande a fuego medio y añade el jengibre, la cebolla y el ajo. Cocina durante 5 minutos, sin dejar de remover, hasta que la cebolla esté transparente. Agrega el agua y el pollo, y llévalo a ebullición. Continúa la cocción a fuego lento durante 30 minutos, o hasta que el pollo esté completamente cocido.
2. Retira el jengibre y el pollo. Desmenuza el pollo y vuelve a ponerlo en la olla. Salpimienta al gusto.
3. Para servir, prepara una base de col (aproximadamente ½ taza) en cada cuenco. Vierte sopa sobre la col con un cucharón. Agrega ½ cucharada de aceite de MCT y, si lo deseas, hierbas frescas.
4. Puedes conservar la sopa en el congelador hasta un mes, o de 3 a 5 días en el frigorífico.

Gazpacho

Una sopa refrescante para el verano, convertida en keto con aceite de oliva virgen extra.

Para 4-6 personas

2-3 pimientos verdes, rojos y amarillos, con semillas
1-2 pepinos (si son ecológicos, yo no los pelo)
1 cebolla roja, pelada y picada
1 aguacate cortado por la mitad, sin hueso, pelado y troceado
1 pepino cortado en dados
3 tomates medianos cortados en dados
2 dientes de ajo, picados
2 cucharadas de zumo de limón recién exprimido
2 cucharadas de vinagre de manzana
2 cucharadas de cada una de estas hierbas: albahaca, perejil y cilantro
1 taza de aceite de oliva virgen extra
Opcional: un puñado de carne de cangrejo para coronar el plato

1. Pon los pimientos y el pepino (o los pepinos) en el vaso de una batidora o licuadora de alta potencia y bate hasta que se conviertan en

puré. En un cuenco, mezcla este puré con los demás ingredientes y deja enfriar 3 o 4 horas. El gazpacho se puede conservar en el frigorífico hasta 5 días.

Sopa de acedera
Fácil de convertir en una sopa vegana o vegetariana.

Para 4 personas, caliente o fría

225 g de mantequilla ecológica sin sal
2 cebollas, picadas
4-6 dientes de ajo, picados
10 tazas de hojas de acedera frescas, enjuagadas, sin tallos
4 tazas de caldo de huesos de pollo (*véase* receta en la página 290) o caldo de verduras
1 taza de perejil italiano fresco de hoja plana
2 cucharaditas de nuez moscada rallada
Una pizca de pimienta de cayena
Sal marina del Himalaya y pimienta negra al gusto
1 taza de crema agria o *crème fraîche*
Opcional: cebollinos frescos picados para decorar

1. Derrite la mantequilla en una olla para sopa a temperatura media. Añade la cebolla y el ajo, y cocina con la olla tapada durante aproximadamente 15 minutos, hasta que la cebolla esté transparente y suave. Agrega la acedera, tapa la olla y prosigue la cocción durante aproximadamente 5 minutos más, hasta que esté completamente blanda.
2. Incorpora el caldo de huesos, el perejil, la nuez moscada y la cayena, y lleva a ebullición. Baja el fuego, tapa la olla y cocina a fuego lento durante 50 minutos. Añade sal y pimienta al gusto.
3. Pasa la sopa en porciones a una batidora o licuadora y lícuala hasta que adquiera una textura uniforme. Si vas a servir la sopa caliente, viértela de nuevo en la olla y caliéntala a baja temperatura, sin dejar de remover. Si la vas a servir fría, pásala a un cuenco de vidrio o de

acero inoxidable, tápala y déjala enfriar al menos 4 horas en el frigorífico. Viértela en tazones y decórala con crema agria o *crème fraîche* y, si lo deseas, con cebollino.

Sopa de cebolla a la francesa
Un giro de la sopa de cebolla clásica para potenciar el microbioma.

Para 4-6 personas

1-2 cucharadas de aceite de semilla de uva
3 cebollas grandes, cortadas en cuartos y luego en tiras finas
6 tazas de caldo de verduras, o 4 tazas de agua filtrada + 2 tazas de caldo de huesos de pollo (*véase* receta en la página 290)
2 tazas de verdura de hoja verde (col rizada, acelga o espinacas), cortada en tiras finas
1 hoja de laurel
½ taza de tomillo fresco picado
Sal marina al gusto
1 cucharadita de pimienta molida
½ taza de queso vegano de anacardo o levadura nutricional en copos
¼ de taza de cebolleta, picada

1. Calienta el aceite de semilla de uva en una olla grande y dora la cebolla hasta que esté suave y con un tono marrón.
2. Añade el caldo, las hojas verdes y el laurel. Sazona con el tomillo, la sal y la pimienta. Cocina a fuego lento durante 1 hora.
3. Para servir, vierte la sopa en los tazones y espolvorea con el queso de anacardos o los copos de levadura tradicional y la cebolleta.

Sopa Thai de pollo y coco (Tom Kha Gai)
Fácil de convertir en una sopa vegana o vegetariana.
A veces es difícil conseguir hojas de lima kaffir. Se pueden sustituir por la ralladura y el zumo de un limón. Esta sopa se puede preparar sin pollo y, en lugar de salsa de pescado, se puede emplear caldo vegetariano y *tamari*.

Para 6-8 personas

2 tallos de citronela
1 trozo grande de jengibre chino, pelado y picado
2 dientes de ajo
10-12 hojas de lima kaffir
2 vainas de cardamomo enteras
6 tazas de caldo de huesos de pollo (*véase* receta en la página 290)
450 g de pechuga o muslo de pollo de corral, cortados en trozos de 2,5 cm
1 taza de setas *shiitake* picadas
1 lata de leche de coco
3 cucharadas de salsa de pescado
Aceite picante y hojas de cilantro para servir

1. Retira la base de los tallos de la citronela con la ayuda de un cuchillo afilado y desecha la capa exterior dura.
2. Corta la citronela en trozos de 5 cm y ponlos en el procesador de alimentos junto con el jengibre picado, las hojas de lima kaffir y los dientes de ajo. Acciona la máquina tres veces hasta que se forme una pasta. Añade los ingredientes triturados y las 2 vainas de carda- momo a una olla grande y cocina a fuego medio-alto durante 1 a 2 minutos, hasta que liberen su aroma. Incorpora el caldo de huesos de pollo. Cuando hierva, baja el fuego y deja que se cocine a fuego lento de 20 a 30 minutos para que los sabores se integren. Cuela el caldo con un colador fino y viértelo en una olla limpia.
3. Incorpora el pollo y las setas al caldo y cocina a fuego lento de 20 a 25 minutos, hasta que el pollo esté cocido. Retira del fuego. Vierte la leche de coco y la salsa de pescado, sin dejar de remover. Adereza con el aceite picante y las hojas de cilantro frescas.

Sopa de tofu masala

Esta deliciosa sopa contribuyó al éxito de la Dra. Anu French en el protocolo Gottfried.

Para 4 personas

1 cucharada de *ghee*
½ cebolla roja, picada
2 dientes de ajo, triturados
1 trozo de jengibre de 2,5 cm
2 cucharadas de aceite de oliva
1 taza de setas portobello cortadas en láminas
½ pimiento, picado
1 taza de tomates cherry, cortados en rodajas
½ cucharadita de cúrcuma en polvo
½ cucharadita de *garam masala*
3 tazas de caldo de verduras
1 taza de *bok choy* picado en trozos grandes
170 g de tofu extra firme cortado en dados
Sal al gusto

1. Vierte el *ghee* en una olla grande y saltea la cebolla roja, el ajo y el jengibre hasta que la cebolla esté transparente.
2. Añade 1 cucharada de aceite de oliva, luego las setas, el pimiento, los tomates, la cúrcuma y el *garam masala* ,ysaltea durante 5 minutos. Vierte el caldo a esta preparación y deja que llegue a una breve ebullición. Luego añade el *bok choy* y el tofu. Incorpora la otra cucharada de aceite de oliva y sal al gusto. Cocina a fuego lento durante otros 10 minutos.

Cortesía de Anu French.

Sopa cremosa de verduras de la diosa

Esta sopa es deliciosa caliente o fría. Prepara un poco más para que sobre para la comida del día siguiente. Es fácil de convertir en vegana o vegetariana.

Para 4-6 personas

2 cucharadas de aceite de coco
3 tazas de ramitos de coliflor, picados
6 espárragos, picados
2 chalotas grandes cortadas en rodajas finas
2 dientes de ajo, groseramente picados
1 taza de rúcula
1 taza de ramitos de brócoli
½ taza de berros
3 tazas de caldo de verduras ecológico o de pollo de corral
¾ de taza de leche de coco
3 cucharadas de zumo de limón
¼ de cucharadita de pimienta de cayena
1 cucharadita de romero seco
2 cucharadas de aceite de oliva virgen extra
Sal y pimienta al gusto

1. Calienta el aceite de coco en una olla grande a fuego medio. Añade la coliflor, los espárragos, las chalotas y el ajo, y cocina hasta que la coliflor esté suave y las chalotas estén transparentes.
2. Baja el fuego al mínimo. Agrega la rúcula, el brócoli y el berro sin dejar de remover. Continúa removiendo a fuego bajo hasta que las hojas se aclaren.
3. Vierte el caldo.
4. En tandas, ve pasando la sopa a una batidora o licuadora, y licúa hasta que adquiera una textura uniforme.
5. Vuelve a poner la sopa en la olla y cocina a fuego bajo. Incorpora la leche de coco, el zumo de limón, la cayena, el romero, el aceite de oliva, la sal y la pimienta sin dejar de remover.

PLATOS PRINCIPALES

Fideos de *tahini*-sésamo

Cuando sigo el protocolo Gottfried, uno de mis sustitutivos favoritos de la pasta son los fideos *shirataki*, o «fideos milagrosos», elaborados con raíz de *konjac*, una excelente fuente de fibra prebiótica. De la raíz de *konjac* se obtiene el glucomanano, un tipo de fibra que se ha demostrado que está asociada a la pérdida de peso. El *konjac* crece en Japón, China y el Sudeste asiático. *Shirataki* es una palabra japonesa que significa «cascada blanca» en referencia a la apariencia traslúcida de los fideos. Viene en una variedad de formas de fideos, desde *fetuccini* hasta cabello de ángel, y también en forma de granos de arroz. (En Recursos menciono las marcas que utilizo). Este alimento sin calorías y sin carbohidratos es un 97 % agua y 3 por ciento glucomanano. Absorbe muy bien las salsas (sólo asegúrate de enjuagarlo bien en un colador con agua filtrada tibia antes de usarlo).

Para 2 personas

2 cucharadas de *tahini*
El zumo de 1 limón
4 cucharadas de aceite de MCT o aceite de oliva virgen extra
2 cucharaditas de aceite de sésamo
1 cucharada de *tamari*
1 taza de verduras picadas o cortadas en tiras (a mí me encanta usar brócoli, col morada y calabaguetis, o fideos elaborados con calabacines)
1-2 paquetes de fideos *shirataki*, estilo *fetuccini*, enjuagados
con agua tibia

1. Mezcla bien el *tahini* con el jugo de limón, el aceite de MCT (o de oliva), el aceite de sésamo y el *tamari*. En un cuenco grande, crea una base de *shirataki* (no es necesario que los cocines, basta con que los enjuagues con agua tibia), añade las verduras y luego incorpora la preparación de tahini. Mezcla y sirve.

Cuenco de *kimchi, shirataki* y *bok choy*

Si deseas evitar cocinar con aceite, puedes preparar las verduras al vapor en lugar de saltearlas, y luego añadir el aceite de oliva antes de servir.

Para 2 personas

2 cucharadas de aceite de oliva virgen extra
400 g (2 paquetes) de fideos *shirataki* estilo *vermicelli*
4 tazas de *baby bok choy*, finamente cortado
2 berenjenas japonesas cortadas en rodajas finas (aproximadamente 2 tazas)
2 cucharadas de semillas de sésamo
2 tazas de verduras de hoja verde (col rizada, acelga o espinacas), finamente cortadas
Kimchi al gusto
1 cucharada de aceite de sésamo ecológico
1-2 cucharadas de aceite de oliva virgen extra

1. Saltear en aceite de oliva un paquete de fideos *shirataki*, el *baby bok choy* y la berenjena japonesa (como alternativa, puedes cocerlos al vapor) a fuego medio. Esparce semillas de sésamo.
2. Pon todos los ingredientes en un cuenco bonito: las verduras y los fideos *shirataki* sin cocer en la parte inferior, la mezcla salteada en el medio y el *kimchi* en la parte superior. Vierte aceite de sésamo y de oliva.

Adaptada del libro Brain Body Diet *de Sara Gottfried.*

«Fetuccini» Alfredo vegetal

Los fideos «fetuccini» de esta receta están elaborados con verduras. A diferencia de la salsa Alfredo tradicional, la de esta receta utiliza nueces de Brasil para proporcionar sustancia y textura. Puedes modificar las cantidades de verduras como desees.

Para 4 personas

2 nabos extra grandes cortados en espiral
1 taza de zanahoria rallada
2 tazas de col rizada toscana, sin tallos y desmenuzada
6 cucharadas de mantequilla de nueces de Brasil (o ½ taza de nueces de Brasil)
6 cucharadas de agua
2 cucharadas de vinagre de manzana
2 cucharadas de *tamari*
Sal marina al gusto

1. Mezcla los nabos, las zanahorias y la col rizada en un cuenco grande. Para preparar la salsa, licúa el resto de ingredientes en el vaso de una licuadora o batidora de alta velocidad. Vierte aproximadamente ¼ de taza de salsa sobre las verduras, añadiendo más si fuera necesario, para crear una capa uniforme. Puedes conservar el resto de la salsa en el frigorífico hasta 3 días.

Cuenco de salmón y aguacate con aliño de *miso*

Para 4 personas

4 filetes de salmón de 110 g (o puede ser de trucha, ya que tiene un sabor similar)
1-2 limones cortados por la mitad
Sal marina
2 cucharaditas de zumo de limón recién exprimido
2 cucharaditas de *miso* blanco
2 cucharaditas de agua filtrada
¼ de cucharadita de pimienta recién molida
3 cucharadas de aceite de oliva virgen extra
6 tazas de lechuga romana, troceada a mano
1 aguacate pelado y cortado en dados
¾ de taza de pepino cortado en rodajas (si es ecológico, yo no lo pelo)

½ pimiento rojo cortado en tiras finas
¼ de taza de nueces tostadas

1. Precalienta el grill del horno. Coloca la rejilla del horno a aproximadamente unos 15 cm del grill. Forra la bandeja del horno con papel aluminio.
2. Coloca los filetes de salmón sobre el papel aluminio con el lado de la piel hacia abajo. Frótalos con el limón y sazona con sal marina. Ásalos al grill hasta que el salmón esté cocido (de 7 a 10 minutos, dependiendo del grosor). Retira la piel de cada filete. Corta el salmón en trozos generosos del tamaño de un bocado.
3. Mientras el salmón se hornea, prepara el aliño: en un cuenco pequeño, mezcla el zumo de limón, el *miso*, el agua y la pimienta. Mientras tanto, vierte lentamente el aceite de oliva virgen extra.
4. En un cuenco grande, incorpora bien el salmón asado con la lechuga, el aguacate, el pepino y el pimiento rojo. Distribuye la ensalada en cuatro platos. Vierte una cucharada de aliño de *miso* sobre cada plato de ensalada. Esparce unas cuantas nueces y sirve.

Adaptada del libro Younger *de Sara Gottfried.*

Salmón al horno con limón y hierbas

¿Te has dado cuenta de que me encanta el salmón? Es mi primera opción para resolver la inflamación con el tenedor.

Para 2 personas

1 filete de salmón de 230 g
Sal marina y pimienta para sazonar
1 cucharadita de aceite de sésamo o de semilla de uva
1 taza de salsa de limón y hierbas (receta a continuación)

1. Precalienta el horno a 230 °C. Salpimienta el salmón y colócalo sobre papel de aluminio con aceite de sésamo o de semilla de uva.

Hornéalo hasta que esté cocido (aproximadamente de 12 a 15 minutos). Sirve con una cantidad generosa de salsa de limón y hierbas.

Salsa de limón y hierbas

Esta salsa es maravillosa con ensaladas, así como con verduras, pollo o pescado al horno.

El zumo de 2 limones
3-4 cucharadas de aceite de aguacate o de oliva virgen extra
2-3 dientes de ajo, picados en trozos grandes
½ cebolla roja, groseramente picada
½ taza de cilantro o perejil fresco
Sal marina al gusto

1. Pon todos los ingredientes en un procesador de alimentos. Presiona para mezclarlos hasta que se haya formado una salsa aromática y uniforme.

Adaptada del libro Brain Body Diet *de Sara Gottfried.*

Fletán con costra de almendras

Me encanta preparar este plato con fletán de Alaska, donde asistí a la escuela secundaria. Puedes sustituir el fletán por salmón u otros filetes de pescado que puedan sostener la cobertura de almendras.

Para 6 personas

6 filetes de fletán de 90 a 170 g cada uno
Sal marina y pimienta
1 cucharadita de aceite de semilla de uva
1 taza de almendras peladas picadas
¼ de taza de perejil fresco picado
1 cucharada de ralladura de limón
1 huevo de corral, batido

1. Precalienta el horno a 200 °C. Salpimienta el fletán. Mezcla las almendras, el perejil y la ralladura de limón en un plato llano. Unta los filetes con el huevo con una brocha y pon por encima una capa de la preparación de almendras, presionando.
2. Engrasa una bandeja para hornear y coloca el fletán. Hornea hasta que esté cocido y la costra esté dorada (de 12 a 15 minutos, dependiendo del grosor de los filetes).

Adaptada de la receta de Nathalie Hadi.

Bacalao negro con *miso*

Si ya estás cansada del salmón, considera utilizar bacalao negro, también conocido como pez sable. Tiene tanto omega-3 como el salmón.

Para 2 personas

2 cucharadas de aceite de oliva (que no sea virgen extra, ya que tiene un punto de humeo más bajo)
½ taza de pasta de *miso* blanco
3 cucharadas de *tamari*
Opcional: 1 cucharada de edulcorante eritritol o puedes poner unas gotas de estevia
450 g de bacalao negro (2-4 filetes)
Aceite de aguacate para la sartén

1. Para preparar el marinado, mezcla el aceite de oliva, la pasta de *miso* blanco y el edulcorante (si es que vas a usarlo) en un recipiente y resérvalo. Limpia los filetes y sécalos con papel de cocina. Coloca los filetes en el recipiente, cúbrelos con el marinado y refrigéralos durante toda la noche.
2. Precalienta el horno a 200 °C. Saca el pescado del refrigerador y retira el marinado. Cubre una sartén de hierro fundido con una capa de aceite de aguacate y caliéntala a fuego medio-alto. Añade el pescado y dóralo (aproximadamente 2 minutos por cada lado).

3. Hornea los filetes unos 10 minutos, aproximadamente.

Adaptada del libro Younger *de Sara Gottfried.*

Pollo estofado con cúrcuma y canela

Se trata de un plato maravilloso y reconfortante. Este plato es delicioso sobre arroz de coliflor y espinacas al vapor.

Para 4-6 personas

1 pollo entero con piel, cortado en 8 trozos (puedes sustituirlo por muslos de pollo)
Sal marina al gusto
Pimienta recién molida
Canela en polvo
Cúrcuma
2 cucharadas de aceite de oliva
1 cebolla mediana o grande, picada
4 dientes de ajo picados
2 ramitas de canela
1 lata de 400 g de tomates italianos pelados (sin azúcar añadido)
1-2 tazas de caldo de huesos de pollo (*véase* receta en la página 290)
Menta fresca y perejil para decorar

1. Lava y seca las piezas de pollo. Salpimienta y añade una pizca de canela en polvo y cúrcuma.
2. Vierte un poco de aceite de oliva en una olla grande y ponla a calentar a fuego medio. Cuando el aceite esté caliente, dora las piezas de pollo, un minuto por cada lado, hasta que la piel adquiera un tono dorado. Retira el pollo de la olla y resérvalo.
3. Baja la temperatura y añade las cebollas. Remueve durante 1 minuto, o hasta que estén blandas, y luego agrega el ajo. Rehoga durante otro minuto, hasta que la cebolla esté transparente. Añade las ramitas de canela, los tomates y el caldo, y salpimienta. Remueve y llévalo a ebullición. Pon las piezas de pollo en la olla, sumergiéndolas en el líquido. Deja que se cocine a fuego lento, sin tapar, durante apro-

ximadamente 2 horas, sacudiendo la olla de vez en cuando para mover el pollo, hasta que la carne empiece a desprenderse del hueso.

4. Adorna con menta y perejil, y sirve.

Adaptada del libro Younger *de Sara Gottfried.*

Pollo de cocción lenta

Me encanta la simplicidad de este plato. Son sólo cinco ingredientes, además del agua. Y, además, también puedes usar una olla a presión (la mía sigue en el armario de la cocina, intacta). Para asegurarte de que el pollo esté bien cocido, la temperatura interna debería alcanzar los 165 °C en algún punto durante la cocción. Ésta es la sopa nutritiva perfecta para cuando uno no se siente bien.

Para 4-8 personas

3 cebollas grandes, cortadas en rodajas finas
4-8 tazas de agua filtrada (la suficiente para cubrir el pollo)
1 pollo de corral entero
1 cebolla picada
1 taza de apio picado
1 taza de zanahoria picada
Opcional: 2 tazas de calabacín cortado en espiral

1. Pon la cebolla en rodajas, el agua y el pollo en una olla de cocción lenta. Cocina a temperatura alta de 4 a 6 horas, o a temperatura baja de 6 a 8 horas. Si es necesario, añade más agua para mantener el pollo cubierto. Agrega el apio y la zanahoria en el último momento de la cocción. Si lo deseas, puedes incorporar calabacín cortado en espiral como una alternativa a los fideos.

2. Cuando la sopa esté bien cocida, retira el pollo y desmenúzalo. Pon un poco de este pollo en el fondo de cada cuenco de sopa. Vierte caldo y verduras sobre el pollo y sirve.

Adaptada del libro Brain Body Diet *de Sara Gottfried.*

Bastoncillos de pollo con costra de nuez

Este plato gusta tanto a los niños como a los adultos. Los bastoncillos de pollo pueden servirse sobre una ensalada o con una salsa (prueba la receta de Pesto de la página 287, o usa chimichurri, o tu salsa picante baja en carbohidratos favorita).

Para 2 adultos o hasta 4 niños

½ taza de nueces molidas
¼ de taza de linaza molida
¼ de taza de semillas de sésamo
1 huevo de corral grande
230 g de muslo de pollo de corral, sin hueso, cortado en tiras

1. En un cuenco pequeño, mezcla las nueces molidas, la linaza y las semillas. En otro recipiente, bate un huevo. Pon las tiras de pollo en el huevo y déjalas marinar durante 5 minutos, moviéndolas para que se cubran bien.
2. Precalienta el horno a 180°C. Forra una bandeja de horno grande con papel sulfurizado.
3. Cuando el pollo esté bien cubierto de huevo, presiona cuidadosamente cada tira en la mezcla de nueces, asegurándote de que queden bien cubiertas por ambos lados. Luego colócalas sobre la bandeja del horno. No pongas las tiras de pollo demasiado juntas.
4. Hornea durante aproximadamente 20 minutos. Retira el pollo del horno. Dales la vuelta a las tiras de pollo y vuelve a introducirlas en el horno durante otros 15 a 20 minutos, hasta que estén bien cocidas y doradas.

Adaptada del libro Brain Body Diet *de Sara Gottfried.*

Guiso de carne y verduras

Éste es uno de los platos suculentos que me ayudaron a no tener caprichos y así tener éxito la tercera vez que probé la dieta cetogénica.

Para 6-12 personas

4 cucharadas de aceite de coco (prensado a presión)
8 dientes de ajo finamente picados
900 g de carne para guisar (de ganado alimentado con pasto) cortada en trozos pequeños
1 cebolla grande picada
5 zanahorias groseramente picadas
5-7 tallos de apio groseramente picados
1 taza de calabaza *butternut* cortada en dados
Opcional: 1 taza de vino tinto (preferiblemente ecológico; ten en cuenta que el alcohol se evaporará durante la cocción)
6 hojas de laurel
3 ramitas de tomillo fresco o ½ cucharadita de tomillo seco
1 ramita de romero fresco o 1 cucharadita de romero seco
1 cucharadita de pimentón ahumado
2 litros de caldo de huesos de res (*véase* receta en la página 291)
Sal marina y pimienta al gusto
Opcional: 1-2 cucharadas de mantequilla de almendras, para espesar

1. En una olla de base gruesa, calienta el aceite de coco a temperatura media-alta. Añade el ajo y la carne, y rehoga hasta que la carne adquiera un tono dorado, pero ten cuidado de no quemar el ajo. Agrega las verduras y remueve hasta que estén bien mezcladas con la carne (es posible que necesites añadir más aceite. Incorpora el vino tinto y cocina de 5 a 8 minutos para que el alcohol de evapore, de manera que no afecte a la cetosis. Incorpora las especias. Remueve para que se mezcle todo bien. Vierte el caldo.

2. Tapa la olla y lleva el guiso a ebullición. Luego baja el fuego y deja que se cocine a fuego lento durante 1 hora. Prueba para ver si está bien de sal y condimentos. Si deseas un guiso más espeso, añade la mantequilla de almendras. Cuando las verduras estén cocidas, el guiso estará listo para servir. Pero si lo dejas que se siga cociendo a fuego muy lento durante 3 o 4 horas estará más sabroso.

Adaptada del libro Younger *de Sara Gottfried.*

VERDURAS

Tupinambos al horno con tomillo y limón
El tupinambo contiene abundante fibra prebiótica.

Para 4-6 personas

1 ½ taza de crema espesa o *crème fraîche*
El zumo de 1 limón
2 dientes de ajo pelados y picados
1 puñado de tomillo fresco picado
½ taza de queso parmesano rallado
1 kg de tupinambos, pelados y cortados en tiras
1 rebanada de pan keto, tostado
Aceite de oliva virgen extra

1. Precalienta el horno a 220 °C. En un cuenco mediano, mezcla la crema espesa, el limón, el ajo, la mitad del tomillo y la mayor parte del queso parmesano. Añade los tupinambos e incorpora bien.
2. Utiliza el procesador de alimentos para convertir el pan keto en unas migas. Agrega el tomillo y el parmesano restantes al procesador de alimentos y mezcla bien. Pon los tupinambos en una fuente para gratinar. Espolvorea con el aliño seco y rocía el aceite de oliva. Hornea durante 30 minutos.

Berenjenas al horno
Me encanta el delicado sabor de las berenjenas japonesas, pero puedes sustituirlas por otras variedades, como la berenjena americana, con forma de gota, o la berenjena europea, redondeada. Para la salsa, prueba la receta de aliño de *tahini* de este capítulo o *chermoula*.

Para 2-4 personas

4 berenjenas japonesas, cortadas en rodajas diagonales de aproximadamente 1,3 cm de grosor

Aceite de oliva o de coco en espray
Sal marina y pimienta al gusto

1. Precalienta el horno a 180°C. Coloca las rodajas de berenjena en una bandeja para horno forrada con papel sulfurizado y rocíalas con aceite. Hornéalas hasta que estén blandas, aproximadamente de 15 a 20 minutos. Salpimienta y sirve con la salsa de tu elección.

Alcachofas al vapor

No te dejes intimidar por el trabajo que da cocinar y comer las alcachofas. Es una hortaliza con un sabor delicioso que hay que incluir en el protocolo Gottfried. Las opciones de salsas le aportarán sabor, así como una dosis de grasa saludable. Si lo deseas, puedes preparar tu propia mayonesa (*véase* receta de mayonesa en la página 218), o disponer de una de calidad en el frigorífico (*véase* Recursos).

Para 2-4 personas

2-4 alcachofas medianas
2-4 dientes de ajo para dar sabor
1 hoja de laurel
El zumo de 1 limón
2-4 cucharadas de mayonesa, o de mantequilla derretida o *ghee* para mojar

1. Limpia las alcachofas: corta 2,5 cm de la parte superior y el tallo, y utiliza unas tijeras de cocina para cortar las puntas de las hojas. Asegúrate de que la base de todas las alcachofas esté plana; corta tanto como sea necesario.
2. Llena una olla con varios centímetros de agua fría y añade el ajo, la hoja de laurel y el zumo de limón. Coloca la canasta para vapor en la olla e introduce las alcachofas. Asegúrate de que el agua no toque la base de la canasta para que las alcachofas se cocinen al vapor y no estén hervidas. Tapa la olla, lleva el agua a ebullición y luego baja la temperatura para que la cocción sea a fuego lento. Cocina al

vapor hasta que puedas retirar las hojas de la alcachofa con facilidad (de 20 a 30 minutos).

3. Para comer: empieza por la base de la alcachofa, retirando una hoja cada vez. Sumérgela en mayonesa u otra grasa, y luego arranca la base de la hoja con los dientes para rascar la deliciosa parte carnosa. Continúa el proceso, una hoja cada vez. Cuando llegues al centro velludo, que se encuentra sobre un centro carnoso, el corazón, retira la parte fibrosa para llegar al corazón. El disco comestible que queda es la mejor parte.

POSTRES

Natilla keto de calabaza
Este postre puede parecer navideño, pero resulta delicioso en cualquier momento del año.

Para 4-6 personas

400 g de puré de calabaza en lata (también puedes hornear tu propia calabaza, como se explica en la página 196)
2 huevos de corral grandes
1 taza de crema de leche espesa
¼ de taza de eritritol granulado
1 ½ cucharadita de especias para pastel de calabaza
½ cucharadita de sal
1 cucharadita de esencia de vainilla
Opcional: 1 cucharadita de goma xantana

1. Precalienta el horno a 180°C. Coloca de 4 a 6 ramequines (o recipientes pequeños poco hondos) en una cacerola con el borde suficientemente alto como para sostener un baño maría. Llena un hervidor con agua y llévala a ebullición.

2. En un cuenco grande, mezcla, hasta que adquiera una textura uniforme, el puré de calabaza, los huevos, la crema de leche, el edulcorante, las especias, la sal, la vainilla y la goma xantana, si la utilizas.

3. Distribuye la preparación entre los ramequines. Introduce la cacerola con los ramequines en el horno y luego llénala con agua caliente, con cuidado, hasta que el agua llegue hasta la mitad del exterior de los ramequines. (O, si lo prefieres, puedes llenar la cacerola antes de introducirla en el horno).

4. Hornea durante 40 minutos, o hasta que las natillas estén listas (introduce un cuchillo y, al retirarlo, fíjate que esté limpio). Con cuidado, retira los ramequines del baño maría (yo utilizo pinzas de cocina con bandas elásticas enrolladas alrededor del extremo de cada pinza para que tengan buen agarre), y deja enfriar las natillas sobre una rejilla. Consérvalas en el frigorífico.

Bocaditos de coco sin horno

Se trata de una alternativa saludable a los bombones. Yo utilizo esencia de vainilla ecológica.

Para 12-20 personas

3 tazas de coco rallado sin azúcar
6 cucharadas de aceite de coco
½ taza de xilitol o eritritol
2 cucharaditas de esencia de vainilla
½ cucharadita de sal marina del Himalaya
Coberturas opcionales: coco rallado, cacao en polvo sin azúcar, nueces picadas, chocolate negro con estevia (derretido para colocar con manga o pincelar)

1. Pon todos los ingredientes (excepto las coberturas) en un procesador de alimentos o en una batidora. Mezcla bien hasta que adquiera una textura uniforme y con consistencia. (Nota: si usas una batidora de gran potencia, no la acciones en el nivel más alto, porque puede hacer que la masa pierda consistencia). Retira la preparación del vaso de la batidora o del procesador de alimentos y dale la forma deseada. Yo suelo hacer bolitas con una cuchara para melón.

2. Decora con las coberturas a tu gusto. Yo empleo una bolsa de plástico con un agujero diminuto en una esquina para aplicar el chocolate, pero también puedes verterlo con una cuchara.
3. Deja los bocaditos en un plato u otra superficie dura para que se solidifiquen.

Adaptada del libro Younger *de Sara Gottfried.*

Macarons de coco y almendras
Una actualización keto del postre favorito de la festividad de Pésaj.

Para 6-12 personas

1 taza de harina de almendra o de coco
2 tazas de coco rallado o en copos, sin azúcar
Opcional: 1 cucharadita de cacao en polvo
2 huevos de corral grandes
½ cucharadita de sal
½ cucharadita de esencia de vainilla
½ cucharadita de canela en polvo

1. Precalienta el horno a 150 °C.
2. En un cuenco grande, mezcla la harina de almendras y el coco rallado. Añade el cacao en polvo (si lo usas). En otro recipiente, bate los huevos.
3. Vierte los huevos batidos en la preparación de harina. Agrega la sal, la vainilla y la canela.
4. Humedece tus manos y forma pequeñas bolitas con la masa. Dales unos golpecitos para aplanarlas. Coloca los *macarons* en una bandeja para horno forrada con papel sulfurizado, dejando una separación de, como mínimo, 2,5 cm entre cada *macaron*.
5. Hornea de 15 a 20 minutos, o hasta que los *macarons* adquieran un tono dorado.

Adaptada del libro Brain Body Diet *de Sara Gottfried.*

Pudin de chocolate negro y coco

Suelo comer este postre dos veces por semana, y esta receta realmente me satisface.

Para 4 personas

2 tazas de leche de coco (reserva 2 cucharadas para disolver la gelatina)
1 cucharada de gelatina en polvo sin sabor, de calidad (una forma de colágeno que es soluble únicamente en líquidos calientes)
80-100 g de chocolate negro (90 % cacao), cortado en trocitos pequeños
½ cucharadita de esencia de vainilla
Una pizca de sal

1. Reserva 2 cucharadas de leche de coco. Calienta el resto a fuego lento en una olla de fondo grueso.
2. En otra olla pequeña, mezcla la leche de coco que habías reservado con la gelatina y remueve a fuego lento durante unos minutos hasta que se disuelva. Reserva. En la olla de fondo grueso, añade el chocolate negro a la leche de coco sin dejar de remover, hasta que se derrita del todo y la preparación tenga una textura uniforme.
3. Incorpora la mezcla de gelatina a la de chocolate vertiéndola lentamente sin dejar de remover. (Si lo viertes todo de golpe, la preparación se llenará de grumos). Apaga el fuego y agrega la esencia de vainilla sin dejar de remover.
4. Vierte el pudin en cuencos o tazas y deja que se enfríe como mínimo 2 horas, o hasta que esté listo. Espolvorea con una pizca de sal marina y sirve.

Adaptada del libro Younger *de Sara Gottfried.*

«Helado» de chocolate con aguacate

Para las personas a las que les encantan los postres helados, esta alternativa es mucho más nutritiva.

Para 2-4 personas

1 aguacate, cortado por la mitad, sin hueso, pelado y picado
1 lata de leche de coco
½ taza de cacao en polvo sin azúcar
¼-½ taza de agua filtrada
2 cucharaditas de esencia de vainilla
½ cucharadita de sal marina

1. Pon el aguacate y la leche de coco en un procesador de alimentos o en una batidora y mezcla bien. Añade el resto de ingredientes y mezcla durante aproximadamente 2 minutos, hasta que la textura esté uniforme. Es posible que necesites detenerte a mitad del proceso para raspar los lados. Congela el «helado» usando uno de estos métodos:

EN HELADERA
2. Vierte la preparación en el recipiente de la heladera e introdúcelo en la nevera durante 2 horas antes de congelarlo. Luego prepáralo y congélalo según las instrucciones del fabricante.

MANUALMENTE
2. Pon la mezcla en un recipiente para congelar y congela durante 1 hora. En las 3 o 4 horas siguientes, retira la preparación del congelador cada 20 minutos y remueve ligeramente para evitar que se formen cristales. Debería espesarse cada vez que la remueves, hasta estar suficientemente firme para servlo con una cuchara para helados.
3. Antes de servir, deja que el «helado» se ablande un poco de 5 a 10 minutos.

Adaptada del libro Brain Body Diet *de Sara Gottfried.*

Sorbete de limón y aguacate

Refrescante y ligero.

Para 2-4 personas

2 aguacates maduros, cortados por la mitad, sin hueso, pelados y cortados en trozos pequeños
2 tazas de leche de almendras sin azúcar (o agua filtrada, si prefieres un sabor más libero y una textura de hielo)
¼-½ taza de xilitol, eritritol o extracto de fruta del monje
2 cucharadas de jugo de limón recién exprimido
1 cucharada de ralladura de limón
½ cucharadita de sal marina

1. Pon todos los ingredientes en un procesador de alimentos o en una batidora o licuadora y mezcla bien hasta adquiera una textura uniforme. Congela el sorbete utilizando uno de estos métodos.

EN HELADERA

2. Enfría el recipiente de la heladera y vierte la mezcla. Prepara y congela siguiendo las instrucciones del fabricante.

MANUALMENTE

2. Pon la preparación en un recipiente apto para el congelador y congela durante 1 hora.
3. En las siguientes 3 o 4 horas, retira la mezcla del congelador cada 20 minutos y remuévela ligeramente para evitar que se formen cristales. Debería espesar después de cada vez que lo remueves, hasta que esté suficientemente firme como para servirlo con una cuchara para helado.
4. Es mejor consumir este sorbete antes de las siguientes 24 horas.

Adaptada del libro Brain Body Diet *de Sara Gottfried.*

PLANES ALIMENTICIOS

Omnívoro

	Día 1	Día 2	Día 3	Día 4	Día 5	Día 6	Día 7
Desayuno	Batido de café helado con colágeno (pág. 263)	Huevos revueltos verdes (pág. 268)	Batido verde (pág. 267)	Shakshuka (pág. 272)	Tostada con aguacate (pág. 269)	Batido de zanahoria (pág. 267)	Batido de mantequilla de almendras con virutas de cacao (pág. 264)
Comida	Ensalada «pequeña joya» (pág. 276), proteína moderada (pollo, salmón, atún con bajo nivel de mercurio)*	Pollo de cocción lenta, espagueti de calabacín (sobrante)	Sopa de acedera (pág. 295), Bastoncillos de pollo con costra de nuez (sobrante)	Ensalada crujiente de pepino con aliño de tahini (pág. 278)	Tupinambos al horno con tomillo y limón (pág. 310)	Sopa Thai de pollo y coco (sobrante)	Ensalada de verduras y almendras Marcona (pág. 277), Gazpacho (pág. 294)
Cena	Pollo de cocción lenta (pág. 307), espagueti de calabacín, alcachofa	Sopa de avgolemono (pág. 289), ensalada verde, bastoncillos de pollo con costra de nuez (pág. 308).	Ensalada de «taco» (pág. 280)	Guiso de carne y verduras (pág. 308), ensalada verde	Sopa Thai de pollo y coco (Tom Kha Gai) (pág. 296)	Salmón con costra de almendras (véase variación: fletán con costra de almendras, (pág. 304), arroz de coliflor	Huevos al horno con aguacate (pág. 273), aguacate, ensalada verde

* Recuerda: recomiendo de un 10 a un 20% de calorías de carbohidratos, un 20% de calorías de proteína y del 60 al 70% restante de calorías de grasas.

Pescetariano

	Día 1	Día 2	Día 3	Día 4	Día 5	Día 6	Día 7
Desayuno	Batido de chocolate negro y sal marina (pág. 266)	Granola keto, leche de frutos secos	*Shakshuka* (pág. 272)	Batido de mantequilla de almendras con virutas de cacao (pág. 264)	Batido de leche dorada (pág. 265)	Huevos revueltos verdes (pág. 268)	Tostada con aguacate (pág. 269)
Comida	Ensalada «pequeña joya» (pág. 276), proteína moderada (pollo, salmón, atún con bajo nivel de mercurio)*	Fideos *Shirataki*, pesto (pág. 287)	Ensalada César con col rizada y «parmesano» crudo (pág. 284), salmón al horno con limón y hierbas (sobrante)	Fideos de tahini-sésamo (sobrante)	Verduras con aderezo ranchero (pág. 281), salmón ahumado	Ensalada verde básica (pág. 275), berenjenas al horno (pág. 310), caldo de espinas de pescado (pág. 292)	Ensalada crujiente de pepino con aliño de *tahini* (pág. 278)
Cena	*Frittata* con espinacas, berenjena y piñones (pág. 271)	Salmón al horno con limón y hierbas (pág. 303)	Fideos de *tahini*-sésamo (pág. 300)	Cuenco de salmón y aguacate con aliño de *miso* (pág. 302)	Bacalao negro con *miso* (pág. 305), arroz de coliflor, ensalada verde mediana	Pescado al horno, *Chermoula* (pág. 286), sobras de verduras	Fletán con costra de almendras (pág. 304)

* Recuerda: recomiendo de un 10 a un 20% de calorías de carbohidratos, un 20% de calorías de proteína y del 60 al 70% restante de calorías de grasas.

319

Vegetariano

	Día 1	Día 2	Día 3	Día 4	Día 5	Día 6	Día 7
Desayuno	Batido de zanahoria (pág. 267)	Granola keto, leche de frutos secos	Batido de pitaya (pág. 265)	Huevos revueltos verdes (pág. 268)	Batido básico del protocolo Gottfried para la cetosis (pág. 260)	Tostada con aguacate (pág. 269)	Shakshuka (pág. 272)
Comida	Ensalada «pequeña joya» (pág. 276), 2 huevos escalfados	Fideos de tahini-sésamo (pág. 300)	Frittata (sobrante)	Verduras con aderezo ranchero (pág. 281)	Cuenco de kimchi, shirataki y bok choy (pág. 301)	Ensalada de algas (pág. 283)	Sopa de acedera (pág. 295)
Cena	Ensalada de hojas de té (pág. 277)	Frittata con espinacas, berenjenas y piñones (pág. 271)	Sopa de tofu masala (pág. 298)	Gazpacho (pág. 294)	Huevos al horno con aguacate (pág. 273)	«Fetuccini» Alfredo vegetal (pág. 301)	Tupinambos al horno con tomillo y limón (pág. 310)

Vegano

	Día 1	Día 2	Día 3	Día 4	Día 5	Día 6	Día 7
Desayuno	Batido de café helado con colágeno (pág. 263)	Granola keto, leche de frutos secos	Batido verde (pág. 267)	Batido de mantequilla de almendras con virutas de cacao (pág. 264)	Batido básico del protocolo Gottfried para la cetosis (pág. 260)	Batido de zanahoria (pág. 267)	Batido de leche dorada (pág. 265)
Comida	Ensalada «pequeña joya» (pág. 276)	Fideos de tahini-sésamo (pág. 300)	Tostada con aguacate (pág. 269)	Ensalada crujiente de pepino con aliño de tahini (pág. 278)	Ensalada de algas (pág. 283)	Sopa de acedera (pág. 295)	Sopa de cebolla a la francesa (pág. 296)
Cena	Ceviche de coliflor (pág. 286)	Sopa de tofu masala (pág. 298)	Gazpacho (pág. 294)	«Fetuccini» Alfredo vegetal (pág. 301)	Tupinambos al horno con tomillo y limón (pág. 310)	Cuenco de kimchi, shirataki y bok choy (pág. 301)	Berenjenas al horno (pág. 321)

RECURSOS

APPS
Zero y MyCircadianClock para el ayuno intermitente.

Lifesum (usa una configuración keto) o MyFitnessPal para macronutrientes.

Calm, Headspace, Ten Percent Happier para meditación.

Peloton y Glo-Yoga para yoga y meditación.

APARATOS
No necesitas todos estos aparatos. Los más importantes son la báscula Renpho y el Keto-mojo.

Báscula Renpho: una báscula Bluetooth para determinar la composición del cuerpo. Si quieres perder grasa y conservar la masa muscular, esta báscula te ayudará. Quizás no sea la más exacta, pero las tendencias a lo largo del tiempo pueden ser útiles.

Monitor de cetonas en sangre: Keto-mojo y Precision Extra.

Monitor de glucosa: Precision Xtra Blood Glucose and Ketone Monitoring System y Contournext EZ. Ambos requieren que te pinches el dedo para obtener una gota de sangre, y puedes encontrar los medidores y suministros en farmacias.

PRUEBAS A CONSIDERAR
Éstas son pruebas que suelo comprar para mi consultorio de medicina de precisión. Podrías hablar sobre ellas con tu médico o con tu preparador físico.

Composición corporal.

Tasa metabólica en reposo.

Rendimiento físico, como VO2 max.

Control continuo de la glucosa.

Análisis de laboratorio.

UTENSILIOS DE COCINA

Sartenes de hierro fundido. Éstas son mis sartenes favoritas para cocinar. Es posible que rasques un poco de hierro y que acabe en tu comida, así que asegúrate de no tener un exceso de hierro en tu organismo antes de usarlas.

Ollas de hierro fundido esmaltado. Compré mi primera olla de hierro fundido esmaltado de Le Creuset en una tienda de utensilios de cocina usados en San Francisco cuando era residente en el año 1994. Mi colección continúa cubriendo todas mis necesidades, especialmente para elaborar caldos de huesos y sopas que se cocinan durante horas o días.

Batería de cocina con revestimiento cerámico GreenPan. Revestimiento cerámico que incluye el revestimiento Thermolon, libre de toxinas como el ácido perfluorooctanoico (PFOA), per- y polifluroalquilos (PFAS), plomo y cadmio. A prueba de lavavajillas y utensilios de metal.

Sartenes ScanPan. Sartenes antiadherentes ambientalmente progresivas fabricadas en Dinamarca y libres de PFOA y PFOS (las toxinas del Teflon), y, sin embargo, estas sartenes tienen una superficie antiadherente duradera. Su sartén clásica para freír es la más versátil de mi colección (24 cm).

Licuadora Vitamix. Aproximadamente cada tres años compro una nueva Vitamix, cuando mis cubitos de hielo ya no se trituran bien. Su funcionamiento no tiene parangón. En su página web puedes encontrar licuadoras o batidoras reacondicionadas y certificadas.

ALIMENTOS

El éxito con el protocolo Gottfried requiere creatividad e innovación para encontrar alternativas a los carbohidratos refinados como la pasta, el arroz, los cereales y el pan. Éstos son mis sustitutivos preferidos:

El pan se convierte en pan keto, que es más denso (en la sección Recetas puedes encontrar la de pan de *tahini* en la página 206 y la de bizcocho en la página 205).

El cereal se convierte en granola keto.

Las galletas saladas se convierten en galletas de linaza o en *crudités* de verduras (palitos de apio, calabacín cortado en rodajas, rabanitos, zanahoria en rodajas, trozos de calabaza *squash*).

La pasta se convierte en calabacín, calabaza *squash*, nabo u otras hortalizas cortadas en espiral (*véase* sección Recetas), *shirataki* o *konjac*.

El arroz se convierte en arroz de coliflor o arroz *shirataki*.

Los *brownies* se convierten en *brownies* keto.

Las galletas dulces se convierten en galletas keto.

Las patatas fritas se convierten en cortezas de cerdo al horno (también puedes molerlas para sustituir al pan rallado o el *panko*).

Pan keto: puedes elaborarlo tú o comprarlo ya listo para consumir. Yo suelo introducir unos cuantos panes en el congelador para preparar sándwiches de queso fundido o de pepino, o les añado mantequilla de algún fruto seco o de una semilla como un refrigerio rápido.

Verduras: conservo verduras resistentes en el frigorífico (brócoli, col rizada, *bok choy*, apio, repollo, berenjena y lechuga, especialmente romana). Algunas las introduzco en el congelador (coliflor, arroz de coliflor y verduras de hoja verde como col rizada, espinacas y coles).

Salmón: cuando viajo, llevo paquetes de salmón ahumado (menos de 1 carbohidrato) o salmón seco.

Atún: me gusta el atún salvaje, pescado en la naturaleza y que ha sido sometido a una prueba de mercurio.

SUPLEMENTOS

Ácido alfa lipoico: me gusta Stabilized R-Lipoic Acid Supreme de la marca Designs for Health.

Electrolitos: yo uso Electropure de Designs for Health (0 g de carbohidratos), ½ cucharadita en de 240 a 350 mililitros de agua filtrada.

Mediadores pro-resolutivos especializados (SPM): en Estados Unidos hay dos empresas que fabrican SPM con estándares de alta calidad: Designs for Health y Matagenics. Recomiendo cualquiera de las dos marcas. Sigue las instrucciones del fabricante para determinar la dosis.

Omegas equilibrados: prefiero EFA-Sirt Supreme de la marca Biotics Research porque contiene una mezcla equilibrada de los ácidos grasos esenciales EPA, DHA y GLA, junto con una mezcla de tocoferoles, especialmente formulados para ser altos en gamma (γ)-tocoferol. También puedes preparar tu propia mezcla con EPA y DHA (yo tomo 4 gramos al día) y añadir GLA (a mí me gusta Metagenics y tomo 2 a 3 gramos al día) o, por separado, aceite de onagra (6 % GLA), aceite de borraja (24 % GLA) o aceite de grosella negra (17 % GLA).

Triglicéridos de cadena media masticables: cuando empiezas una dieta keto, estos suplementos masticables pueden ayudarte a entrar en cetosis más rápido y a tener una mejor concentración y energía. Muchas de mis pacientes encuentran útil tomarlos por la tarde para evitar los caprichos de alcohol. Yo los utilizo cuando viajo. Recomiendo KTO-C8 MCT Oil Chews de la marca Designs for Health con 500 mg de ácido caprílico, de sabor fresa-melón.

ÍNDICE TEMÁTICO

ACERCA DE LA AUTORA

Sara Gottfried es una médica especialista graduada de la Facultad de Medicina de Harvard y del Instituto Tecnológico de Massachusetts, y completó su residencia en la Universidad de California en San Francisco. En las dos últimas décadas, la Dra. Gottfried ha visitado a más de 25 000 pacientes y se ha especializado en identificar las causas subyacentes a los problemas de los pacientes para lograr transformaciones verdaderas y duraderas en su salud, no sólo el control de los síntomas. Para promover una salud sin precedentes, suele hacer un análisis del ADN y los biomarcadores de la próxima generación de sus pacientes, y luego determina un protocolo personalizado de estilo de vida, utilizando principalmente alimentos (no fármacos), además de otras intervenciones comprobadas para optimizar la interacción gen-ambiente. Para cada paciente, la Dra. Gottfried diseña un ensayo N de 1 para proveer información rápida sobre si el plan personalizado de prevención mejorará los resultados. No es un «método único». No se centra en la enfermedad. No se trata de «soluciona sus problemas y envíalos a casa». Se trata de una misión para transformar el cuidado de la salud, de paciente a paciente.

La Dra. Gottfried es una conferenciante a escala mundial que practica la medicina integrativa, de precisión y funcional. Es profesora con cátedra especializada en el Departamento de Medicina Integrativa y Ciencias Nutricionales en el Sidney Kimmel Medical College de la

Universidad Thomas Jefferson y directora de medicina de precisión en el Instituto Marcus de Salud Integrativa. Ha publicado tres libros que han sido un éxito de ventas en el *New York Times*: *The Hormone Cure*, *The Hormone Reset Diet* y *Younger*. Puedes encontrar más información en http://SaraGottfriedMD.com

ÍNDICE